奈特

简明神经解剖图谱

NETTER'S CONCISE NEUROANATOMY
UPDATED EDITION

编 著　Michael Rubin [美]

　　　　Joseph E. Safdieh [美]

绘 图　Frank H. Netter [美]

主 审　贺世明　陆 丹

主 译　王 元　赵天智　刘柏麟　刘 扬

上海科学技术出版社

图书在版编目（CIP）数据

奈特简明神经解剖图谱/（美）米迦勒·鲁宾
（Michael Rubin），（美）约瑟夫·E.萨夫迪
（Joseph E. Safdieh）编著；王元等主译.—上海：
上海科学技术出版社，2020.1
　　ISBN 978-7-5478-4428-1

　　Ⅰ.①奈… Ⅱ.①米… ②约… ③王… Ⅲ.①神经系
统-人体解剖学-图谱 Ⅳ.① R322.8-64
　　中国版本图书馆 CIP 数据核字（2019）第 074728 号

Original title: Netter's Concise Neuroanatomy, Updated Edition by
Michael Rubin and Joseph E. Safdieh
Illustrations by Frank H. Netter
Contributing illustrators: John A. Craig, Carlos A.G. Machado,
James A. Perkins
上海市版权局著作权合同登记号 图字：09-2018-774 号

奈特简明神经解剖图谱

编 著　Michael Rubin [美]
　　　　Joseph E. Safdieh [美]
绘 图　Frank H. Netter [美]
主 审　贺世明　陆 丹
主 译　王 元　赵天智　刘柏麟　刘 扬

上海世纪出版（集团）有限公司
上 海 科 学 技 术 出 版 社　出版、发行
（上海钦州南路 71 号 邮政编码 200235 www.sstp.cn）
浙江新华印刷技术有限公司印刷
开本 787×1092 1/16 印张 23.5 插页 4
字数：500 千字
2020 年 1 月第 1 版 2020 年 1 月第 1 次印刷
ISBN 978-7-5478-4428-1/R·1838

定价：198.00 元

ELSEVIER

Elsevier (Singapore) Pte Ltd.
3 Killiney Road, #08-01 Winsland House I, Singapore 239519
Tel: (65) 6349-0200; Fax: (65) 6733-1817

内容提要

　　奈特解剖图谱系列是国际知名的解剖图谱丛书。本书新版（2017 年修订）涵盖了奈特博士所有原创的神经解剖学精美绘图，介绍了大脑外形与内部结构，脊髓、脑膜、脑室和脑脊液，周围神经的分布和功能，感觉和运动传导通路，脊髓、脑干、小脑、间脑和端脑的传入与传出纤维联系等重要内容。奈特解剖图谱的主要特色在于绘图，奈特博士的绘图之所以受到人们的青睐，不仅是由于其超常的美学水平，更重要的是其丰富的医学知识储备。通过精美插图配合简洁的图注和文字描述，完美展示了系统和局部神经解剖的基本结构和功能。

　　本书适合医学本科生与研究生、神经内科与神经外科临床医师以及神经科学爱好者阅读与参考。

作者名单

编 著　Michael Rubin, MD, FRCP(C)
　　　Professor of Clinical Neurology
　　　Weill Cornell Medical College
　　　New York, New York

　　　Joseph E. Safdieh, MD
　　　Vice Chairman for Education
　　　Associate Professor of Neurology
　　　Weill Cornell Medical College
　　　Medical Director, Neurology Clinic
　　　New York, New York

绘 图　Frank H. Netter, MD

其他图片贡献者
　　　John A. Craig, MD
　　　Carlos A.G. Machado, MD
　　　James A. Perkins, Ms, MFA

译者名单

主审 贺世明　西安国际医学中心
　　　 陆　丹　西安国际医学中心

主译 王　元　空军军医大学唐都医院神经外科
　　　 赵天智　空军军医大学唐都医院神经外科
　　　 刘柏麟　西安国际医学中心
　　　 刘　扬　解放军第 153 中心医院神经内科

译者 邓剑平　空军军医大学唐都医院神经外科
　　　 赵兰夫　空军军医大学唐都医院神经外科
　　　 郑　涛　西安国际医学中心
　　　 陈　隆　空军军医大学唐都医院神经外科
　　　 薛亚飞　空军军医大学唐都医院神经外科
　　　 吕文海　西安凤城医院
　　　 陈　磊　西安国际医学中心
　　　 邬迎喜　空军军医大学唐都医院神经外科
　　　 于　嘉　空军军医大学唐都医院神经外科
　　　 张　涛　空军军医大学唐都医院神经外科
　　　 吴　勋　空军军医大学唐都医院神经外科
　　　 张韫泽　空军军医大学唐都医院神经外科
　　　 周　懿　西安凤城医院神经外科
　　　 王治国　西安国际医学中心
　　　 孙皖秦　陕西省第二人民医院神经外科
　　　 宋沂林　长安大学校医院
　　　 马　涛　西安国际医学中心
　　　 李宝福　西安国际医学中心
　　　 赵继培　西安国际医学中心

作者简介

Michael Rubin，医学博士，美国康奈尔大学琼和桑福德威尔医学院临床神经学教授，纽约长老会医院康奈尔医学中心神经肌肉和肌电图实验室主任。自 1996 年以来，Rubin 博士一直担任威尔-康奈尔医学院神经病学学会主席，培训了许多医学生和神经学住院医师，并获得多项教学成果奖。2002 年，Rubin 博士获得美国神经学学会 AB Baker 教育部门认证的教师资格认证书，成为一名国家认证的神经学教育家。他一直担任美国精神病学和神经病学委员会的考官。除此之外，Rubin 博士的临床神经病学的医学教育和实践非常适合医学生和住院医师，他主持并管理住院见习医师 EMG 奖学金。他的研究包括糖尿病和 HIV 相关的周围神经病变治疗性临床试验。Rubin 博士是 *Neurology Alert* 的助理编辑，每个月都会对神经内科学的发展进行调查研究。作为一名非职业性正统犹太教士，Rubin 博士喜欢每晚在犹太会堂内讲犹太法典课。

Joseph E. Safdieh，医学博士，美国康奈尔大学琼和桑福德威尔医学院临床神经学副教授和副会长，纽约长老会医院神经病学主治医师。他一直担任康奈尔大学威尔医学院神经病学学会主席助理，还主持着纽约长老会医院神经病学实习项目门诊培训。Safdieh 博士获得了许多学术和教育上的成果，是 Phi Beta Kappa 和 Alpha Omega Alpha 会员。Safdieh 博士在纽约大学获得了神经科学学士学位和医学学士学位。Safdieh 博士在纽约长老会医院威尔医学院完成了神经病学住院医师培训，同时他一直担任神经病学住院总医师。

奈特博士简介

奈特博士于 1906 年生于美国纽约市。他曾在学生艺术联合会和美国国家设计院学习绘画艺术，后进入纽约大学医学院学习医学，于 1931 年获得医学博士学位。在学习期间，他的素描就引起了医学界的注意，医师纷纷聘请他为一些文章和著作绘制插图。在 1933 年成为职业外科医师后，奈特继续在业余时间从事绘画工作，但他最终放弃了医师的职业，全身心地投入到钟爱的绘画艺术中。在第二次世界大战期间，他在美国军队服役，退役后便开始了与 CIBA 制药公司（现为 Novartis 制药公司）的长期合作。长达 45 年的合作使他积累了宝贵的医学艺术财富，成为世界各国的医师和其他医务工作者十分熟悉的医学绘画艺术家。

2000 年 7 月，Icon 公司获得了奈特博士的图集版权，并根据新的资料对奈特博士的原作不断进行修正，增补一些新的插图，而这些插图都是由接受过奈特博士风格训练的画家所制作的。2005 年，Elsevier 出版社向 Icon 公司购买了所有奈特博士的作品和出版物版权。目前，已有超过 50 本奈特博士的出版物通过 Elsevier 出版社出版。

奈特博士的作品是用图画形象地传授医学知识的典范，13 卷 *Netter Collection of Medical Illustrations* 收入了奈特博士创作的 20 000 多幅插图中的大部分，是最著名的世界医学巨著之一。*Netter Atlas of Human Anatomy* 于 1989 年首次出版，现已译为 16 种语言，成为全世界医学及相关学科学生在学习中首选的解剖学图谱。

奈特博士的作品之所以受到人们的青睐，不仅由于其超常的美学水平，更重要的是其丰富的知识内涵。正如奈特博士于 1949 年所说："……阐明主体是图画的根本目的和最高目标。作为医学艺术作品，不管绘制得多么美，艺术构思和主体表达多么巧妙，如果不能阐明其医学观点，就会失去价值。"奈特博士的绘画设计、对艺术的理解构想、观察和处理问题的方式，以及对事业的追求，全部淋漓尽致地表现在他的绘画作品中，使他的作品达到了艺术性和科学性的完美结合。

奈特博士，这位杰出的医学工作者和艺术家，于 1991 年与世长辞。

中文版序

从表面上看，艺术和科学貌似是两个完全不同的个体，科学求真，艺术求美。但是它们却有很多的交集，而这些交集正是人类创造奇迹的扳机点。正如法国作家福楼拜所言："艺术和科学总在山顶重逢。"科学和艺术是不可分割的，就像硬币的两面，它们共同的基础是人类的创造力，它们共同的目标是真理的普遍性。

把艺术和科学完美结合在一起的当首推达·芬奇。达·芬奇将掌握的人体解剖知识完全融入艺术创作，他的人体解剖图稿既理性又感性，不仅对后来的艺术家们产生深远影响，同时也推动了科学的发展。

除了达·芬奇，奈特无疑是另一位将艺术和科学完美融合的伟大学者。奈特是一名医师，同时也是一位画家。他创作和绘制的医学图谱非常精美，并且十分专业，被誉为医学界的"米开朗琪罗"。他为全世界的医学教育和发展做出了巨大的贡献。奈特曾说过，无论医学艺术作品的构思多么巧妙，其主旨仍应是阐明医学观点，否则将失去价值。奈特正是以这种对科学求真的态度为基点，充分发挥自己艺术上的才华，为我们呈现出许多解剖绘画佳作。

在我看来，科学是做对，艺术是做好，而奈特解剖图谱不仅拥有丰富的知识内涵，同时也具有非常高的美学水平，将解剖事业推向了新的高度。奈特的解剖图谱是用绘画艺术传授医学知识的典范。

相较其他书籍而言，医学专业书籍中的知识内容复杂，学起来也比较抽象枯燥。奈特解剖图谱却让我们发现原来医学知识也可以这么生动有趣。当我读到奈特这些精美的图谱时，常怀着无心之心去读，不拘泥于强记医学专业的知识点，而是通过欣赏绘图用心揣摩作者对不同解剖结构的理解。同时，我也希望广大读者们能够结合自己的临床经验，借助本书精美的图谱，在反复思索中提高自己的医学水平。

贺世明

中文版前言

记得第一次听到 Frank H. Netter 这个名字是在读研究生时，从那以后，奈特神经解剖图谱是我们最常翻阅的书籍，甚至经常随身携带，以方便查阅和解决所遇到的问题。这本图谱画风唯美，色彩夺目，能通过优美的线条把抽象的神经通路展现出来。我们阅读后受益匪浅，觉得确实是经典实用的好书。目前市面上奈特神经解剖图谱已更新了许多版本，这本《奈特简明神经解剖图谱》又将书中解剖知识进行图表归纳总结，方便读者阅读记忆。有幸在上海科学技术出版社的帮助下翻译这本著作，也是我们多年来的夙愿。

本书的翻译过程非常辛苦，成果来之不易。首先要感谢参与本书翻译的译者们，感谢他们在繁忙的工作之余，还能抽出时间，耗费心力去翻译。他们是一批有情怀、肯吃苦的优秀神经外科医师，也是我们神经外科发展的未来。如果没有他们，那是难以翻译完成这本著作的。我们还要感谢 Dr. Frank H. Netter 和本书的其他作者们。感谢他们为全世界医学及相关学科做出的巨大贡献。

本书通过唯美的图画介绍了大脑外形与内部结构、脊髓、脑膜、脑室和脑脊液，还描述了感觉和运动神经组成，周围神经分布和功能，自主神经组成和分布，以及脊髓、脑干、小脑、间脑和端脑的传入与传出纤维联系。此外，还介绍了感觉传导路（躯体感觉、三叉神经、味觉、听觉、前庭觉和视觉）、运动传导路（上、下运动神经元以及小脑和基底神经节）、自主神经、下丘脑和边缘系统的联系。通过这些精美插图并结合简洁的图表归纳和文字描述，本书展示了局部和系统神经解剖的基本结构和功能。本书涉及内容广泛，相信不管是刚刚入门的神经外科医师，还是学科专家，或者是相关的眼科、耳鼻喉科、骨科、颌面外科、整形科医师都会从中获益。在临床工作中，当需要了解神经解剖知识时，可以查阅本书，能节省大量时间，使用起来也非常得心应手。

最后，希望我们的努力可以为医学知识的普及起到正面的推动作用，希望读者可以从这本书中受益。本书中若有术语翻译不当或者对原文意思把握不准确之处，欢迎广大读者指正。

王　元　赵天智　刘柏麟　刘　扬

英文版前言

　　神经解剖是神经病学的基础。扎实的神经解剖学基础能够帮助医师应对许多神经疾病诊断上的挑战。目前市面上可以买到许多精美的关于神经解剖的专业书，有的内容较多，有的内容较少。本书的独特点在于其纳入了奈特的精美图片，同时配有医学生需要掌握的相关知识点。所有的知识点均以清楚、简练、直接的表格形式向读者展现。表格形式能方便读者抓住重点，快速阅读，让医学生知道哪些内容需要掌握，不必了解过多的细节内容。这些细节内容主要是神经病学专家需要掌握的。

　　本书的大部分内容采用了多数教科书阐述的标准解剖入路，可广泛用于医学、口腔科学、综合医疗保健以及大学神经解剖的课程。奈特图谱能帮助我们更好地理解神经解剖，并提供了一种直观的科学思路。奈特图谱中丰富的图片胜于文字描述，文字的内容部分主要以表格和知识点的形式呈现，这是对图谱内重要内容的补充和强调，这些内容是医学生必须掌握的。

Michael Rubin

Joseph Safdieh

作者致谢

　　我们要感谢那些审稿人帮助我们尽最大的努力完善本书内容。文中如有错误之处，是我们的责任。策划编辑 Marybeth Thiel 一直耐心地与我们合作，使本图谱能及时完成，并且让我们感受到写书是一种愉快的体验。Michael Rubin 想感谢他的父亲，父亲是一名退休的心脏病学专家，一名杰出的内科医师，一直是他的指路明灯、老师和榜样，并且让他明白作为一名老师和医师的意义。Joseph Safdieh 想感谢父母一直以来对自己的支持。最后，我们还要感谢 Paul Kelly，尽管他不能看到本书的完成，但是他一直是本书计划的牵头人，向他致以崇高的敬意。

Michael Rubin

Joseph Safdieh

出版者致谢

奈特收藏着许多精美的医学图片，这些图片对神经系统复杂的结构和功能进行了艺术加工以向读者展现。通过医学专家和艺术家的亲密合作，使这种图谱受到广大读者的喜爱。奈特博士大部分神经解剖的艺术图片被收藏在 *Netter Collection of Medical Illustrations* 第一卷的第一部分。奈特博士过世后，许多艺术家继承了他的衣钵，与不同领域的权威进行合作，不断更新着奈特图谱的内容，并开发新的图片以更好地反映当前科学思想和临床实践。在编撰 *Netter's Atlas of Human Neuroscience* 的时候，David Felten 博士与艺术家 John Craig 博士和 Jim Perkins 亲密合作，创作了 117 幅新的图片，同时修改了 35 幅奈特收藏的医学图片。Felten 博士是本书的内容专家，本书大部分的精美图片是出自他的创作。Elsevier 感谢他们贡献出这么优美的作品，否则这本书中所包含的许多插图将无法被重复使用和修改。

献 辞

献给我的妻子，Annette。
没有你，一切都将变成不可能。
甚至世间万物都没有了意义。

—— **M.R.**

为了纪念我的妻子，Esther，她给予我坚定的支持和无私的奉献。
为了缅怀 Mrs. Audrey Nasar，她提供了我源源不断的灵感。

—— **J.S.**

目 录

第一章
脑和脊髓表面的骨性结构

颅骨：前面观

结构	解剖要点	功能意义
眶上切迹	走行眶上神经	在昏迷患者中评估唤醒能力的按压点
眶下孔	走行眶下神经	支配下眼睑、面颊、鼻翼和上唇的皮肤
颏孔	走行颏神经	颏神经功能障碍可致下颌麻木，是潜在恶性肿瘤的临床表现，需要积极检查

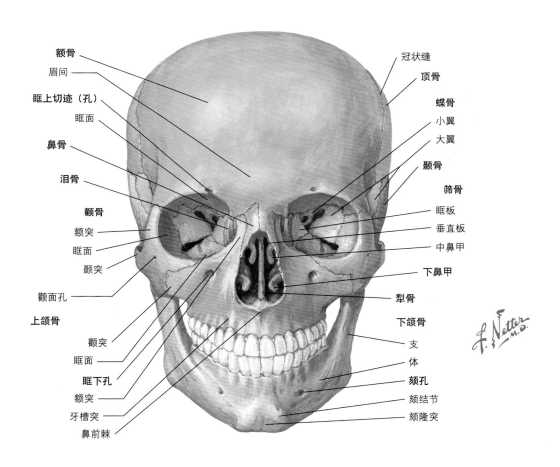

眼眶：前面观

结构	解剖要点	功能意义
视神经孔	走行视神经（第Ⅱ对脑神经）和眼动脉	压迫视神经导致视力丧失
眶上裂	走行动眼神经（第Ⅲ对脑神经）、滑车神经（第Ⅳ对脑神经）、三叉神经眼支（第Ⅴ对脑神经第Ⅰ支）的鼻睫支和展神经（第Ⅵ对脑神经）	Tolosa–Hunt综合征：累及眶上裂的特发性炎症反应过程，可累及动眼神经、滑车神经和展神经，导致眼部疼痛和眼肌麻痹
眶下裂	走行上颌神经、静脉丛和翼腭神经节发出的神经束	三叉神经痛通常累及三叉神经的上颌支和下颌支，极少累及眼支

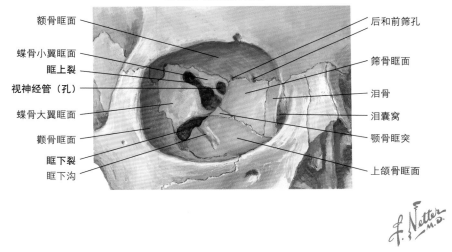

右眼眶：额及稍外侧观

额骨眶面
蝶骨小翼眶面
眶上裂
视神经管（孔）
蝶骨大翼眶面
颧骨眶面
眶下裂
眶下沟

后和前筛孔
筛骨眶面
泪骨
泪囊窝
颚骨眶突
上颌骨眶面

颅骨：侧面观

结构	解剖要点	功能意义
颧骨	结合颞骨（接合嵴）、蝶骨（大翼）、额骨和上颌骨	蝶骨嵴是脑膜瘤的常见起源部位之一
翼点	蝶骨大翼和顶骨前下角的结合点	脑膜中动脉的前支位于翼点下方，颅骨骨折时易损伤
鼻根	中线上位于鼻根处的凹陷	大脑镰起源于此并向后延伸至枕外隆凸
枕外隆凸	等同于枕外粗隆，头和颈的连接处	颅骨表面自鼻根至枕外隆凸的连线，可指示位于其下的大脑镰、上矢状窦和大脑半球纵裂的位置

颅骨：侧面观（续）

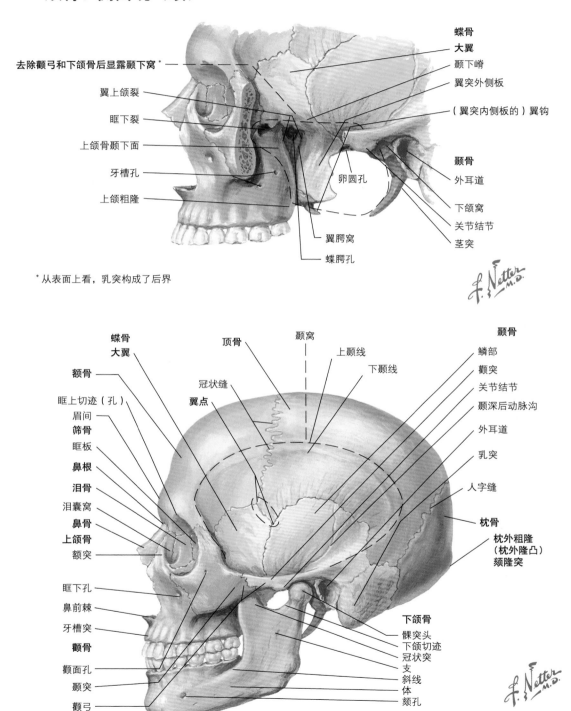

去除颧弓和下颌骨后显露颞下窝*

翼上颌裂

眶下裂

上颌骨颞下面

牙槽孔

上颌粗隆

卵圆孔

翼腭窝

蝶腭孔

蝶骨
大翼
颞下嵴
翼突外侧板

（翼突内侧板的）翼钩

颞骨
外耳道

下颌窝
关节结节
茎突

*从表面上看，乳突构成了后界

蝶骨
大翼

额骨

眶上切迹（孔）
眉间
筛骨
眶板

鼻根

泪骨

泪囊窝

鼻骨
上颌骨
额突

眶下孔

鼻前棘

牙槽突

颧骨

颧面孔

颞突

颧弓

冠状缝

翼点

顶骨

颞窝

上颞线
下颞线

颞骨
鳞部
颞突
关节结节
颞深后动脉沟
外耳道

乳突

人字缝

枕骨
枕外粗隆
（枕外隆凸）
颏隆突

下颌骨
髁突头
下颌切迹
冠状突
支
斜线
体
颏孔

颅骨：X 线片侧面观

临床要点：

在颅骨 X 线片上增大的蝶鞍提示垂体瘤的存在。

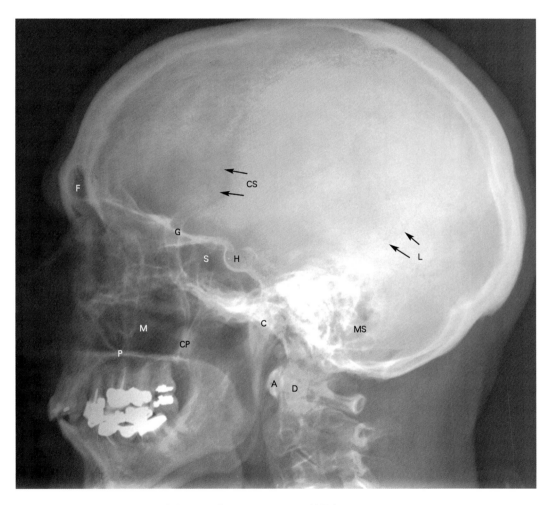

A	寰椎（C₁ 颈椎）前弓	**G**	**蝶骨大翼**
C	下颌髁突	**H**	**垂体窝（蝶鞍）**
CP	下颌冠状突	L	人字缝
CS	冠状缝	M	上颌窦
D	枢椎（C₂ 颈椎）齿状突	MS	乳突气房
		P	下颌翼突
F	额窦	S	蝶窦

颅骨：正中矢状面观

结构	解剖要点	功能意义
内听道	走行面神经（第Ⅶ对脑神经）、前庭蜗神经（第Ⅷ对脑神经）和内听动脉	内听道邻近桥小脑角，这一区域的肿瘤导致面瘫（面神经受压）、耳聋、耳鸣和眩晕（前庭蜗神经受压）
颈静脉孔	嵌有颈内静脉上球，走行舌咽神经（第Ⅸ对脑神经）、迷走神经（第Ⅹ对脑神经）和副神经（第Ⅺ对脑神经）	颈静脉孔综合征累及舌咽神经、迷走神经、副神经，导致声嘶（声带麻痹）、吞咽困难、软腭偏向健侧、咽后壁感觉麻痹、斜方肌和胸锁乳突肌无力。可能的病因包括后颅窝肿瘤、椎动脉动脉瘤，以及在颈动脉出颅处的动脉夹层
舌下神经管	走行舌下神经（第Ⅻ对脑神经）	舌下神经损害（Lou Gehrig 病、脊髓灰质炎）导致舌肌萎缩、无力及震颤
筛板	走行自鼻黏膜至嗅球段的嗅神经（第Ⅰ对脑神经）	筛板脑膜瘤导致单侧嗅觉丧失

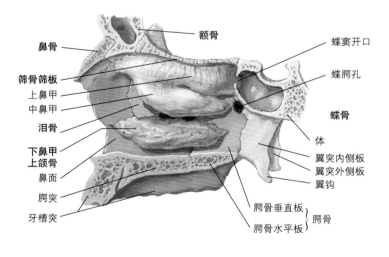

额骨
鼻骨
蝶窦开口
筛骨筛板
蝶腭孔
上鼻甲
中鼻甲
蝶骨
泪骨
体
下鼻甲
翼突内侧板
上颌骨
翼突外侧板
鼻面
翼钩
腭突
牙槽突
腭骨垂直板
腭骨
腭骨水平板

颅骨：正中矢状面观（续）

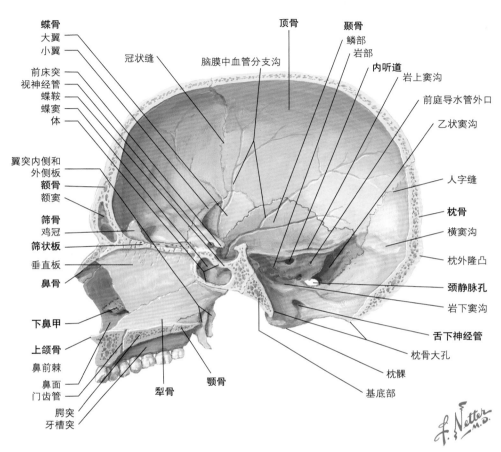

蝶骨
大翼
小翼
前床突
视神经管
蝶鞍
蝶窦
体
翼突内侧和
外侧板
额骨
额窦
筛骨
鸡冠
筛状板
垂直板
鼻骨
下鼻甲
上颌骨
鼻前棘
鼻面
门齿管
腭突
牙槽突
犁骨
腭骨

冠状缝
脑膜中血管分支沟

顶骨
颞骨
鳞部
岩部
内听道

岩上窦沟
前庭导水管外口
乙状窦沟
人字缝
枕骨
横窦沟
枕外隆凸
颈静脉孔
岩下窦沟
舌下神经管
枕骨大孔
枕髁
基底部

颅盖

结构	解剖要点
颅盖	头盖骨 颅盖的顶部由额、颞、枕骨构成
额骨	与顶骨以冠状缝连接
顶骨	两侧顶骨以矢状缝相连接，与枕骨以人字缝连接
前囟	矢状缝和冠状缝的交点
人字点	矢状缝和人字缝的交点
颅骨顶	最高点，位于矢状缝的中线位置
颅骨	具有外层和内层骨板，由一层松质骨的板障分隔

颅盖（续）

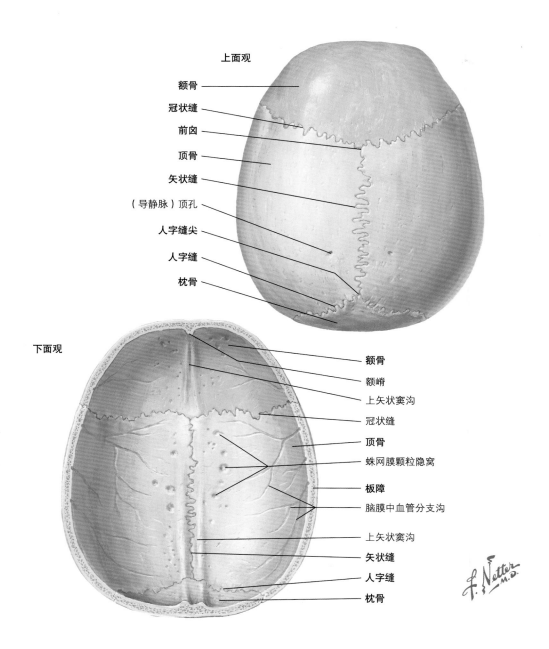

上面观

额骨
冠状缝
前囟
顶骨
矢状缝
（导静脉）顶孔
人字缝尖
人字缝
枕骨

下面观

额骨
额嵴
上矢状窦沟
冠状缝
顶骨
蛛网膜颗粒隐窝
板障
脑膜中血管分支沟
上矢状窦沟
矢状缝
人字缝
枕骨

颅底：下面观

临床要点：

- 佩吉特病可致颅底凹陷，进而引起后组脑神经（第Ⅸ、Ⅹ、Ⅺ、Ⅻ对脑神经）功能障碍，高节段脊柱脊髓病及小脑受累。
- 鼻咽癌可从鼻咽部播散至颅底，在播散过程中侵犯单个脑神经并导致多发性单脑神经病，常累及三叉神经（第Ⅴ对脑神经）和第Ⅵ对脑神经，引起面瘫（第Ⅴ对脑神经受累）和水平复视（第Ⅵ对脑神经受累）。

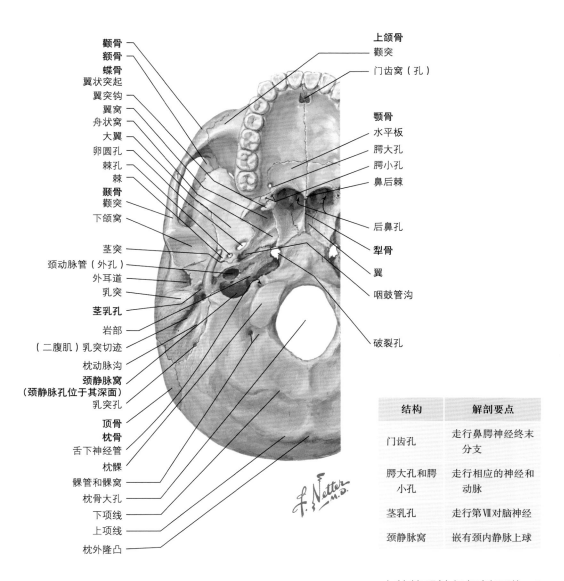

颧骨
额骨
蝶骨
翼状突起
翼突钩
翼窝
舟状窝
大翼
卵圆孔
棘孔
棘
颞骨
颧突
下颌窝
茎突
颈动脉管（外孔）
外耳道
乳突
茎乳孔
岩部
（二腹肌）乳突切迹
枕动脉沟
颈静脉窝
（颈静脉孔位于其深面）
乳突孔
顶骨
枕骨
舌下神经管
枕髁
髁管和髁窝
枕骨大孔
下项线
上项线
枕外隆凸

上颌骨
颧突
门齿窝（孔）
腭骨
水平板
腭大孔
腭小孔
鼻后棘
后鼻孔
犁骨
翼
咽鼓管沟
破裂孔

结构	解剖要点
门齿孔	走行鼻腭神经终末分支
腭大孔和腭小孔	走行相应的神经和动脉
茎乳孔	走行第Ⅶ对脑神经
颈静脉窝	嵌有颈内静脉上球

颅底：上面观

结构	解剖要点
前颅窝	容纳额叶
中颅窝	容纳颞叶
后颅窝	容纳小脑、脑桥和延髓
蝶鞍	容纳垂体

临床要点：

蝶骨小翼脑膜瘤可向内侧侵犯海绵窦（累及第 III、IV、VI 对脑神经），向前侵犯眼眶导致突眼，向外侧侵犯颞骨导致骨质膨出。

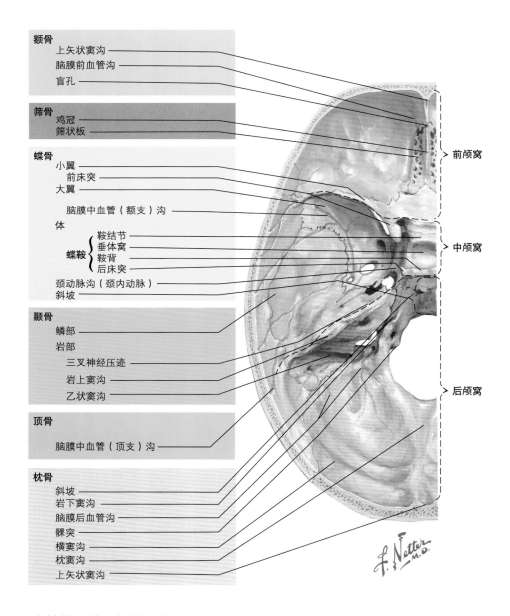

额骨
上矢状窦沟
脑膜前血管沟
盲孔

筛骨
鸡冠
筛状板

蝶骨
小翼
前床突
大翼
脑膜中血管（额支）沟
体
蝶鞍 {
鞍结节
垂体窝
鞍背
后床突
颈动脉沟（颈内动脉）
斜坡

颞骨
鳞部
岩部
三叉神经压迹
岩上窦沟
乙状窦沟

顶骨
脑膜中血管（顶支）沟

枕骨
斜坡
岩下窦沟
脑膜后血管沟
髁突
横窦沟
枕窦沟
上矢状窦沟

前颅窝

中颅窝

后颅窝

颅底：上面观（续）

临床要点：

- 慢性脑膜病变经常累及颅底（内侧面）。
- 病变相邻部分侵犯的过程中累及脑神经可致多发性单脑神经病。
- 鉴别诊断包括感染、自身免疫病和肿瘤。
- 破裂孔：颈内动脉通过颈动脉管穿入此孔后向上、向前走行至海绵窦内。

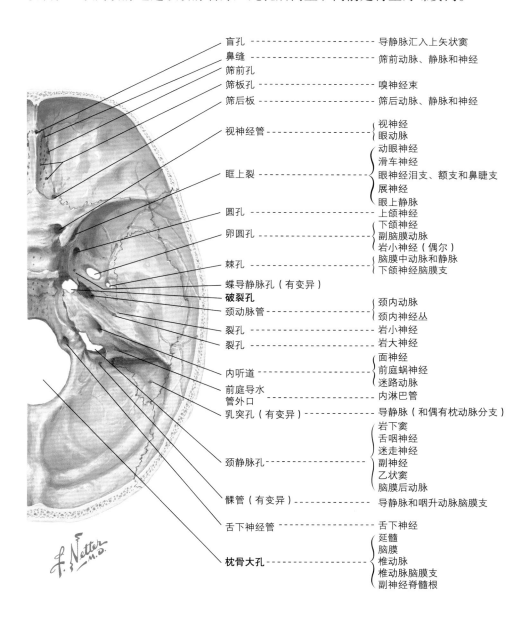

结构	内容
盲孔	导静脉汇入上矢状窦
鼻缝	筛前动脉、静脉和神经
筛前孔	
筛板孔	嗅神经束
筛后板	筛后动脉、静脉和神经
视神经管	视神经 / 眼动脉
眶上裂	动眼神经 / 滑车神经 / 眼神经泪支、额支和鼻睫支 / 展神经 / 眼上静脉
圆孔	上颌神经
卵圆孔	下颌神经 / 副脑膜动脉 / 岩小神经（偶尔）
棘孔	脑膜中动脉和静脉 / 下颌神经脑膜支
蝶导静脉孔（有变异）	
破裂孔	
颈动脉管	颈内动脉 / 颈内神经丛
裂孔	岩小神经
裂孔	岩大神经
内听道	面神经 / 前庭蜗神经 / 迷路动脉
前庭导水管外口	内淋巴管
乳突孔（有变异）	导静脉（和偶有枕动脉分支）
颈静脉孔	岩下窦 / 舌咽神经 / 迷走神经 / 副神经 / 乙状窦 / 脑膜后动脉
髁管（有变异）	导静脉和咽升动脉脑膜支
舌下神经管	舌下神经
枕骨大孔	延髓 / 脑膜 / 椎动脉 / 椎动脉脑膜支 / 副神经脊髓根

头颈的骨性框架

结构	解剖要点	功能意义
翼腭窝	眼眶后、下方的小空间	连接： • 外侧与颞下窝通过翼上颌裂相沟通 • 内侧与鼻腔通过蝶腭孔相沟通 • 上方与颅骨通过圆孔相沟通 • 前方与眼眶通过眶下裂相沟通

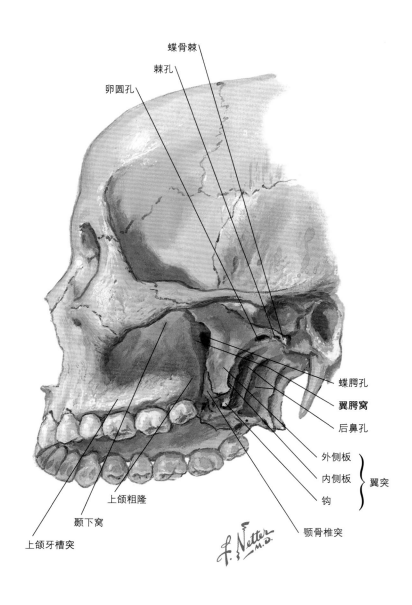

蝶骨棘

棘孔

卵圆孔

蝶腭孔

翼腭窝

后鼻孔

外侧板

内侧板

钩

颚骨椎突

上颌粗隆

颞下窝

上颌牙槽突

翼突

背部表面解剖

结构	解剖要点	功能意义
C_7 脊椎棘突	脊椎的突起	第一个在体表能触及的棘突；C_{1-6} 的棘突覆盖有项韧带
髂嵴	最高点的水平连线对应 L_{3-4} 椎间隙	腰椎穿刺的定位点
髂后上棘	水平连线经过 S_2 棘突	含有脑脊液的蛛网膜下腔延伸至此平面

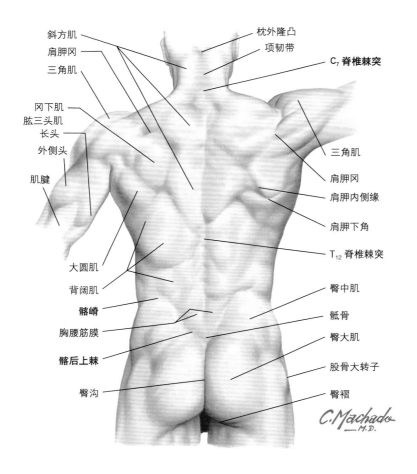

斜方肌
肩胛冈
三角肌

冈下肌
肱三头肌
长头
外侧头
肌腱

大圆肌
背阔肌
髂嵴
胸腰筋膜
髂后上棘
臀沟

枕外隆凸
项韧带
C_7 脊椎棘突

三角肌
肩胛冈
肩胛内侧缘
肩胛下角
T_{12} 脊椎棘突

臀中肌
骶骨
臀大肌
股骨大转子
臀褶

C.Machado
—M.D.

脊柱

结构	解剖要点	功能意义
33 个椎体	7 个颈椎，12 个胸椎，5 个腰椎，5 个融合的骶椎，4 个融合的尾椎	因为承重，从头端向尾端体积逐渐增大
椎间盘	每两个相邻椎体间结构，枕骨和寰椎、寰椎和枢椎间缺如	作为脊柱的减震器
C_7	因为具有最长的颈椎棘突，被称为隆椎	体表能触及的最高棘突是 C_7

节段	对应结构	节段	对应结构
$C_{2\sim3}$	下颌骨	T_{10}	食管和胃连接处
C_3	舌骨	T_{12}	主动脉进入腹腔处
$C_{4\sim5}$	甲状软骨	L_1	脊髓止点
C_6	环状软骨	L_3	肋下平面
C_7	隆椎	$L_{3\sim4}$	脐
T_3	肩胛冈	L_4	主动脉分叉
T_8	下腔静脉穿过横膈处	L_4	髂嵴
T_{10}	剑胸结合	S_2	硬膜囊止点

引自 Hansen, J.T., & Lambert, D.R.（2006）. Netter's Clinical Anatomy. Philadelphia, Elsevier.

临床要点：
- 腰椎间盘突出比颈椎间盘突出常见。
- 最常见的椎间盘突出是 $L_5\sim S_1$ 椎间盘。
- 每向上一个节段，腰椎间盘突出的发生率逐渐降低（即 $L_{4\sim5}$ 突出发生率高于 $L_{3\sim4}$，$L_{3\sim4}$ 高于 $L_{2\sim3}$，$L_{2\sim3}$ 高于 $L_{1\sim2}$）。
- 胸椎间盘突出只占所有外科手术证实的椎间盘前突的 0.5%。
- 最常受累的是最下 4 节胸椎间盘。
- 腰椎穿刺点选 $L_{3\sim4}$ 间隙，或向上或向下一个间隙，以避免损伤止于 $L_{1\sim2}$ 间隙的脊髓。

脊柱（续）

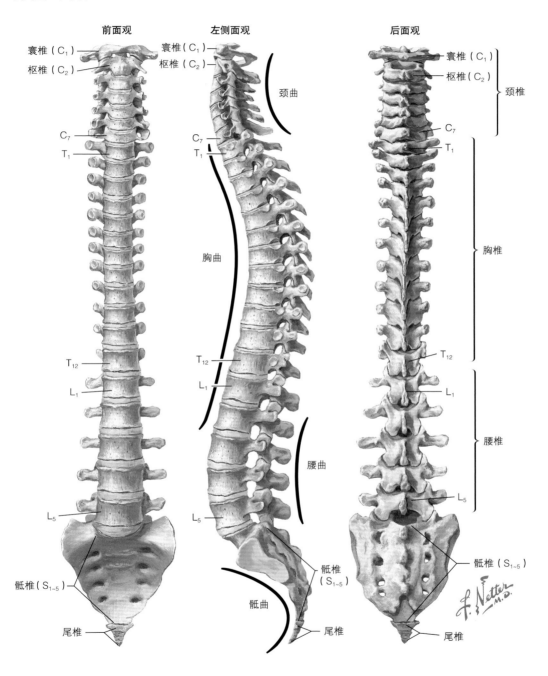

前面观

寰椎（C₁）
枢椎（C₂）

C₇
T₁

T₁₂
L₁

L₅

骶椎（S₁₋₅）

尾椎

左侧面观

寰椎（C₁）
枢椎（C₂）

颈曲

C₇
T₁

胸曲

T₁₂
L₁

腰曲

L₅

骶椎（S₁₋₅）

骶曲

尾椎

后面观

寰椎（C₁）
枢椎（C₂）

颈椎

C₇
T₁

胸椎

T₁₂

L₁

腰椎

L₅

骶椎（S₁₋₅）

尾椎

颈椎：寰枢椎

结构	解剖要点	功能意义
寰椎	第 1 个颈椎 无椎体 形成环状结构围绕椎孔 椎动脉经横突孔穿过横突 枕髁坐落于寰椎的上关节面上	佩吉特病可引起颅底凹陷（枕髁向上突出），导致颈部短缩、小脑体征和脊髓病
枢椎	第 2 个颈椎	Hangman 骨折，见于上吊致死，包括 C_2（枢椎）骨折伴或不伴有 C_2 半脱位（滑脱），可引起呼吸衰竭导致死亡
齿状突	自椎体向上发出的齿状突起 寰椎上分离出的一部分、与枢椎相连	形成一个枢轴，寰椎和颅底可绕之旋转

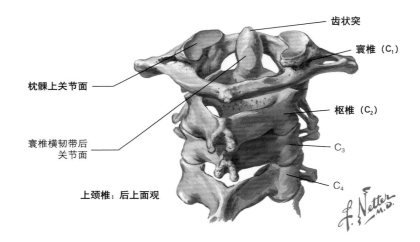

齿状突
寰椎（C_1）
枕髁上关节面
枢椎（C_2）
C_3
寰椎横韧带后关节面
C_4

上颈椎：后上面观

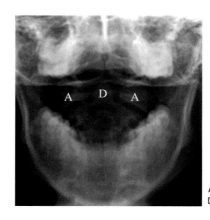

寰枢关节 X 线片
A 寰椎（C_1 脊椎）侧块
D 枢椎（C_2 脊椎）齿状突

颈椎：寰枢椎（续）

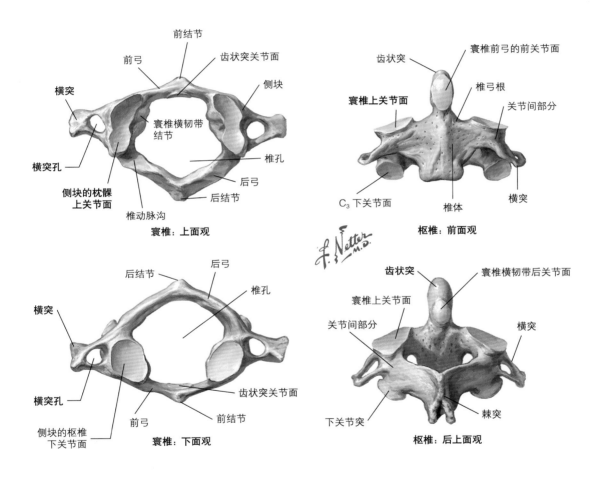

前结节
前弓
齿状突关节面
横突
侧块
寰椎横韧带结节
横突孔
椎孔
侧块的枕髁上关节面
后弓
后结节
椎动脉沟

寰椎：上面观

齿状突
寰椎前弓的前关节面
寰椎上关节面
椎弓根
关节间部分
C₃下关节面
椎体
横突

枢椎：前面观

后结节
后弓
椎孔
横突
横突孔
齿状突关节面
侧块的枢椎下关节面
前弓
前结节

寰椎：下面观

齿状突
寰椎横韧带后关节面
寰椎上关节面
横突
关节间部分
下关节突
棘突

枢椎：后上面观

颈椎

结构	解剖要点
颈椎 C_{1-7}	椎动脉经横突孔穿过横突,走行至 C_7 横突的前方后继续向上从 C_6 至 C_1
椎弓根	自椎体上向后外侧伸出
椎板	伸向内侧并在后方融合成棘突
上、下关节面	位于椎弓根和椎板的连接处
椎间孔	上下以椎弓根为边界,前方以椎间盘为界,后方以关节面为界

临床要点:

- 背侧和腹侧脊神经根在椎间孔内汇合形成脊神经。
- 最常见的颈椎间盘突出是 C_{6-7}(占 70%)。
- 其次常见的是 C_{5-6} 椎间盘(占 20%),最后是 C_{4-5} 和 $C_7 \sim T_1$(占 10%)。

第 4 颈椎:前面观

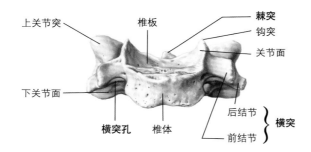

第 7 颈椎:前面观

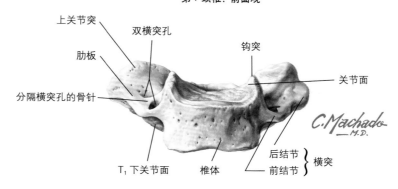

颈椎（续）

C₃ 的下面和 C₄ 的上面显示关节的位置和钩椎关节

C₃ 下面

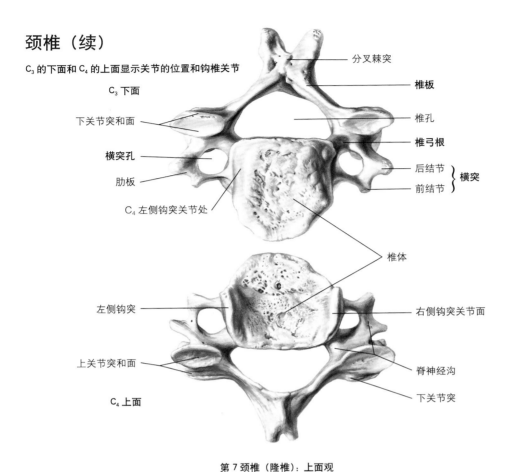

分叉棘突

椎板

椎孔

椎弓根

后结节 ⎫
前结节 ⎭ 横突

下关节突和面

横突孔

肋板

C₄ 左侧钩突关节处

椎体

左侧钩突

右侧钩突关节面

上关节突和面

脊神经沟

下关节突

C₄ 上面

第 7 颈椎（隆椎）：上面观

椎体

钩突

肋板

横突孔 *

不明显的前结节
（横突）

椎弓根

椎板

钩突关节面

双横突孔

C₇ 脊神经沟

横突（后结节）

上关节突和面

下关节突

椎孔

棘突

* C₇ 横突孔穿行有椎静脉，无椎动脉，且在此
例标本中左右不对称。

C.Machado
—M.D.

外部颅颈韧带

结构	解剖要点	结构	解剖要点
前纵韧带	自颅底至骶骨，走行于脊椎前方	寰枕后膜	连接枕骨大孔后缘和寰椎后弓
后纵韧带	自颅底至骶骨，走行于椎管内、椎体后方	项韧带	自枕外粗隆走行至寰椎后结节和所有颈椎的棘突
寰枕前膜	连接枕骨大孔前缘和寰椎前弓，是前纵韧带的延伸	黄韧带	连接相邻脊椎的椎板，但在颅底和寰椎之间缺如

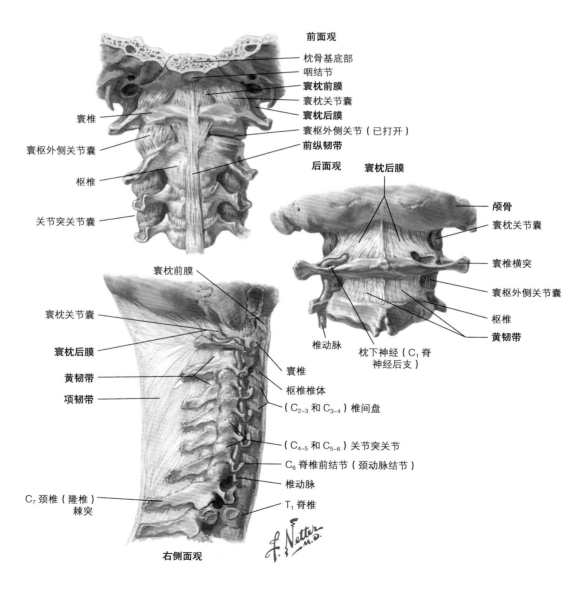

前面观
枕骨基底部
咽结节
寰枕前膜
寰枕关节囊
寰枕后膜
寰枢外侧关节（已打开）
前纵韧带

寰椎
寰枢外侧关节囊
枢椎
关节突关节囊

后面观　　寰枕后膜
颅骨
寰枕关节囊
寰椎横突
寰枢外侧关节囊
枢椎
黄韧带
椎动脉
枕下神经（C_1 脊神经后支）

寰枕前膜
寰枕关节囊
寰枕后膜
黄韧带
项韧带

寰椎
枢椎椎体
（$C_{2\sim3}$ 和 $C_{3\sim4}$）椎间盘
（$C_{4\sim5}$ 和 $C_{5\sim6}$）关节突关节
C_6 脊椎前结节（颈动脉结节）
椎动脉
T_1 脊椎

C_7 颈椎（隆椎）棘突

右侧面观

内部颅颈韧带

结构	解剖要点
后纵韧带	沿椎体后表面、椎管前部走行
覆膜	后纵韧带向上的延伸，自齿状突的后表面走行至枕骨大孔前／外侧缘
翼状韧带	连接齿状突和枕髁的内侧
齿突尖韧带	连接齿状突尖和枕骨大孔前缘
寰椎横韧带	连接左右寰椎的侧块
上纵束	自横韧带走行至枕骨的基底部
下纵束	自横韧带走行至枢椎椎体的后表面
十字韧带	由寰椎横韧带和上、下纵束组成

临床要点：

翼状韧带避免头部过度旋转。

内部颅颈韧带（续）

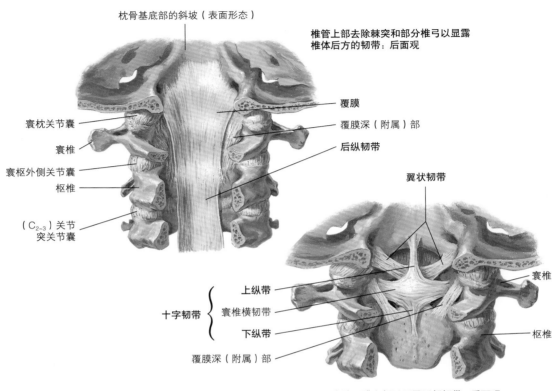

枕骨基底部的斜坡（表面形态）

椎管上部去除棘突和部分椎弓以显露
椎体后方的韧带：后面观

寰枕关节囊

寰椎

寰枢外侧关节囊

枢椎

（C₂₋₃）关节
突关节囊

覆膜

覆膜深（附属）部

后纵韧带

翼状韧带

十字韧带 {
上纵带
寰椎横韧带
下纵带
}

覆膜深（附属）部

寰椎

枢椎

去除覆膜主部以显露深部韧带：后面观

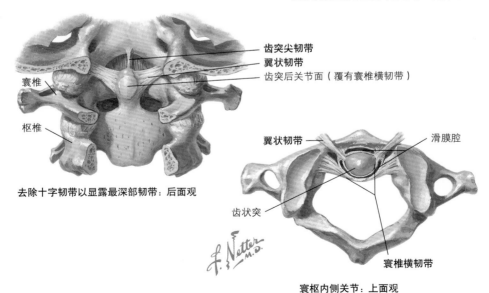

齿突尖韧带

翼状韧带

齿突后关节面（覆有寰椎横韧带）

寰椎

枢椎

去除十字韧带以显露最深部韧带：后面观

翼状韧带

滑膜腔

齿状突

寰椎横韧带

寰枢内侧关节：上面观

胸椎

- 所有胸椎的椎体都有上、下肋关节面与肋骨相连。
- 胸椎 $T_{1\sim10}$ 的横突还有横向肋关节面与肋骨相连。

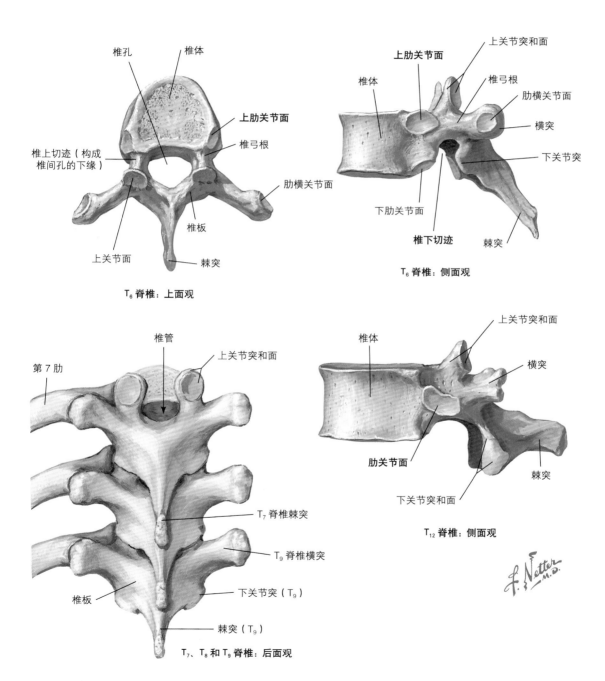

椎孔
椎体
上肋关节面
椎弓根
椎上切迹（构成椎间孔的下缘）
肋横关节面
上关节面
椎板
棘突

T₆ 脊椎：上面观

上关节突和面
上肋关节面
椎体
椎弓根
肋横关节面
横突
下关节突
下肋关节面
椎下切迹
棘突

T₆ 脊椎：侧面观

椎管
上关节突和面
第 7 肋
T₇ 脊椎棘突
T₉ 脊椎横突
下关节突（T₉）
椎板
棘突（T₉）

T₇、T₈ 和 T₉ 脊椎：后面观

椎体
上关节突和面
横突
肋关节面
棘突
下关节突和面

T₁₂ 脊椎：侧面观

腰椎

结构	解剖要点	功能意义
腰椎	最大的单个脊椎 L_5 是最大的腰椎	每向上一个节段，腰椎间盘突出的发生率逐渐降低（即 L_{4-5} 突出发生率高于 L_{3-4}，L_{3-4} 高于 L_{2-3}，L_{2-3} 高于 L_{1-2}）
椎间盘	由纤维环和髓核组成	最常见的椎间盘突出是 L_5~S_1 椎间盘突出

临床要点：

- 椎间盘的高度占整个脊柱长度的 25%。
- 随着年龄增长进入老龄化，椎间盘干化并压缩变短，导致身高减低。
- 腰椎间盘突出比颈椎间盘突出常见。

腰椎（续）

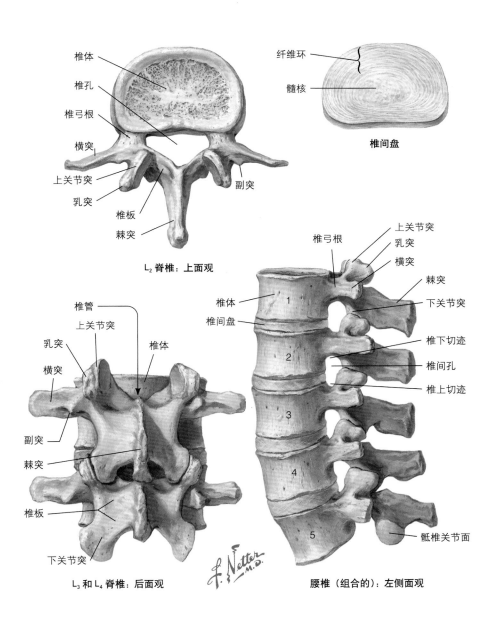

椎体
椎孔
椎弓根
横突
上关节突
乳突
椎板
棘突
副突

纤维环
髓核

椎间盘

L₂脊椎：上面观

椎管
上关节突
乳突
横突
副突
棘突
椎板
下关节突
椎体

L₃和L₄脊椎：后面观

椎弓根
上关节突
乳突
横突
棘突
下关节突
椎体
椎间盘
椎下切迹
椎间孔
椎上切迹
骶椎关节面

腰椎（组合的）：左侧面观

脊柱的脊椎韧带

结构	解剖要点
前纵韧带	自颅底至骶骨，走行于脊椎前方
后纵韧带	自颅底至骶骨，走行于椎管内、椎体后方
黄韧带	连接相邻脊椎的椎板
棘上韧带	贯穿整个脊柱，连接椎骨尖
棘间韧带	贯穿整个脊柱，连接相邻的脊椎，位于棘上韧带前方

临床要点：

项韧带仅存在于颈部，是极度增厚的棘上和棘间韧带。

脊柱的脊椎韧带（续）

左侧面观（正中矢状
平面部分切开）

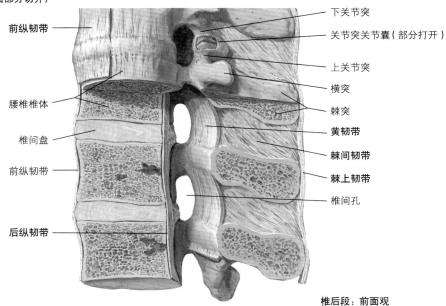

前纵韧带

腰椎椎体

椎间盘

前纵韧带

后纵韧带

下关节突

关节突关节囊（部分打开）

上关节突

横突

棘突

黄韧带

棘间韧带

棘上韧带

椎间孔

椎前段：后面观（椎
弓根已切断）

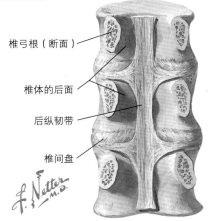

椎弓根（断面）

椎体的后面

后纵韧带

椎间盘

椎后段：前面观

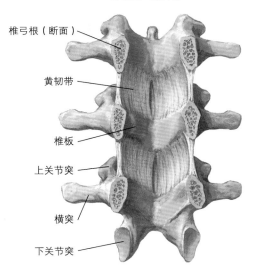

椎弓根（断面）

黄韧带

椎板

上关节突

横突

下关节突

骶骨和尾骨

结构	解剖要点
骶骨	由 5 个融合的脊椎构成，楔形，窄下尖与尾骨形成关节
尾骨	由 4 个退化的尾椎融合而成

临床要点：

- 上 4 个骶神经根前支自骨盆腹侧的骶前孔穿出，汇入骶丛。
- 上 4 个骶神经根后支自骨盆背侧的骶后孔穿出，支配下段椎旁肌和皮肤。

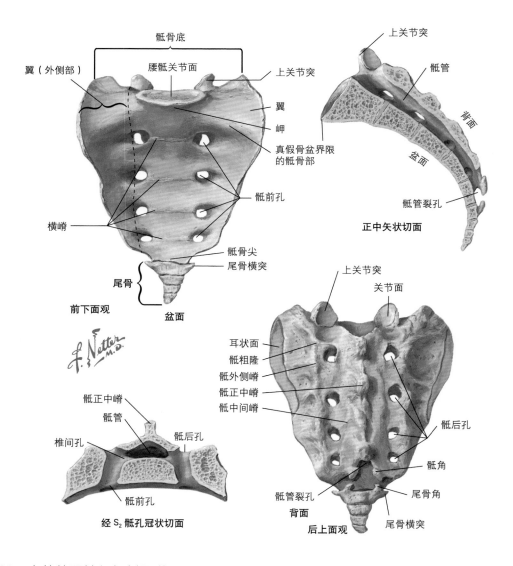

第二章
脑和脊髓大体解剖

脑外侧面

主要的外侧沟	
结构	**解剖要点**
侧裂	将颞叶与额、顶叶分开
中央沟	将额叶与顶叶分开

皮质叶：外侧观			
脑叶	**主要脑回**	**主要脑沟**	**主要功能**
额叶	额上回 额中回 额下回 中央前回	额上沟 额下沟 中央前沟	运动控制、表达性言语、个性、驾驶
顶叶	中央后回 顶上小叶 顶下小叶 缘上回 角回	中央后沟 顶内沟	感觉传入和整合、感受性言语
颞叶	颞上回 颞中回 颞下回	颞上沟 颞下沟	听觉传入和记忆整合
枕叶		枕横沟 月状沟	视觉传入和处理

脑外侧面（续）

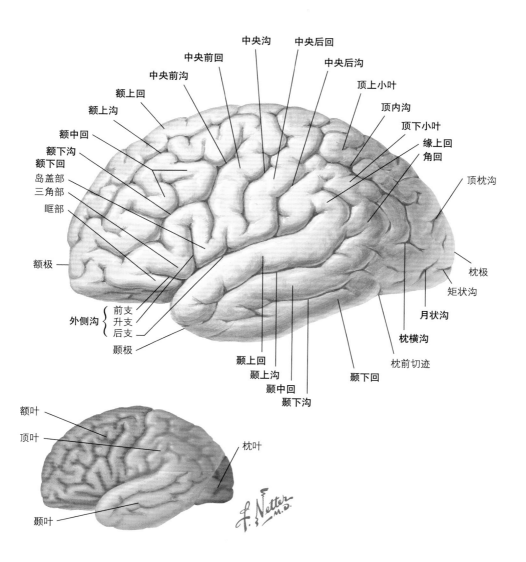

中央沟
中央后回
中央前回
中央后沟
中央前沟
顶上小叶
额上回
顶内沟
额上沟
顶下小叶
额中回
缘上回
额下沟
角回
额下回
岛盖部
三角部
眶部
顶枕沟
额极
枕极
矩状沟
月状沟
外侧沟 { 前支 升支 后支
枕横沟
颞极
枕前切迹
颞上回
颞上沟
颞下回
颞中回
颞下沟

额叶
顶叶
枕叶
颞叶

岛叶

结构	解剖要点
岛环状沟	环绕并分界出岛叶
岛中央沟	将岛叶分为前后两部分
岛阈	岛叶下缘的顶尖
岛短回和岛长回	岛叶的脑回

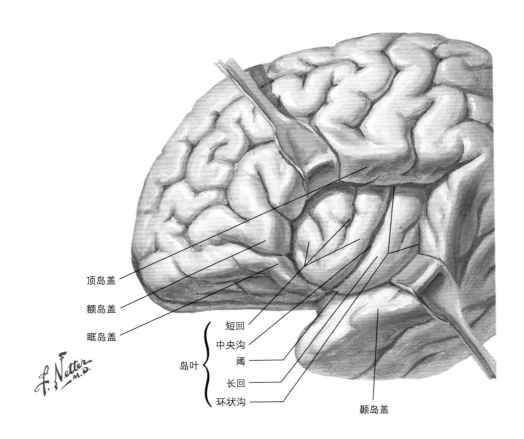

顶岛盖

额岛盖

眶岛盖

岛叶 {
短回
中央沟
阈
长回
环状沟
}

颞岛盖

脑内侧面

内侧皮质结构		
结构	解剖要点	功能意义
额内侧回	额叶的内侧部	参与激励机制
扣带沟	将额内侧回与扣带回分开	
扣带回	C 形脑回，沿胼胝体形成环状	作为边缘系统的一部分，参与情绪控制
旁中央小叶	中央前、后回向内侧的延伸	控制下肢的运动和感觉
楔前叶	顶叶向内侧延伸的一部分	
顶枕沟	分开顶叶和枕叶的主要沟	
楔回	内侧顶叶的上部	参与视觉的处理
矩状沟	将枕叶分为（上）楔回和（下）舌回	初级视觉中枢位于此沟的边缘
舌回	内侧顶叶的下部	参与视觉的处理

大脑半球间连合	
连合	解剖要点
前连合	邻近并位于胼胝体嘴部的下方
胼胝体	较大的 C 形通道连接两侧大脑半球 由以下部分组成： 嘴部：膝部逐渐变薄的延伸，构成侧脑室底的一部分 膝部：位于侧脑室前方的弯曲 体部：最大的一部分，构成侧脑室顶 压部：最后方的一部分
后连合	在中脑导水管上端处交叉
缰连合	在松果体上方交叉的小连合

脑内侧面（续）

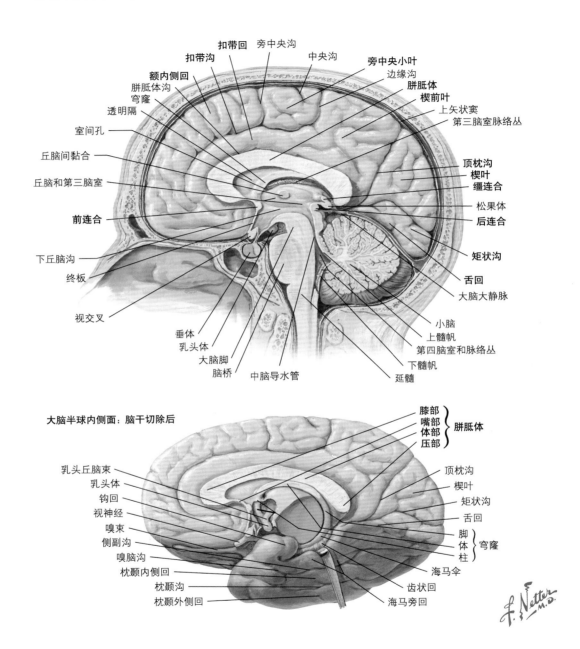

大脑半球内侧面：脑干切除后

脑底面

皮质结构		
结构	解剖要点	功能意义
额极	额叶的最前部	在脑外伤时易损伤
直回	额叶最内下方的脑回	
嗅沟	将直回与外侧的眶回分开	嗅束沿嗅沟穿行
眶回和眶沟	构成额叶的基底，位于眶顶之上	
颞极	颞叶的最前部	在脑外伤时易损伤
钩回	颞叶最内侧的球状突起	当肿胀时压迫同侧中脑，导致对侧偏瘫
海马旁回	较大的颞叶下内侧脑回	作为边缘系统的一部分，参与情绪控制
侧副沟	将海马旁回与枕颞内侧回分开	
枕颞内侧回	位于海马旁回的外侧	
枕颞沟	分开枕颞内侧回和外侧回	
枕颞外侧回	构成颞叶的下外侧界，与颞下回相邻	
枕极	枕叶的最后部	在脑外伤时易损伤

脑底面（续）

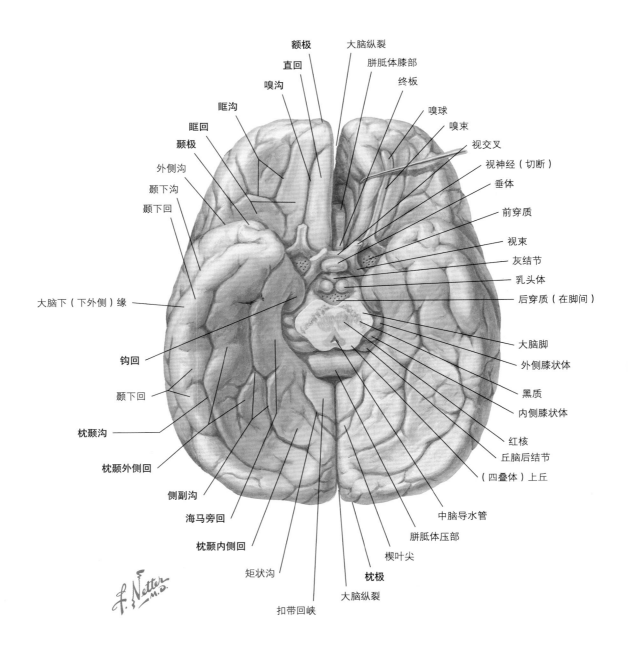

额极 大脑纵裂
直回 胼胝体膝部
嗅沟 终板
眶沟 嗅球
眶回 嗅束
颞极 视交叉
外侧沟 视神经（切断）
颞下沟 垂体
颞下回 前穿质
视束
灰结节
乳头体
大脑下（下外侧）缘 后穿质（在脚间）
大脑脚
钩回 外侧膝状体
黑质
颞下回 内侧膝状体
枕颞沟 红核
丘脑后结节
枕颞外侧回 （四叠体）上丘
侧副沟 中脑导水管
海马旁回 胼胝体压部
枕颞内侧回 楔叶尖
矩状沟 枕极
扣带回峡 大脑纵裂

脑干：内侧观

组成	解剖要点	功能意义和临床要点
中脑	环绕中脑导水管 背侧顶盖由上丘和下丘组成 腹侧被盖包含第Ⅲ、Ⅳ对脑神经核、红核、黑质和大脑脚（内含皮质脊髓束纤维）	作为垂直凝视和瞳孔对光反射的中枢 Parinaud 综合征时，由于中脑背侧受压导致向上凝视障碍 黑质的退行性变导致帕金森病
脑桥	脑桥顶盖位于第四脑室前方 包含第Ⅴ、Ⅵ、Ⅶ、Ⅷ对脑神经核 脑桥被盖形成较大的显著膨隆（内含皮质脊髓束纤维）	作为水平凝视的中枢 被盖脑桥的病变可导致面部和四肢的瘫痪，而意识不受损害，称作闭锁综合征，有时被误诊为昏迷
延髓	脑干的最下部分，位于脑桥和脊髓之间 包含第Ⅸ、Ⅹ、Ⅺ、Ⅻ对脑神经核 皮质脊髓束和后束交叉位于此处	控制内脏和自主神经系统 较大的压迫性病变可导致呼吸骤停及死亡

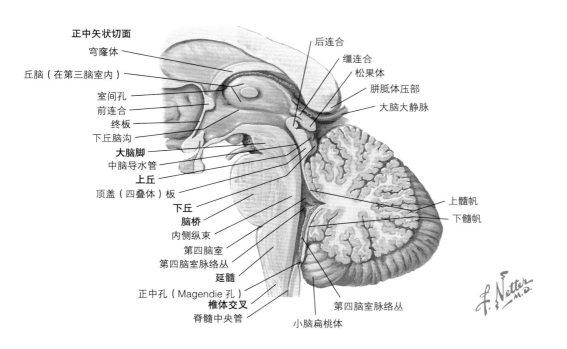

正中矢状切面

穹窿体
丘脑（在第三脑室内）
室间孔
前连合
终板
下丘脑沟
大脑脚
中脑导水管
上丘
顶盖（四叠体）板
下丘
脑桥
内侧纵束
第四脑室
第四脑室脉络丛
延髓
正中孔（Magendie 孔）
椎体交叉
脊髓中央管

后连合
缰连合
松果体
胼胝体压部
大脑大静脉

上髓帆
下髓帆

第四脑室脉络丛
小脑扁桃体

脑干：前和腹侧观

结构	解剖要点	功能意义和临床要点
视交叉	两侧视神经在视交叉相交，部分交叉后形成视束	垂体占位对视交叉向上的压迫可导致特异性的双颞侧视野缺损
灰结节	连接下丘脑和垂体柄	病变导致垂体功能减退
乳头体	下丘脑向下方的球状突起	作为边缘系统的一部分，参与记忆和情绪控制
大脑脚	包含皮质脊髓束	大脑脚和第Ⅲ对脑神经可被邻近的钩回压迫
动眼神经（第Ⅲ对脑神经）	自中脑腹侧发出	
滑车神经（第Ⅳ对脑神经）	自中脑背侧发出，越过中线后绕向腹侧	唯一自脑干背侧发出的脑神经，支配上斜肌
脑桥基底部	在此方向上可见显著的大"脑桥腹部"	包含皮质脊髓束的运动纤维
三叉神经（第Ⅴ对脑神经）	自脑桥基底部发出	控制面部、口、舌和牙齿的感觉以及咀嚼肌
展神经（第Ⅵ对脑神经）	自脑桥下内侧发出	支配外直肌
面神经和前庭蜗神经（第Ⅶ、Ⅷ对脑神经）	自桥小脑角一同发出	面神经支配大部分面部肌肉前庭蜗神经调控听力和平衡
椎体	延髓内侧的膨隆注：两侧椎体在延髓下部交叉	包含皮质脊髓束纤维
橄榄下核	显著的延髓外侧膨隆	参与重要的小脑传导束，被称为Guillain－Mollaret三角
舌咽神经、迷走神经和副神经（第Ⅸ、Ⅹ、Ⅺ对脑神经）	自脑桥（橄榄核的后外侧、楔束的前方）以单个根丝的形式发出，汇合后形成神经	舌咽神经和迷走神经控制吞咽迷走神经提供心脏、肺和胃肠道的副交感传入副神经支配胸锁乳突肌和斜方肌
舌下神经（第Ⅻ对脑神经）	自橄榄核和椎体之间以单个根丝的形式发出，汇合后形成神经	支配大部分舌肌

脑干：前和腹侧观（续）

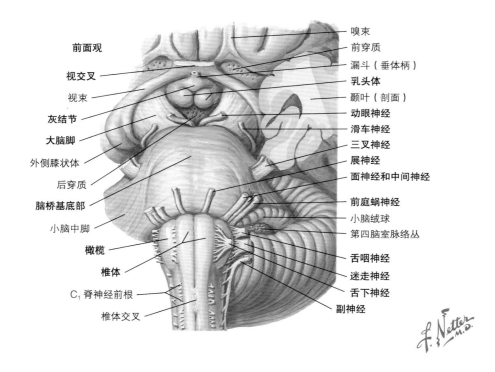

前面观

视交叉
视束
灰结节
大脑脚
外侧膝状体
后穿质
脑桥基底部
小脑中脚
橄榄
椎体
C₁脊神经前根
椎体交叉

嗅束
前穿质
漏斗（垂体柄）
乳头体
颞叶（剖面）
动眼神经
滑车神经
三叉神经
展神经
面神经和中间神经
前庭蜗神经
小脑绒球
第四脑室脉络丛
舌咽神经
迷走神经
舌下神经
副神经

脑干：后外侧观

结构	解剖要点	功能意义和临床要点
丘脑	由许多核团组成的较大结构，位于大脑的深部、脑干上方	多数核团的功能是作为皮质和皮质下结构的中继中心
丘脑枕	丘脑最后方的核团	参与中央视觉处理
松果体	中线结构，位于中脑上部的背侧	可压迫中脑背侧导致 Parinaud 综合征：上视障碍、眼震和眼睑退缩
上丘	中脑顶盖的上部膨出	参与眼球扫视的控制
下丘	中脑顶盖的下部膨出	听觉传入（自内耳至颞叶）的中继部分
滑车神经	在此方向上自中脑发出	支配上斜肌
小脑上脚（切除）	小脑和其他结构间信息传导的三个大中转站之一，位于最上部	主要包含小脑传出纤维至丘脑和红核
小脑中脚（切除）	小脑和其他结构间信息传导的三个大中转站之一，位于中部	主要包含来自脑桥的小脑传入纤维
小脑下脚	小脑和其他结构间信息传导的三个大中转站之一，位于最下部	主要包含来自前庭系统和脊髓的小脑传入纤维
第四脑室菱形窝	形成第四脑室底；2 个正中隆起突入此窝	
薄束	延髓中最靠中线的传导束	包含来自脊髓后索内侧部分的纤维，传递下肢的精细触觉、关节位置觉和振动觉
楔束	延髓中位于薄束外侧	包含来自脊髓后索外侧部分的纤维，传递上肢的精细触觉、关节位置觉和振动觉
薄束和楔束核结节	对应核团的显著突起	

脑干：后外侧观（续）

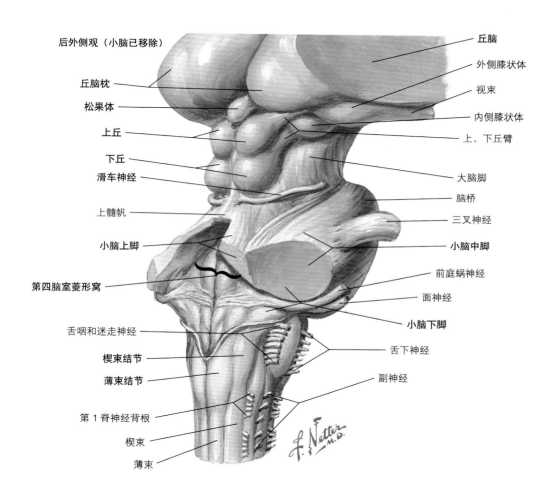

后外侧观（小脑已移除）

丘脑枕

松果体

上丘

下丘

滑车神经

上髓帆

小脑上脚

第四脑室菱形窝

舌咽和迷走神经

楔束结节

薄束结节

第 1 脊神经背根

楔束

薄束

丘脑

外侧膝状体

视束

内侧膝状体

上、下丘臂

大脑脚

脑桥

三叉神经

小脑中脚

前庭蜗神经

面神经

小脑下脚

舌下神经

副神经

小脑：上、下表面

小脑由两个小脑半球和中间的蚓部构成。

小脑叶	解剖要点	功能意义
小脑前叶	与小脑中叶间以原裂分开	酗酒者此叶萎缩
小脑中叶	位于前叶的后下方，与其以原裂分开 小脑扁桃体是中叶下部最内侧方的突起	小脑扁桃体紧邻延髓的外侧，受压移位时可压迫延髓导致死亡，称为小脑扁桃体疝
绒球小结叶	此小叶与小脑中叶以后外侧裂分开 结节是蚓部的一部分	与前庭系统协同参与平衡的调控

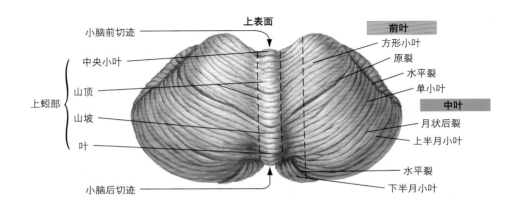

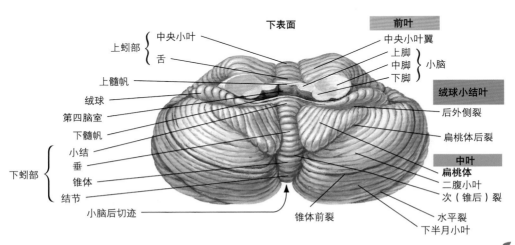

原位脊髓

- 延髓向下的延伸，枕骨大孔为延颈交界。
- 在椎管内下行，受椎管骨质的保护。
- 在 L_1 平面逐渐变细形成脊髓圆锥。
- 终末形成细长的纤维丝止于尾骨，称为终丝。
- 有 31 个节段，每个对应一组脊神经。

- 有 31 对脊神经：8 对颈神经，12 对胸神经，5 对腰神经，5 对骶神经，1 对尾神经。
- 腰骶神经因形似马的尾巴，总称为马尾。
- C_{1-7} 神经自相应水平椎体的上方发出。
- $C_8 \sim L_5$ 神经自相应水平椎体的下方发出。

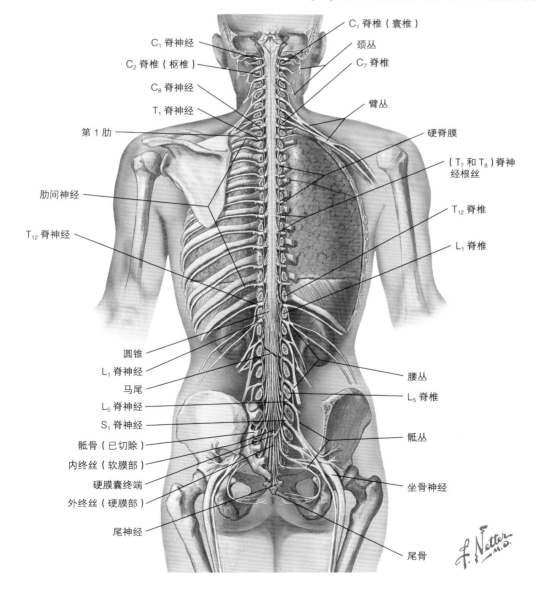

脊髓：前面观

- 每一根脊神经都由腹侧和背侧的神经根汇合而成。
- 背侧神经根（后根）传递感觉传入。
- 腹侧神经根（前根）传递运动传出至骨骼肌。
- 脊髓由灰质和白质组成。
- 灰质呈 H 形，包含前角和后角。

- 后角参与感觉传入。
- 前角包含运动神经元，支配骨骼肌。
- 白质包含致密的轴突柱在脊髓内上行或下行。
- 脊神经节（背根神经节）包含传入感觉神经元的胞体。

脊膜和神经根

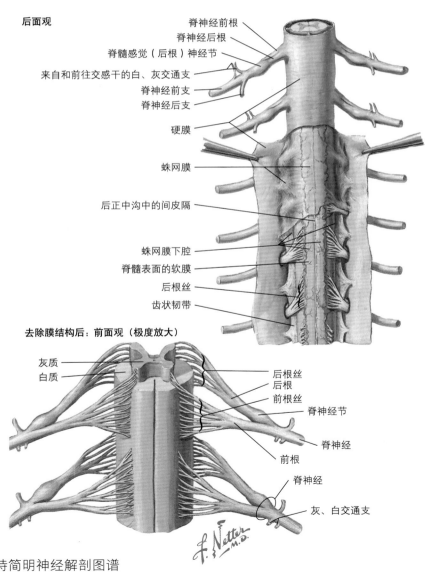

后面观

- 脊神经前根
- 脊神经后根
- 脊髓感觉（后根）神经节
- 来自和前往交感干的白、灰交通支
- 脊神经前支
- 脊神经后支
- 硬膜
- 蛛网膜
- 后正中沟中的间皮隔
- 蛛网膜下腔
- 脊髓表面的软膜
- 后根丝
- 齿状韧带

去除膜结构后：前面观（极度放大）

- 灰质
- 白质
- 后根丝
- 后根
- 前根丝
- 脊神经节
- 脊神经
- 前根
- 脊神经
- 灰、白交通支

不同节段的脊髓横断面

- 相比于胸髓，颈髓和腰骶髓内的灰质较多。
- 与上、下肢相关的节段内灰质较多。
- 自骶向颈，由于感觉传入纤维自下而上逐节段加入，白质含量逐渐增加。
- 自颈向骶，随着与下游神经元突触的形成，运动纤维的量随节段下降逐渐减少。

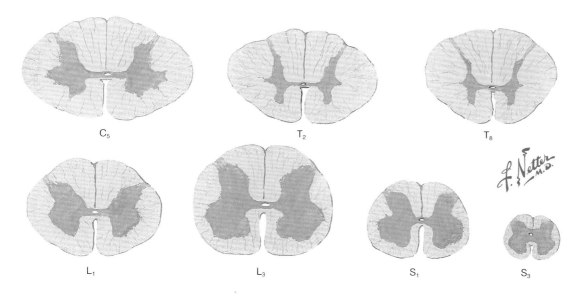

脊髓的主要传导束

主要上行传导束		
传导束	终点	功能
薄束	位于延髓的薄束核	下肢的精细触觉、关节位置觉和振动觉
楔束	位于延髓的楔束核	上肢的精细触觉、关节位置觉和振动觉
脊髓小脑后（背）束和前（腹）束	小脑	向小脑传递来自肌肉和皮肤感受器的本体感觉传入
脊髓丘脑束	丘脑的腹后外侧核	痛、温觉
脊髓网状结构束	位于脑干的网状结构	参与疼痛的情感内涵

主要下行传导束		
传导束	起点	功能
皮质脊髓侧束	对侧运动皮质	通过支配运动神经元控制肌肉活动
皮质脊髓前束	同侧运动皮质	相较于皮质脊髓侧束发挥次要作用通过支配运动神经元控制肌肉活动
红核脊髓束	对侧红核	控制近端肌肉，特别是屈肌
前庭脊髓外侧束	同侧前庭外侧核	通过抑制轴向屈肌并兴奋轴向伸肌参与体位控制（特别与头部运动相关）
网状脊髓外侧束和内侧束	同侧和对侧的网状结构	调控肌梭的收缩状态
顶盖脊髓束	上丘	对较强的听觉、视觉或触觉刺激产生反射性头部运动

脊髓的主要传导束（续）

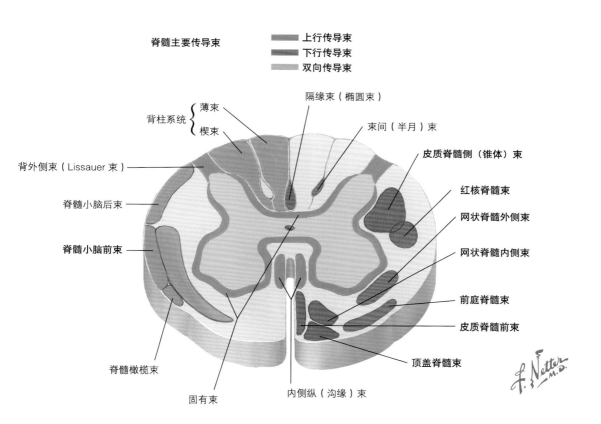

脊髓主要传导束

■ 上行传导束
■ 下行传导束
■ 双向传导束

隔缘束（椭圆束）
束间（半月）束
皮质脊髓侧（锥体）束
红核脊髓束
网状脊髓外侧束
网状脊髓内侧束
前庭脊髓束
皮质脊髓前束
顶盖脊髓束

背柱系统 { 薄束 / 楔束 }
背外侧束（Lissauer 束）
脊髓小脑后束
脊髓小脑前束
脊髓橄榄束
固有束
内侧纵（沟缘）束

第三章
脑和脊髓的血管

主动脉的分支

顺序	动脉	解剖要点	功能意义
第一支	左锁骨下	第一支分支为左椎动脉	动脉硬化可导致椎动脉内血液被逆行分流至上肢，导致椎动脉缺血症状，并可能发生卒中，被称为锁骨下窃血综合征
第二支	左颈总	在颈动脉鞘内上行，随后分为颈内和颈外动脉（分叉）	动脉硬化可发生于颈总动脉分叉，是卒中的常见病因
第三支	头臂干	分叉形成右颈总动脉和右锁骨下动脉 右椎动脉是右锁骨下动脉的分支	

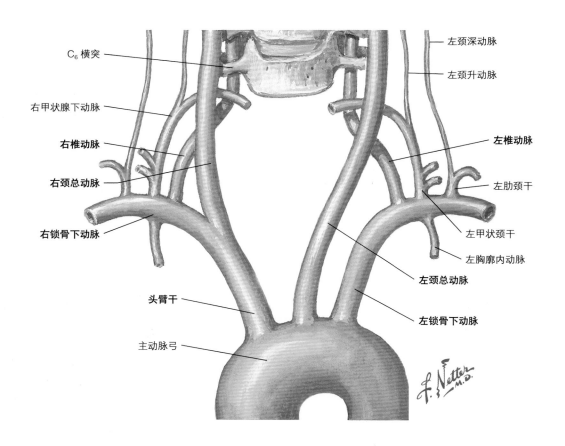

左颈深动脉

左颈升动脉

C₆ 横突

右甲状腺下动脉

右椎动脉

左椎动脉

右颈总动脉

左肋颈干

左甲状颈干

右锁骨下动脉

左胸廓内动脉

左颈总动脉

头臂干

左锁骨下动脉

主动脉弓

脑和硬膜的动脉血供

脑和硬膜的动脉血供均源自两大动脉系统：颈和椎基底。

动脉	解剖要点	功能意义
颈外动脉（ECA）	有诸多颅外分支	供血面部、舌和前部硬膜
颈内动脉（ICA）	没有颅外分支 分段： • 颈段：在颈部位于 ECA 的后内侧上行 • 岩骨段：弯曲呈水平方向，横行穿过颞骨的岩骨部分 • 海绵窦段：在海绵窦内临近第Ⅲ、Ⅳ、Ⅴ、Ⅵ脑神经走行 • 床突上段：向后外侧方上行，终端形成大脑前和大脑中动脉	通过其分支供血脑前循环，包括额叶、顶叶、颞叶大部分和基底节
椎动脉	起自锁骨下动脉 分段： • 椎前段：在颈部肌肉上行，在 C_6 水平自横突孔进入椎管 • 颈段：通过横突孔在颈椎上行 • 寰椎段：在寰椎（C_1）水平穿出颈椎，向后弯曲到达硬膜 • 颅内段：在延髓前方上行，与对侧椎动脉汇合后形成基底动脉	通过其分支供血脑后循环，包括脑干、小脑、丘脑、枕叶和颞叶下部

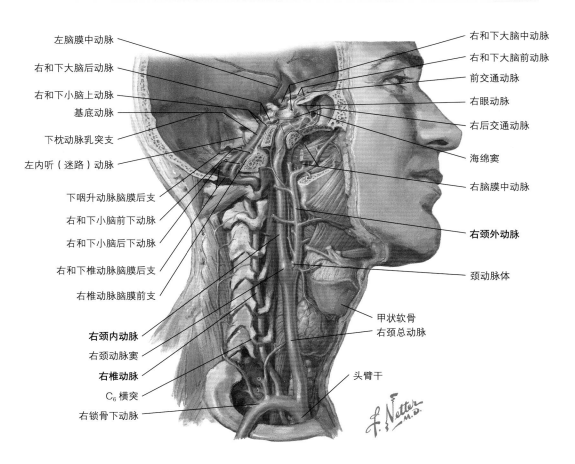

左脑膜中动脉
右和下大脑后动脉
右和下小脑上动脉
基底动脉
下枕动脉乳突支
左内听（迷路）动脉
下咽升动脉脑膜后支
右和下小脑前下动脉
右和下小脑后下动脉
右和下椎动脉脑膜后支
右椎动脉脑膜前支
右颈内动脉
右颈动脉窦
右椎动脉
C_6 横突
右锁骨下动脉

右和下大脑中动脉
右和下大脑前动脉
前交通动脉
右眼动脉
右后交通动脉
海绵窦
右脑膜中动脉
右颈外动脉
颈动脉体
甲状软骨
右颈总动脉
头臂干

脑膜动脉

脑膜动脉供血硬脑膜并位于硬脑膜的外层。

动脉	解剖要点	功能意义
脑膜中动脉	为 ECA 从上颌动脉发出的分支 经棘孔入颅 有额叶和颞叶分支	脑外伤致此血管损伤可产生硬膜外血肿,可引起脑组织向下移位(称为脑疝)导致死亡
脑膜副动脉和脑膜前动脉	起自 ECA 系统	供血部分硬膜
脑膜垂体干的小脑幕和脑膜分支	起自 ICA 系统	供血一小部分硬膜
椎动脉的前、后脑膜分支		供血小脑幕下的后颅窝硬膜

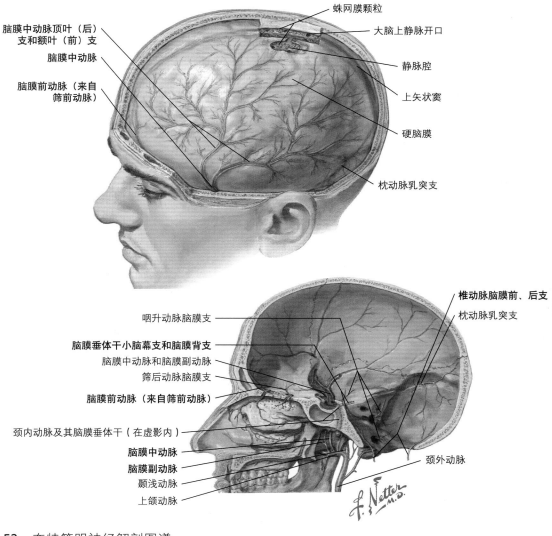

脑膜中动脉顶叶(后)支和额叶(前)支
脑膜中动脉
脑膜前动脉(来自筛前动脉)

蛛网膜颗粒
大脑上静脉开口
静脉腔
上矢状窦
硬脑膜
枕动脉乳突支

咽升动脉脑膜支
脑膜垂体干小脑幕支和脑膜背支
脑膜中动脉和脑膜副动脉
筛后动脉脑膜支
脑膜前动脉(来自筛前动脉)
颈内动脉及其脑膜垂体干(在虚影内)
脑膜中动脉
脑膜副动脉
颞浅动脉
上颌动脉

椎动脉脑膜前、后支
枕动脉乳突支
颈外动脉

Willis 环

　　Willis 环是位于脑基底部的吻合动脉网络，围绕视束、垂体柄和下丘脑基底。 主
要供血动脉是 ICA 和基底动脉。

动脉	解剖要点	功能意义
垂体上、下动脉	ICA 的近端分支	供血垂体
眼动脉	ICA 的分支；与视神经一同走行入眶	供血视神经和视网膜 来自 ICA 的栓子可堵塞此动脉，导致单眼盲
后交通动脉	连接 ICA 和大脑后动脉（PCA）	连接前后循环 临近第Ⅲ对脑神经并与之平行走行，因而动脉瘤可导致瞳孔和动眼障碍
脉络膜前动脉	ICA 的分支	供血视束、内囊后肢和外侧膝状体
大脑前动脉	ICA 的终末分支	供血内侧皮质和尾状核
大脑中动脉	ICA 的终末分支	供血外侧皮质、基底核绝大部分和内囊后肢
前交通动脉	连接两侧大脑前动脉（ACA）	构成 Willis 环的最前部
大脑后动脉	基底动脉系统的终末分支	供血枕叶、颞叶下部和丘脑

Willis 环（续）

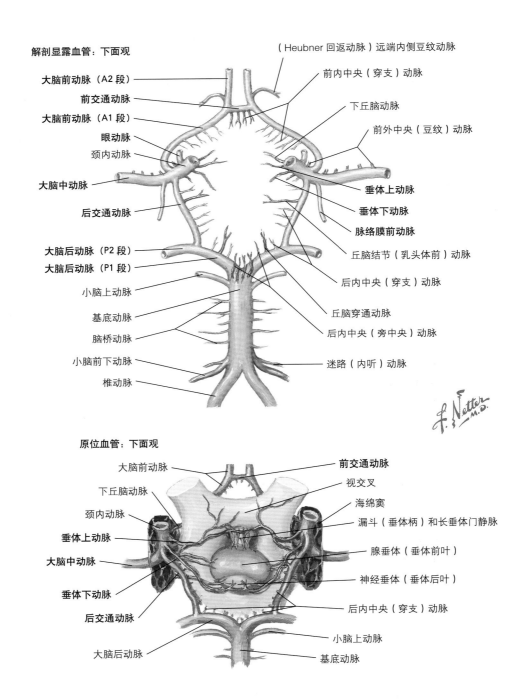

解剖显露血管：下面观

大脑前动脉（A2 段）
前交通动脉
大脑前动脉（A1 段）
眼动脉
颈内动脉
大脑中动脉
后交通动脉
大脑后动脉（P2 段）
大脑后动脉（P1 段）
小脑上动脉
基底动脉
脑桥动脉
小脑前下动脉
椎动脉

（Heubner 回返动脉）远端内侧豆纹动脉
前内中央（穿支）动脉
下丘脑动脉
前外中央（豆纹）动脉
垂体上动脉
垂体下动脉
脉络膜前动脉
丘脑结节（乳头体前）动脉
后内中央（穿支）动脉
丘脑穿通动脉
后内中央（旁中央）动脉
迷路（内听）动脉

原位血管：下面观

大脑前动脉
下丘脑动脉
颈内动脉
垂体上动脉
大脑中动脉
垂体下动脉
后交通动脉
大脑后动脉

前交通动脉
视交叉
海绵窦
漏斗（垂体柄）和长垂体门静脉
腺垂体（垂体前叶）
神经垂体（垂体后叶）
后内中央（穿支）动脉
小脑上动脉
基底动脉

脑的动脉：底面观

动脉	解剖要点	功能意义
椎动脉	两侧椎动脉在延髓腹侧上行并在桥延结合处汇合形成基底动脉	颈部椎动脉夹层和栓塞可通过堵塞血管或栓子脱落移位而引起卒中
小脑后下动脉（PICA）	较长的环形动脉，是椎动脉的分支	供血小脑的一部分和延髓背外侧 此区域的卒中导致对侧感觉丧失、眩晕、构音障碍和霍纳综合征
基底动脉	在脑桥基底部腹侧上行 发出小穿支血管供血脑桥基底部 终端分成两支 PCA	椎动脉堵塞可致脑桥基底部梗死，导致闭锁综合征
小脑前下动脉（AICA）	较长的环形动脉，是椎动脉的分支	供血小脑的一部分和脑桥背外侧
小脑上动脉（SCA）	较长的环形动脉，是椎动脉的分支	供血小脑上表面和部分中脑

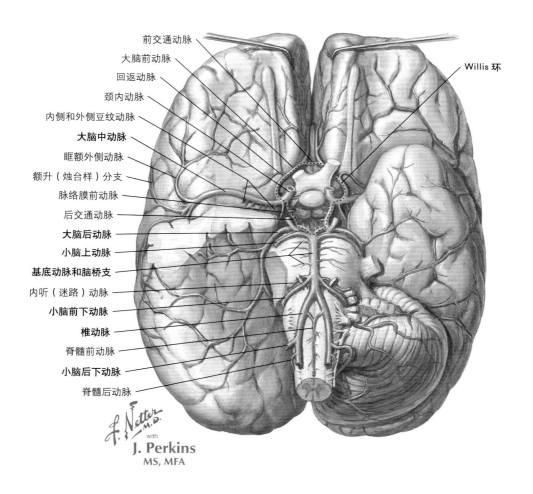

前交通动脉
大脑前动脉
回返动脉
颈内动脉
内侧和外侧豆纹动脉
大脑中动脉
眶额外侧动脉
额升（烛台样）分支
脉络膜前动脉
后交通动脉
大脑后动脉
小脑上动脉
基底动脉和脑桥支
内听（迷路）动脉
小脑前下动脉
椎动脉
脊髓前动脉
小脑后下动脉
脊髓后动脉

Willis 环

脑的动脉：前面观

结构	解剖要点	功能意义
动眼神经 (CN-Ⅲ)	自中脑上部腹侧 PCA 和 SCA 之间穿出；随后与后交通动脉平行走行	后交通动脉动脉瘤可压迫动眼神经，导致同侧瞳孔散大
大脑中动脉 (MCA)	穿过侧裂走行，在额、顶、颞叶皮质表面向外侧发出分支	MCA 供血区域中一大部分沿着外侧皮质深部分支供血基底节和内囊
大脑前动脉	两侧 ACA 平行走行并在胼胝体的正上方绕中线形成环状	ACA 供血区域中一大部分沿着内侧额、顶叶皮质

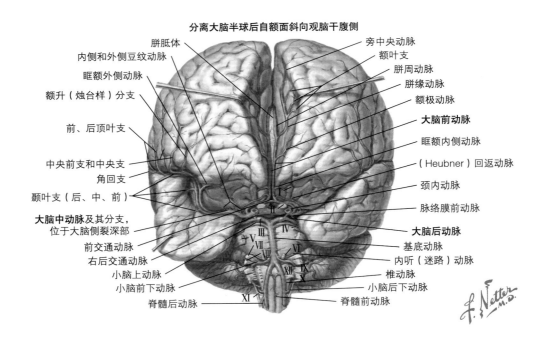

分离大脑半球后自额面斜向观脑干腹侧

胼胝体
内侧和外侧豆纹动脉
眶额外侧动脉
额升（烛台样）分支
前、后顶叶支
中央前支和中央支
角回支
颞叶支（后、中、前）
大脑中动脉及其分支，
位于大脑侧裂深部
前交通动脉
右后交通动脉
小脑上动脉
小脑前下动脉
脊髓后动脉

旁中央动脉
额叶支
胼周动脉
胼缘动脉
额极动脉
大脑前动脉
眶额内侧动脉
（Heubner）回返动脉
颈内动脉
脉络膜前动脉
大脑后动脉
基底动脉
内听（迷路）动脉
椎动脉
小脑后下动脉
脊髓前动脉

脑的动脉：冠状切面

动脉	解剖要点	功能意义
内侧和外侧豆纹动脉	位于侧裂内起自 MCA 的较细、深部血管	供血基底节和内囊 累及小血管的疾病（如糖尿病、高血压病）可导致此类小血管堵塞
Heubner 回返动脉	ACA 的较细、深部分支	供血尾状核头的一部分和内囊前肢 在 ACA 动脉瘤手术中可能被损伤

经尾状核头部冠状切面

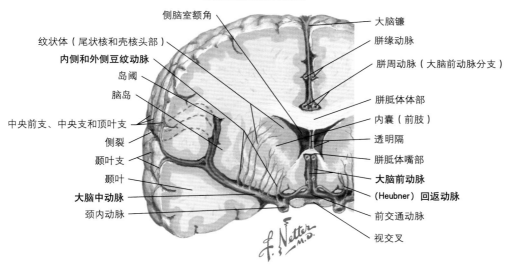

侧脑室额角
纹状体（尾状核和壳核头部）
内侧和外侧豆纹动脉
岛阈
脑岛
中央前支、中央支和顶叶支
侧裂
颞叶支
颞叶
大脑中动脉
颈内动脉

大脑镰
胼缘动脉
胼周动脉（大脑前动脉分支）
胼胝体体部
内囊（前肢）
透明隔
胼胝体嘴部
大脑前动脉
（Heubner）回返动脉
前交通动脉
视交叉

脑的动脉分布：外侧面观

MCA 在侧裂内分为两大主要供血部分。

MCA 分部	分支	功能意义
上部	眶额外侧动脉 额升支 中央前支 中央支	供血额叶外侧的大部分，包括位于中央前回的主要运动皮质和表达性语言区
下部	颞叶前支 颞叶后支 角回支 顶叶后支 顶叶前支	供血颞叶上部和顶叶，包括位于中央后回的主要感觉皮质和感受性语言区

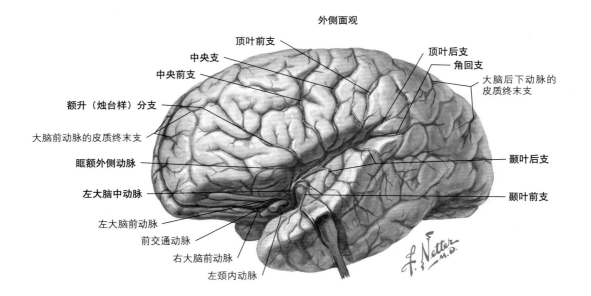

外侧面观

顶叶前支
中央支
中央前支
额升（烛台样）分支
大脑前动脉的皮质终末支
眶额外侧动脉
左大脑中动脉
左大脑前动脉
前交通动脉
右大脑前动脉
左颈内动脉

顶叶后支
角回支
大脑后下动脉的皮质终末支
颞叶后支
颞叶前支

脑的动脉分布：内侧面观

动脉	分支	功能意义
ACA	前交通动脉 眶额内侧动脉 额极动脉 胼周动脉，终止为楔前动脉 胼缘动脉，有许多额下分支，终止为旁中央动脉	皮质ACA分支供血额叶内侧和顶叶，此区域中部分脑叶控制下肢的力量和感觉，因此ACA卒中可导致对侧下肢肌力减退和感觉麻木
PCA	后交通动脉 颞叶前支 颞叶后支 胼周后动脉 距状沟支 顶枕支	皮质PCA分支供血枕叶和颞叶的下表面 PCA卒中通常导致视野缺损

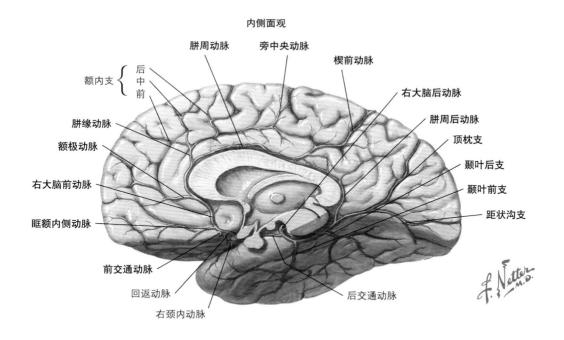

内侧面观

胼周动脉　旁中央动脉　楔前动脉

额内支 { 后 中 前 }

胼缘动脉

额极动脉

右大脑前动脉

眶额内侧动脉

前交通动脉

回返动脉

右颈内动脉

右大脑后动脉

胼周后动脉

顶枕支

颞叶后支

颞叶前支

距状沟支

后交通动脉

动脉分布彩图

大脑动脉	功能意义
ACA	主要分布于皮质内侧 供血脑区控制下肢的运动和感觉，以及动机和判断力
MCA	广阔地分布于皮质外侧 供血脑区控制面部和上肢的运动和感觉，以及语言、个性和动机
PCA	分布于枕颞叶 供血脑区控制视觉传入和更高级视觉处理

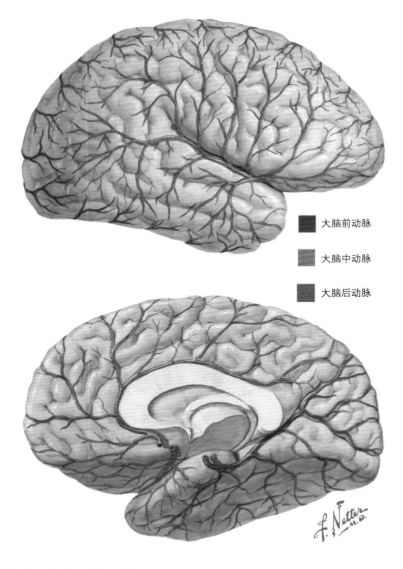

■ 大脑前动脉

■ 大脑中动脉

■ 大脑后动脉

椎基底系统

- 较长的环形血管供血小脑。它们都环绕脑干，供血脑干背侧及外侧区域。
- 脑干腹侧区域由椎基底系统发出的较短的穿支血管供血。

较长的环形动脉	解剖要点	功能意义
PICA	椎动脉的分支 环绕延髓外侧，供血小脑	供血小脑的下表面、四脑室脉络丛和延髓外侧的大部分
AICA	基底动脉的分支 环绕脑桥尾侧，供血小脑	供血小脑下部的更前端部分和脑桥尾端
SCA	基底动脉的分支 环绕脑桥上部，供血小脑	供血小脑上部、部分脑桥和中脑

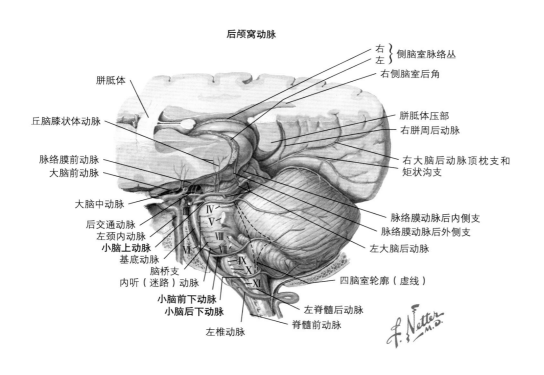

后颅窝动脉

胼胝体

丘脑膝状体动脉

脉络膜前动脉
大脑前动脉

大脑中动脉
后交通动脉
左颈内动脉
小脑上动脉
基底动脉
脑桥支
内听（迷路）动脉
小脑前下动脉
小脑后下动脉
左椎动脉

右 }
左 } 侧脑室脉络丛
右侧脑室后角

胼胝体压部
右胼周后动脉
右大脑后动脉顶枕支和
矩状沟支

脉络膜动脉后内侧支
脉络膜动脉后外侧支
左大脑后动脉

四脑室轮廓（虚线）
左脊髓后动脉
脊髓前动脉

III IV V VIII VI VII IX X XI

静脉窦

- 静脉窦位于两层硬膜之间。
- 静脉窦作为导水管将脑内的静脉血引流至颈静脉系统。

静脉窦	解剖要点	功能意义
上矢状窦	沿纵裂走行并在窦汇处汇入直窦	引流来自头皮、颅骨的静脉血以及脑膜静脉和大脑静脉 汇合来自蛛网膜颗粒的重吸收的脑脊液（CSF） 栓塞可导致静脉血回流受阻，进而引起颅内压升高
下矢状窦	沿大脑镰底部走行并汇入大脑大静脉（Galen 静脉）以形成直窦	引流更深部的静脉

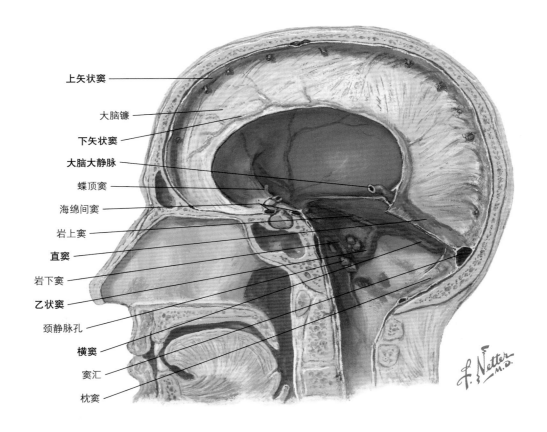

上矢状窦

大脑镰

下矢状窦

大脑大静脉

蝶顶窦

海绵间窦

岩上窦

直窦

岩下窦

乙状窦

颈静脉孔

横窦

窦汇

枕窦

静脉窦（续）

静脉窦	解剖要点	功能意义
海绵窦	包含 CN-Ⅲ、CN-Ⅳ、CN-Ⅴ和 CN-Ⅵ 引流眼上静脉，并汇入岩上窦和岩下窦	栓塞可导致脑神经损害和视网膜内静脉血淤滞
岩上窦	引流海绵窦，并汇入横窦	
岩下窦	引流来自海绵窦和脑干的静脉血，并汇入颈内静脉	
直窦	引流下矢状窦和大脑大静脉，随后汇入窦汇	
横窦	较大的静脉窦，引流来自窦汇的静脉血，并汇入乙状窦	栓塞可导致静脉血回流受阻，进而引起颅内压升高
乙状窦	S 形静脉窦，引流来自横窦的静脉血，自颈静脉孔穿出后成为颈内静脉	

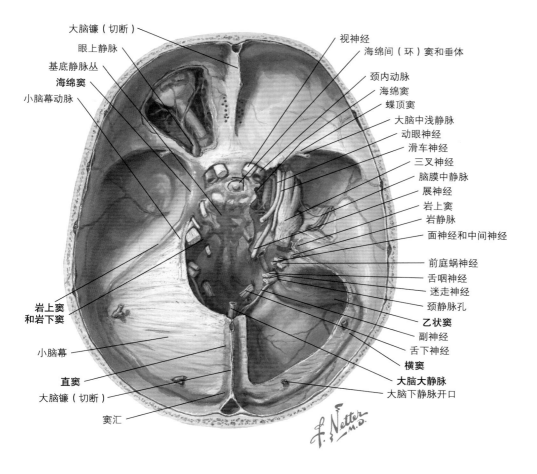

大脑镰（切断）　视神经
眼上静脉　海绵间（环）窦和垂体
基底静脉丛　颈内动脉
海绵窦　海绵窦
小脑幕动脉　蝶顶窦
　大脑中浅静脉
　动眼神经
　滑车神经
　三叉神经
　脑膜中静脉
　展神经
　岩上窦
　岩静脉
　面神经和中间神经
　前庭蜗神经
　舌咽神经
　迷走神经
　颈静脉孔
岩上窦和岩下窦　**乙状窦**
　副神经
　舌下神经
小脑幕　**横窦**
直窦　**大脑大静脉**
大脑镰（切断）　大脑下静脉开口
窦汇

脑表面静脉

静脉	解剖要点
大脑浅静脉	位于软脑膜内,起自脑实质,并汇入静脉窦
脑膜静脉	与脑膜动脉伴行,位于颅骨和硬膜间,并汇入静脉窦
板障静脉和导静脉	较细的静脉,位于颅盖的内层和外层之间 包括额、颞前、颞后静脉和枕板障静脉 通过小的导静脉汇入静脉窦

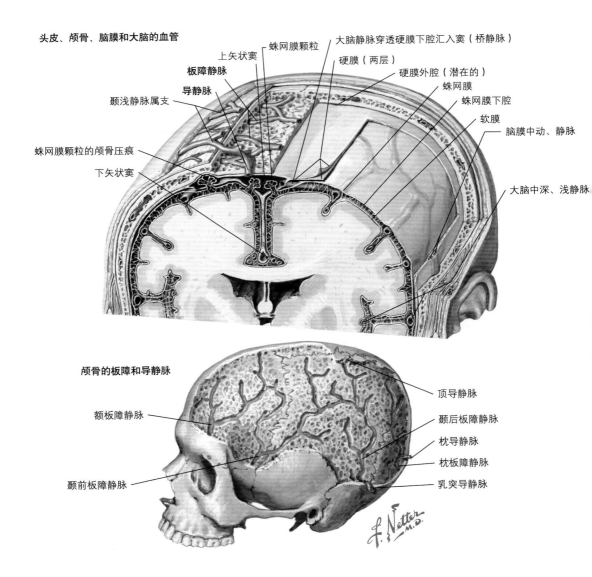

头皮、颅骨、脑膜和大脑的血管

蛛网膜颗粒
上矢状窦
板障静脉
导静脉
颞浅静脉属支
蛛网膜颗粒的颅骨压痕
下矢状窦

大脑静脉穿透硬膜下腔汇入窦(桥静脉)
硬膜(两层)
硬膜外腔(潜在的)
蛛网膜
蛛网膜下腔
软膜
脑膜中动、静脉
大脑中深、浅静脉

颅骨的板障和导静脉

额板障静脉
颞前板障静脉

顶导静脉
颞后板障静脉
枕导静脉
枕板障静脉
乳突导静脉

深部及室管膜下静脉

深部静脉汇集来自深部结构的静脉血并最终汇入静脉窦。

静脉	解剖要点
隔前静脉	引流额叶深部白质
丘纹静脉	引流尾状核、内囊和顶叶深部白质
大脑内静脉	由前隔静脉和丘纹静脉汇合而成
罗森塔尔基底静脉	汇入大脑内静脉后形成大脑大静脉

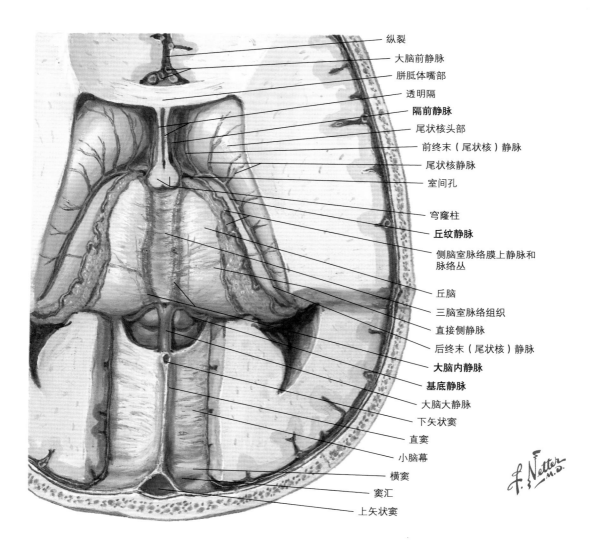

纵裂
大脑前静脉
胼胝体嘴部
透明隔
隔前静脉
尾状核头部
前终末（尾状核）静脉
尾状核静脉
室间孔
穹窿柱
丘纹静脉
侧脑室脉络膜上静脉和脉络丛
丘脑
三脑室脉络组织
直接侧静脉
后终末（尾状核）静脉
大脑内静脉
基底静脉
大脑大静脉
下矢状窦
直窦
小脑幕
横窦
窦汇
上矢状窦

深部静脉

深部静脉汇集来自深部结构的静脉血并最终汇入静脉窦。

静脉	解剖要点
室管膜下静脉	引流来自室管膜下区域（毗邻脑室壁）的静脉血。最终都汇入大脑大静脉或下矢状窦
大脑前静脉	引流额叶内侧和胼胝体前部的内侧静脉，汇入基底静脉

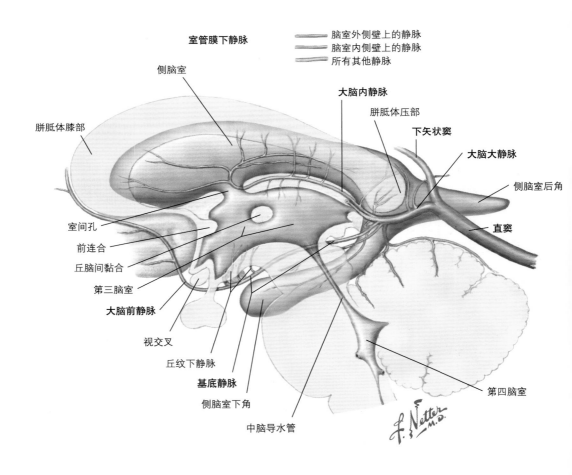

后颅窝静脉

分组	静脉	引流区域
上组	中央前静脉，汇入大脑大静脉 蚓上静脉，汇入大脑大静脉 中脑后静脉，与基底静脉并行 中脑外侧静脉，汇入基底或中脑后静脉	引流小脑上部和脑干上部
前组	脊髓前静脉成为延髓前静脉，继而成为脑桥中脑前静脉，最 　终汇入大脑前静脉 还有诸多其他有命名及未命名的静脉未展示	引流脑干前部和小脑半球
后组	蚓下静脉汇入直窦并与蚓上静脉形成吻合支 小脑半球上、下静脉分别引流小脑的上内和下内表面	引流小脑蚓部下部和小脑半球

后颅窝的静脉

左上、下丘　左丘脑枕　右丘脑
基底静脉　　　　　**大脑内静脉**
中脑后静脉　　　　胼胝体压部
内侧膝状体　　　　　　　　　　　大脑大静脉 (Galen 静脉)
左丘脑切面　　　　　　　　　　　下矢状窦
中脑外侧静脉　　　　　　　　　小脑上静脉 (有变异)
丘纹下静脉　　　　　　　　　　　**蚓上静脉**
大脑前静脉　　　　　　　　　　直窦
视神经　　　　　　　　　　　　　大脑镰
　　　　　　　　　　　　　　　　上矢状窦
脑桥中脑前静脉　　　　　　　　小脑幕 (切断)
岩静脉　　　　　　　　　　　　　窦汇
第四脑室外侧隐窝静脉　　　　　　左横窦
延髓前静脉　　　　　　　　　　**蚓下静脉**
小脑上、中、下脚　　　　　　　　大脑镰 (切断) 和枕窦
第四脑室　　　　　　　　　　　　小脑半球下静脉
脊髓前静脉　　脊髓后静脉　　　**中央前静脉**

脊髓的血供

- 脊髓前动脉和成对的脊髓后动脉发出分支椎动脉。
- 所有的脊髓动脉均接受主动脉发出的根动脉的额外供血。
- 大前根动脉（Adamkiewicz 动脉）供血自 T_8 至圆锥的脊髓前动脉。
- $T_{3\sim7}$ 的脊髓节段最易受缺血损伤，因为在这些水平来自根血管的动脉血供最少。

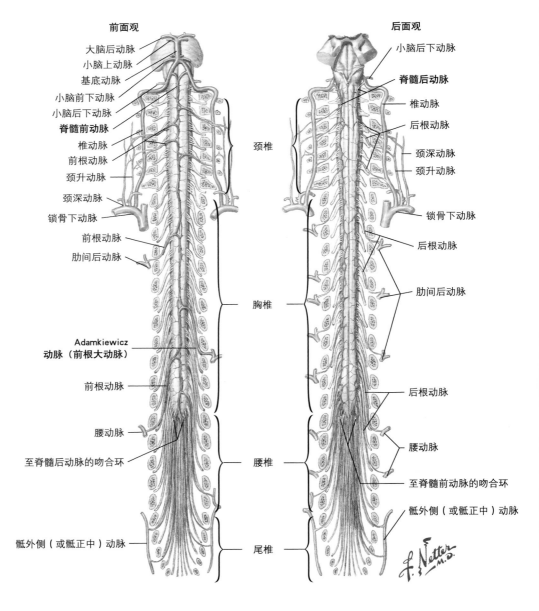

前面观

大脑后动脉
小脑上动脉
基底动脉
小脑前下动脉
小脑后下动脉
脊髓前动脉
椎动脉
前根动脉
颈升动脉
颈深动脉
锁骨下动脉
前根动脉
肋间后动脉
Adamkiewicz
动脉（前根大动脉）
前根动脉
腰动脉
至脊髓后动脉的吻合环
骶外侧（或骶正中）动脉

颈椎
胸椎
腰椎
尾椎

后面观

小脑后下动脉
脊髓后动脉
椎动脉
后根动脉
颈深动脉
颈升动脉
锁骨下动脉
后根动脉
肋间后动脉
后根动脉
腰动脉
至脊髓前动脉的吻合环
骶外侧（或骶正中）动脉

脊髓前、后动脉的分布

动脉	功能意义
脊髓前动脉	供血脊髓前 2/3 梗死导致损伤平面以下的下肢无力和痛觉丧失，振动觉和本体感觉（后柱功能）不受损
脊髓后动脉	供血后柱 梗死可导致损伤平面以下的振动觉和本体感觉丧失

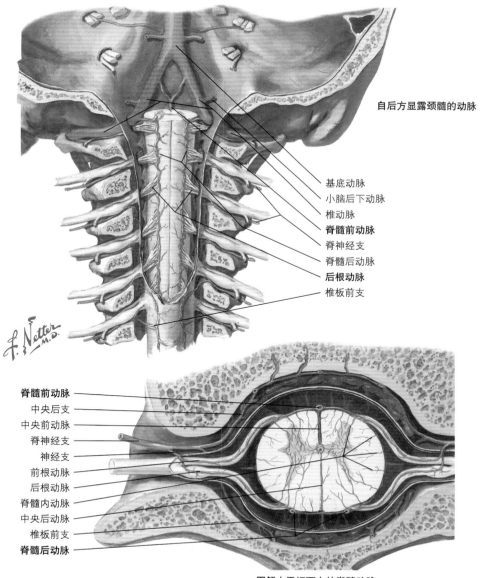

自后方显露颈髓的动脉

基底动脉
小脑后下动脉
椎动脉
脊髓前动脉
脊神经支
脊髓后动脉
后根动脉
椎板前支

脊髓前动脉
中央后支
中央前动脉
脊神经支
神经支
前根动脉
后根动脉
脊髓内动脉
中央后支
椎板前支
脊髓后动脉

图解水平切面上的脊髓动脉

根动脉

- 根动脉在主动脉胸段发出。
- 分支形成前、后根动脉。
- 前根动脉供血脊髓前部。
- 后根动脉供血脊髓后部。

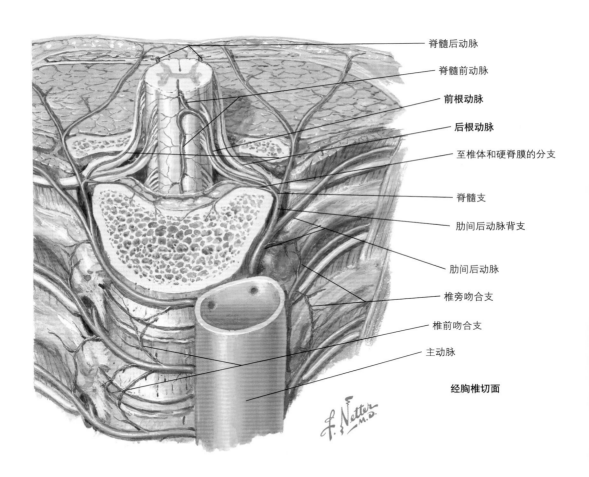

脊髓后动脉

脊髓前动脉

前根动脉

后根动脉

至椎体和硬脊膜的分支

脊髓支

肋间后动脉背支

肋间后动脉

椎旁吻合支

椎前吻合支

主动脉

经胸椎切面

脊髓和脊柱的静脉

静脉结构	解剖要点	功能意义
椎外静脉丛	椎外前静脉丛位于椎体的前方 椎外后静脉丛位于椎板之上	静脉丛无静脉瓣，可使感染和恶性肿瘤细胞由此进入脊柱
椎内静脉丛	位于脊髓硬膜外腔内的静脉网 椎体静脉引流椎体并汇入各种静脉丛	
脊髓前、后静脉	与脊髓前、后动脉伴行	所有脊髓静脉最终汇入椎间静脉，后者自椎间孔穿出椎管
前、后根静脉	与前、后根动脉伴行	

脊髓和脊柱的静脉（续）

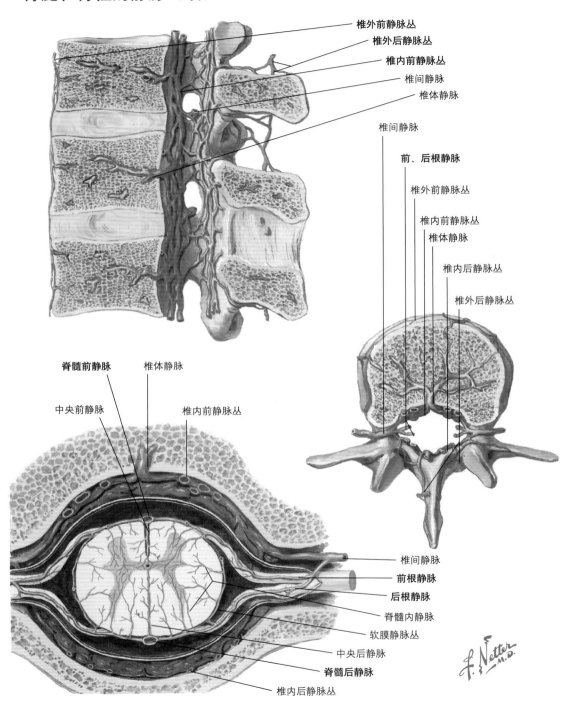

椎外前静脉丛
椎外后静脉丛
椎内前静脉丛
椎间静脉
椎体静脉

椎间静脉
前、后根静脉
椎外前静脉丛
椎内前静脉丛
椎体静脉
椎内后静脉丛
椎外后静脉丛

脊髓前静脉
椎体静脉
中央前静脉
椎内前静脉丛

椎间静脉
前根静脉
后根静脉
脊髓内静脉
软膜静脉丛
中央后静脉
脊髓后静脉
椎内后静脉丛

第四章
脑脊液及脑表面的被膜

脑膜

除了颅骨的保护之外，脑组织由一套被膜组织所包裹并保护，此被膜结构即为脑膜。

层次	部位	解剖要点	临床特点
硬膜	最外层	致密、质韧 位于颅骨内面下方 为双层结构，被潜在间隙所分隔	在硬膜和颅骨之间形成硬膜外血肿。通常是由于损伤硬膜中动脉所致 在硬膜和蛛网膜之间可形成硬膜下血肿。通常是由于桥静脉破裂所致
蛛网膜	中间层	细密网状膜 硬膜深面 内部包含脑脊液及脑血管	在蛛网膜和软膜之间可形成蛛网膜下腔出血。最常见原因是大脑动脉瘤破裂
软膜	最内层	菲薄的膜结构 沿大脑皮质轮廓附着	

脑膜（续）

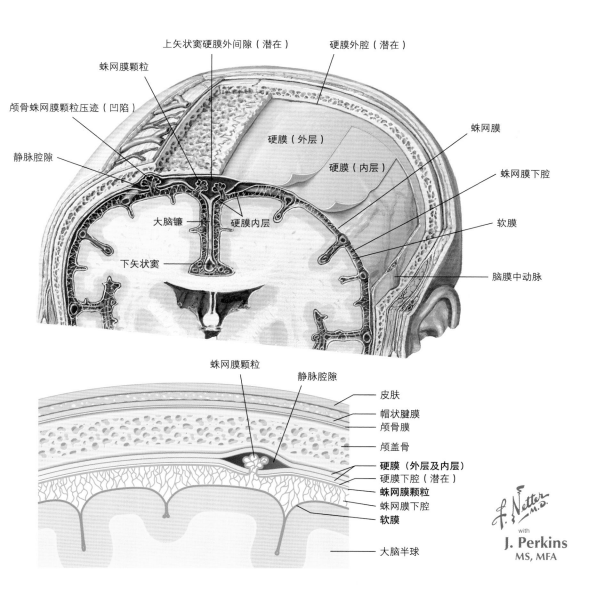

上矢状窦硬膜外间隙（潜在）

硬膜外腔（潜在）

蛛网膜颗粒

颅骨蛛网膜颗粒压迹（凹陷）

静脉腔隙

硬膜（外层）

硬膜（内层）

蛛网膜

蛛网膜下腔

软膜

大脑镰

硬膜内层

下矢状窦

脑膜中动脉

蛛网膜颗粒

静脉腔隙

皮肤

帽状腱膜

颅骨膜

颅盖骨

硬膜（外层及内层）

硬膜下腔（潜在）

蛛网膜颗粒

蛛网膜下腔

软膜

大脑半球

脑室系统

脑室	相关结构	解剖要点	临床特点
侧脑室	皮质	C 形结构 额角位于最前方、胼胝体下方 颞角位于下方，与其内的海马联系密切 枕角为脑室向后的局部延伸 脑脊液通过侧脑室两侧室间孔（Monro 孔）流入第三脑室	一侧或两侧室间孔阻塞所引起脑室扩大称为非交通性脑积水
第三脑室	丘脑及下丘脑	位于两侧丘脑之间的狭窄中线结构，其内部有连接两侧丘脑的丘脑间黏合	
中脑导水管	中脑	连接第三脑室和第四脑室的细管状结构	因其管径细小，受压后会引起非交通性脑积水
第四脑室	脑桥及延髓	菱形结构 从脑桥上部延伸至延髓下部 其顶部为小脑	脑桥或小脑的出血或占位组织挤压第四脑室会导致急性脑积水，进而引起头痛，甚至导致昏迷

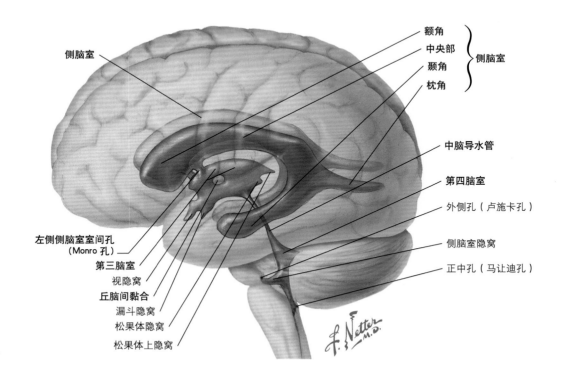

第四脑室

特点	描述
脑脊液流入	从中脑导水管流入 第四脑室脉络丛也可以产生脑脊液
脑脊液流出	通过位于两侧的外侧孔和中央的中间孔流出至蛛网膜下腔
顶部	由位于上下小脑脚之间的白质结构上髓帆和下髓帆构成
底部	为菱形 去除小脑及小脑脚后大部分可见 重要结构： • 髓纹：分隔脑桥上部及延髓下部 • 中间沟：对称分隔第四脑室底的垂直沟 • 内侧隆起：中间沟外侧纵行隆起，其上部为蓝斑（主要产生去甲肾上腺素的蓝色核团） • 面丘：内隐脑桥展神经核及面神经核 • 界沟：位于内侧隆起外侧 • 前庭区：内隐脑桥及延髓的前庭神经核 • 舌下神经三角：内隐延髓舌下神经核 • 迷走神经三角：内隐迷走神经及舌下神经

第四脑室（续）

后面观

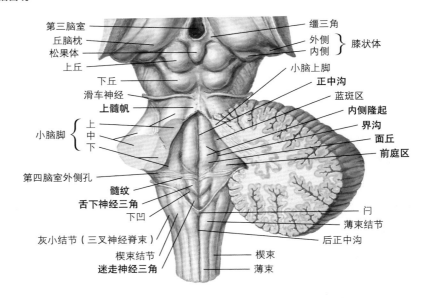

正中沟

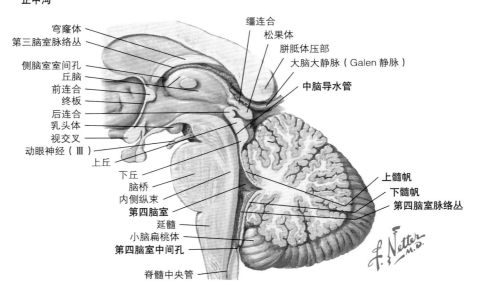

脑脊液循环

- 在脑室系统内自由流动。
- 由位于侧脑室、第三脑室及第四脑室内高度富集血管的脉络丛产生。
- 通过第四脑室外侧孔及中间孔从延髓处流出脑室系统。
- 流出脑室系统后，脑脊液在脑底部蛛网膜下腔中流动，包括下列方式：
  - 小脑延髓池（枕大池）——围绕延髓。
  - 桥前池——脑桥前方。
  - 脚间池——中脑前方。
  - 视交叉池——围绕视交叉。
  - 外侧窝池（未显示）。
  - 大脑静脉池（环池）——在胼胝体和小脑之间。
- 此外，部分脑脊液在脊髓蛛网膜下腔流动。由于脊髓末端位于上腰椎水平，但蛛网膜下腔可达骶骨水平，因此有腰大池存在，此处可行腰椎穿刺释放脑脊液。
- 脑脊液最终回流至胼胝体上池，并在此处通过蛛网膜颗粒被吸收进入上矢状窦。
- 蛛网膜下腔病变，例如脑膜炎及蛛网膜下腔出血，可阻塞蛛网膜颗粒，导致脑脊液重吸收障碍，最终引起脑积水。

脑脊液循环（续）

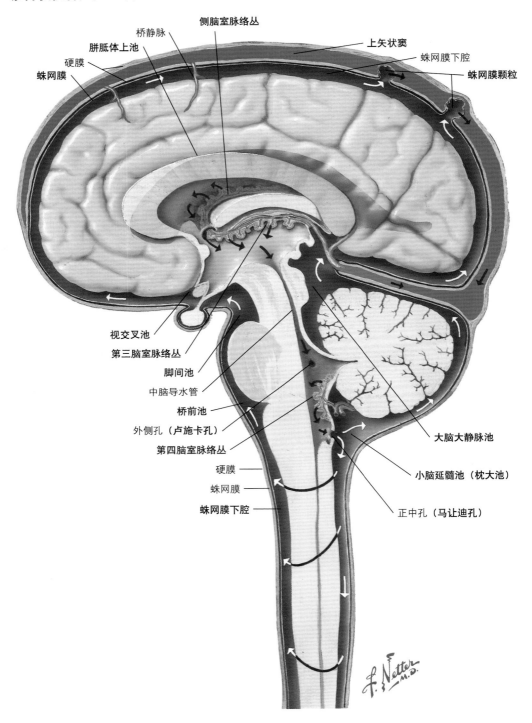

胼胝体上池
桥静脉
侧脑室脉络丛
硬膜
蛛网膜
上矢状窦
蛛网膜下腔
蛛网膜颗粒

视交叉池
第三脑室脉络丛
脚间池
中脑导水管
桥前池
外侧孔（卢施卡孔）
第四脑室脉络丛
硬膜
蛛网膜
蛛网膜下腔

大脑大静脉池
小脑延髓池（枕大池）
正中孔（马让迪孔）

第五章

延 髓

脑干表面结构：正中矢状面观

结构	解剖要点
上髓帆	第四脑室顶脑桥部分
下髓帆	第四脑室顶延髓部分
脊	上、下髓帆延伸突入小脑的尖端，形似屋脊
第四脑室顶部	由小脑和上、下髓帆组成

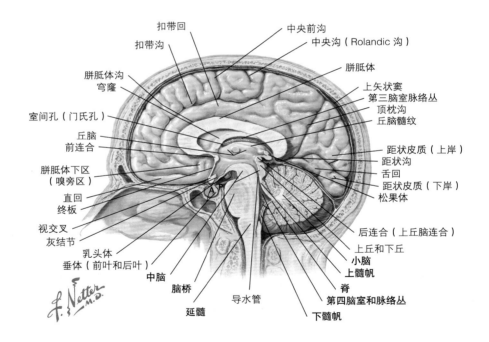

脑干表面结构：前面观

结构	解剖要点
锥体交叉	脊髓向延髓下部移行的标志
延髓下端	位于 C$_1$ 神经根的头端
下橄榄核	锥体后外侧的椭圆形隆起是延髓移行区以上的特征性外观

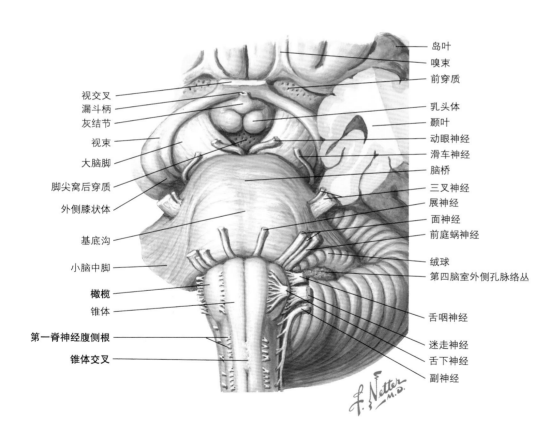

岛叶
嗅束
前穿质
视交叉
漏斗柄
灰结节
乳头体
颞叶
视束
动眼神经
大脑脚
滑车神经
脚尖窝后穿质
脑桥
外侧膝状体
三叉神经
展神经
面神经
基底沟
前庭蜗神经
小脑中脚
绒球
第四脑室外侧孔脉络丛
橄榄
锥体
舌咽神经
第一脊神经腹侧根
迷走神经
锥体交叉
舌下神经
副神经

脑干表面结构：后外侧面观

结构	解剖要点
菱形窝	构成第四脑室底，覆盖脑桥和延髓
第四脑室	连接颈髓中央管和中脑导水管
正中沟	将菱形窝分成对称的两半
界沟	将每半个菱形窝分为内侧隆起区和外侧前庭区。前庭神经核位于前庭区
闩	第四脑室壁在尾端的连接部分
楔束结节和薄束结节	位于第四脑室尾侧

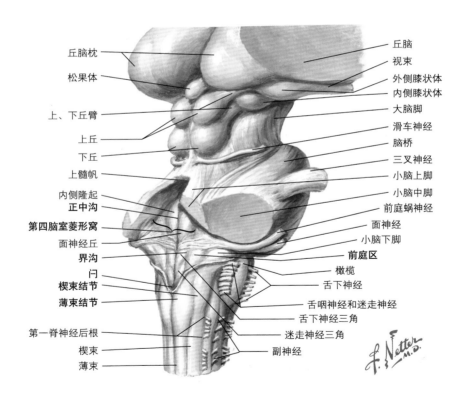

脑神经和延髓核团

结构	解剖要点	功能意义
三叉神经下行核（脊束核）	颈髓胶状质的延续	传递面部、前额、鼻和口唇黏膜的痛、温觉和触觉
孤束核	两侧的孤束核在闩处混合形成迷走神经连合核	头端（味觉核）接收经面神经和舌咽神经传导的味觉 尾端接收经迷走神经的内脏传入神经（胃肠道、肺、颈动脉窦传入）
下泌涎核（CN-Ⅸ）	无法与网状神经区分	通过岩小神经支配耳神经节来刺激腮腺
迷走神经背核（CN-Ⅹ）	位于第四脑室底部迷走神经三角的内侧部分	发出副交感神经节前纤维
疑核	三叉神经脊束核与下橄榄核之间的网状结构内的细胞柱	副神经脊髓根（CN-Ⅺ）由疑核尾端发出
舌下神经（CN-Ⅻ）	位于内侧隆起中央灰质内的长 18 mm 的运动神经细胞柱	支配舌的骨骼肌

脑神经和延髓核团（续）

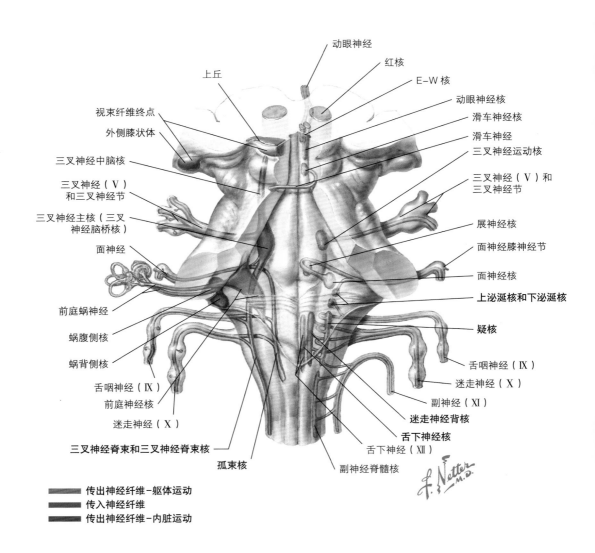

动眼神经
红核
E-W 核
动眼神经核
滑车神经核
滑车神经
三叉神经运动核
三叉神经（Ⅴ）和
三叉神经节
展神经核
面神经膝神经节
面神经核
上泌涎核和下泌涎核
疑核
舌咽神经（Ⅸ）
迷走神经（Ⅹ）
副神经（Ⅺ）
迷走神经背核
舌下神经核
舌下神经（Ⅻ）
副神经脊髓核

上丘
视束纤维终点
外侧膝状体
三叉神经中脑核
三叉神经（Ⅴ）
和三叉神经节
三叉神经主核（三叉
神经脑桥核）
面神经
前庭蜗神经
蜗腹侧核
蜗背侧核
舌咽神经（Ⅸ）
前庭神经核
迷走神经（Ⅹ）
三叉神经脊束和三叉神经脊束核
孤束核

▬▬▬ 传出神经纤维–躯体运动
▬▬▬ 传入神经纤维
▬▬▬ 传出神经纤维–内脏运动

延髓：向脊髓移行水平

结构	解剖要点	功能意义
锥体交叉（皮质脊髓束）	延髓与脊髓之间的明显分界	90% 的皮质脊髓束在此处交叉到对侧
三叉神经脊束核	颈髓胶状质往上的延续	此处的病变将导致三叉神经所支配区域的疼痛觉和热感觉减退
脊髓小脑后束	从外侧到达小脑蚓部的不交叉通路进入小脑下脚	协调单个肢体肌肉的精细姿势和运动
脊髓小脑前束	从外侧到达小脑前叶的大部分交叉通路（猫）上行至脑桥并进入小脑上脚	传递整个肢体的运动和姿势信息
脊髓丘脑束	痛、温觉交叉通路	损伤导致对侧痛、温觉丧失
副神经核（副神经脊髓根）	脊髓部分从 C_{1-5} 前角细胞柱发出，经枕骨大孔进入颅内，形成颅神经，并与舌咽神经和迷走神经一起经颈静脉孔出颅	支配胸锁乳突肌和斜方肌

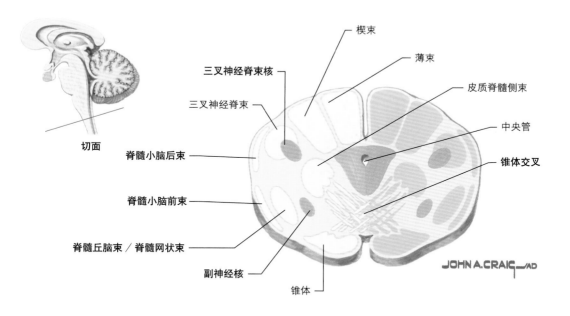

延髓：背柱核水平

结构	解剖要点	功能意义
薄束核	薄束纤维终止于这个核团	传递下肢的位置觉和振动觉
楔束核	楔束纤维终止于这个核团	传递上肢的位置觉和振动觉
孤束	向上延伸至脑桥下段	迷走神经的内脏传入纤维走行于孤束并终止于孤束核
孤束核（头）	味觉核	接收面神经和舌咽神经的味觉纤维
孤束核（尾）	迷走神经的内脏传入纤维的终止核	接收来自迷走神经的一般内脏感觉纤维（颈动脉窦、胸和腹腔内脏）
迷走神经运动背核	发出副交感神经节前纤维	支配胸腹部脏器
脊髓丘脑束	后外侧束接收躯干和下肢发出的信息；前内侧束接收上肢和颈部发出的信息	损伤导致对侧痛、温觉丧失
舌下神经核	构成中央灰质内 18 mm 长的灰质柱；纤维来自锥体和下橄榄复合体之间的延髓	病变导致同侧半边舌肌无力和萎缩

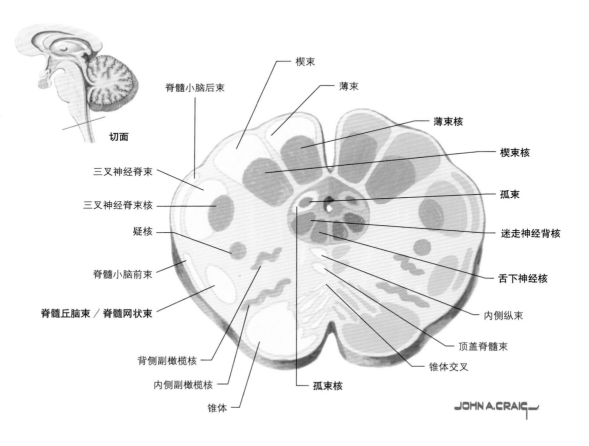

延髓：闩水平

结构	解剖要点	功能意义
闩	位于第四脑室两侧最后区之间	最后区是呕吐化学感受器触发区
内弓状纤维	从薄束核和楔束核发出的有髓神经纤维形成对侧上行的内侧丘系	交叉是半身感觉传递至对侧大脑皮质的解剖学基础
内侧纵束（MLF）	从中脑上部延伸到脊髓水平	调节眼球联合水平运动
顶盖脊髓束	起源于上丘，大部分终止于上部 4 节颈髓	调节视觉或听觉刺引起的反射性姿势运动
内侧丘系	包含后柱通路的第二级神经元	调节位置觉和振动觉
下橄榄核	纤维进入对侧小脑下脚，并形成小脑皮质内的上行纤维	最大的延髓小脑中继核，接受来自皮质、红核、脑桥和脊髓背柱的传入
疑核	疑核的尾端是副神经核	尾端发出副神经的颅内部分纤维 头端发出舌咽神经至茎突咽肌的纤维
楔外侧核	相当于脊髓的 Clarke 背核（发出脊髓小脑背束中不交叉的纤维）	发出楔小脑束传递来自上肢的信息，相当于脊髓小脑背束（传递来自下肢的信息）

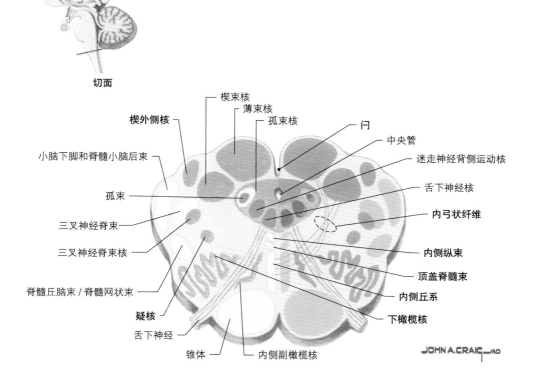

切面

楔束核
薄束核
楔外侧核
孤束核
闩
中央管
小脑下脚和脊髓小脑后束
迷走神经背侧运动核
孤束
舌下神经核
三叉神经脊束
内弓状纤维
三叉神经脊束核
内侧纵束
脊髓丘脑束/脊髓网状束
顶盖脊髓束
内侧丘系
疑核
下橄榄核
舌下神经
锥体
内侧副橄榄核

JOHN A. CRAIG—MD

延髓：下橄榄核水平

结构	解剖要点	功能意义
楔外核	相当于脊髓的 Clarke 背核；发出不交叉的楔小脑纤维	传递来自上肢的信息，相当于脊髓小脑背束（传递来自下肢的信息）
三叉神经脊束	传入三叉神经纤维束进入脑桥上部，并作为三叉神经脊束于背外侧脑干下行	切断神经束可以缓解三叉神经痛
背侧副橄榄核	主要向小脑蚓部投射	调节小脑功能
内侧副橄榄核	主要向小脑蚓部投射	调节小脑功能
锥体	由下行皮质脊髓纤维组成	病变导致对侧偏瘫
脉络丛	进入第四脑室尾部	脑脊液（CSF）形成的主要部位 每天更新 4~5 次脑脊液

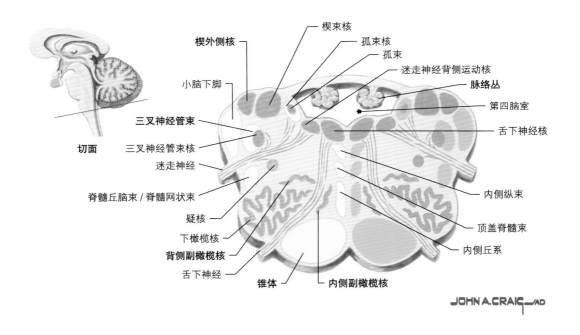

三叉神经系：脑干纵向观

结构	解剖要点	功能意义
三叉神经脊（降）核	在脊髓背侧灰质内胶状质融合	介导面部、额头、鼻和口唇黏膜的痛、温觉和触觉
三叉神经脊（降）束	紧邻脊髓丘脑束	由于两束相近，这一区域损伤（卒中）导致脸和躯干的交叉性偏身痛觉缺失（一侧脸和对侧躯体痛觉受损）

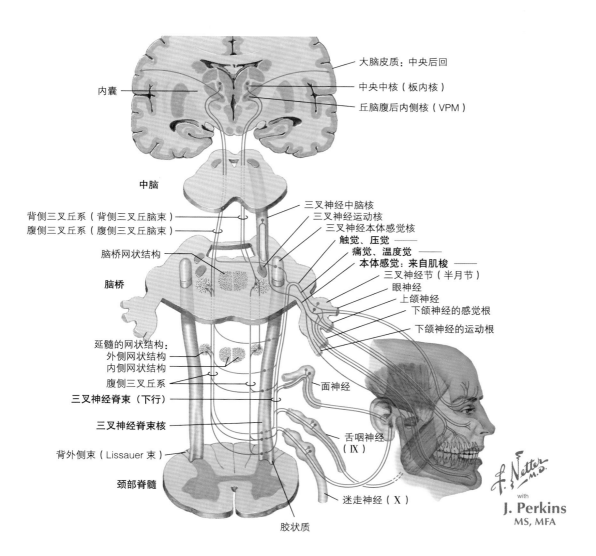

大脑皮质：中央后回

内囊

中央中核（板内核）

丘脑腹后内侧核（VPM）

中脑

背侧三叉丘系（背侧三叉丘脑束）
腹侧三叉丘系（腹侧三叉丘脑束）

脑桥网状结构

脑桥

三叉神经中脑核
三叉神经运动核
三叉神经本体感觉核
触觉、压觉
痛觉、温度觉
本体感觉：来自肌梭
三叉神经节（半月节）
眼神经
上颌神经
下颌神经的感觉根
下颌神经的运动根

延髓的网状结构：
外侧网状结构
内侧网状结构
腹侧三叉丘系

面神经

三叉神经脊束（下行）

三叉神经脊束核

背外侧束（Lissauer 束）

舌咽神经（IX）

颈部脊髓

迷走神经（X）

胶状质

延髓：前庭神经核水平

结构	解剖要点	功能意义
网状结构	构成脑干下部基质，其间包含着神经核团及纤维束	参与维持意识和警觉性 脑干卒中导致的昏迷与该区域损伤有关
孤束	构成内脏传入神经的下行纤维束，类似于包含一般躯体传入纤维的三叉神经脊束	被孤束核包绕并与其形成突触，孤束核头侧感受味觉（即味觉核），尾侧感受心肺功能和一般内脏感觉
前庭下核和前庭中核	四个前庭核中的两个。由于前庭核沿着人体纵轴分布，在任何单个切片上只能看到其中两个	支配半规管、椭圆囊和球囊 参与平衡和空间定向
小脑下脚	由来自延髓和脊髓的纤维束形成：脊髓小脑和橄榄小脑束、外侧网状纤维、弓状纤维和楔束核纤维	大多数小脑传入神经进入小脑下脚和中脚，传递牵张、前庭、视觉和其他的冲动
内侧丘系	传递脊髓背柱介导的感觉至丘脑腹后外侧核	病变导致对侧位置和振动感觉丧失
顶盖脊髓束	起自上丘，穿过中脑，经颈髓前索下行	被认为在光刺激时起到转动头部的作用
内侧纵束（MLF）	包含所有前庭神经核的纤维：下行的前庭内侧纵束纤维主要投射至颈髓水平，上行的前庭内侧纵束纤维主要投射至控制眼外肌的核团	脑桥内上行的内侧纵束纤维也包含联系对侧动眼核与展神经核间神经元，以调节双眼水平同向运动

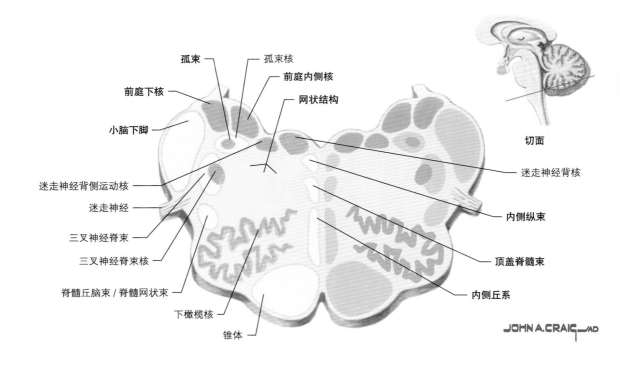

孤束　　　孤束核

前庭内侧核

前庭下核

网状结构

小脑下脚

切面

迷走神经背侧运动核

迷走神经背核

迷走神经

三叉神经脊束

内侧纵束

三叉神经脊束核

顶盖脊髓束

脊髓丘脑束 / 脊髓网状束

内侧丘系

下橄榄核

锥体

JOHN A. CRAIC—AD

椎动脉颅内闭塞

外侧延髓梗死是由于椎动脉（80%）或小脑后下动脉（20%）闭塞所致，其中包括延髓后部到下橄榄之间的楔形部分。延髓病变的特征是交叉性感觉障碍：同侧面部和对侧躯干的痛、温觉丧失。这是由于一侧脑干下行的三叉神经束或三叉神经核，以及交叉至该侧的脊髓丘脑侧束受累所致。这种交叉的现象不会在延髓上部、脑桥和中脑受累时出现，因为在这些水平交叉的三叉丘脑束和脊髓丘脑侧束相伴行。这些水平的病变会引起对侧面部和身体的痛、温觉均丧失。

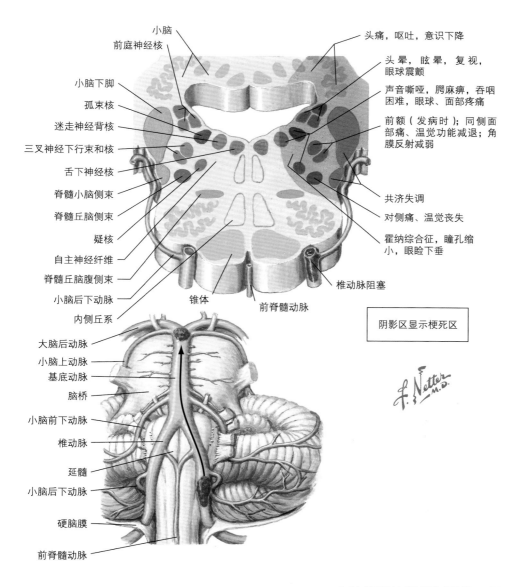

小脑
前庭神经核
小脑下脚
孤束核
迷走神经背核
三叉神经下行束和核
舌下神经核
脊髓小脑侧束
脊髓丘脑侧束
疑核
自主神经纤维
脊髓丘脑腹侧束
小脑后下动脉
内侧丘系
锥体
前脊髓动脉

头痛，呕吐，意识下降
头晕，眩晕，复视，眼球震颤
声音嘶哑，腭麻痹，吞咽困难，眼球、面部疼痛
前额（发病时）；同侧面部痛、温觉功能减退；角膜反射减弱
共济失调
对侧痛、温觉丧失
霍纳综合征，瞳孔缩小，眼睑下垂
椎动脉阻塞

阴影区显示梗死区

大脑后动脉
小脑上动脉
基底动脉
脑桥
小脑前下动脉
椎动脉
延髓
小脑后下动脉
硬脑膜
前脊髓动脉

延髓：脑干网状结构

结构	解剖要点	功能意义
网状结构	从延髓下部经下丘脑至隔区都有分布	构成包含着神经核团及纤维束的基质
延髓网状结构	包含旁正中、中央和外侧核群 传入纤维来自脊髓丘脑束，听觉、三叉神经、前庭通路、脊髓网状束、小脑网状束和皮质网状束的投射 延髓网状结构传出纤维投射到丘脑、小脑和脊髓	网状结构与觉醒有关 脑干梗死累及网状结构可致昏迷

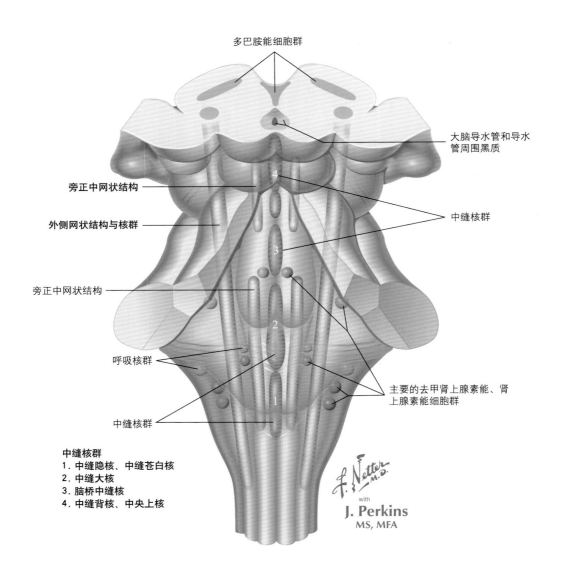

多巴胺能细胞群

大脑导水管和导水管周围黑质

旁正中网状结构

中缝核群

外侧网状结构与核群

旁正中网状结构

呼吸核群

主要的去甲肾上腺素能、肾上腺素能细胞群

中缝核群

中缝核群
1. 中缝隐核、中缝苍白核
2. 中缝大核
3. 脑桥中缝核
4. 中缝背核、中央上核

延髓-脑桥交界处：蜗神经核水平

- 中缝核群位于延髓、脑桥和中脑的中线上。
- 中脑和脑桥的 5-羟色胺细胞投射到间脑和大脑皮质。

结构	解剖要点	功能意义
延髓中缝核群	包括中缝大核、黑质、苍白球	合成 5-羟色胺，投射到脊髓
小脑下脚	主要含有交叉的橄榄小脑纤维、脊髓小脑后束	橄榄小脑纤维可能传递脊髓和脑干水平中间神经元的活动信息 脊髓小脑后束传递作用于肌肉的牵张受体的冲动以及皮肤中触觉和压力受体的冲动

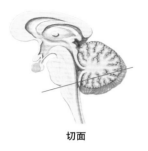

切面

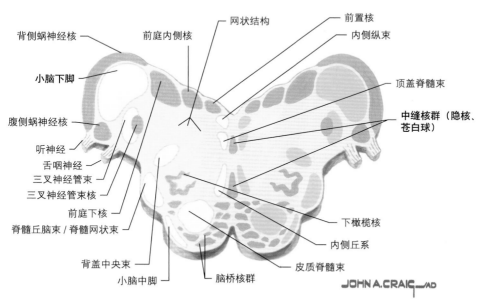

背侧蜗神经核
小脑下脚
腹侧蜗神经核
听神经
舌咽神经
三叉神经管束
三叉神经管束核
前庭下核
脊髓丘脑束/脊髓网状束
背盖中央束
小脑中脚
脑桥核群

前庭内侧核
网状结构
前置核
内侧纵束
顶盖脊髓束
中缝核群（隐核、苍白球）
下橄榄核
内侧丘系
皮质脊髓束

JOHN A. CRAIG—AD

延髓下运动神经元组织

- 在脊髓、延髓、脑桥和中脑均存在下运动神经元（LMN）。
- LMN 发出轴突进入脑神经，终止于骨骼肌纤维，控制随意运动。

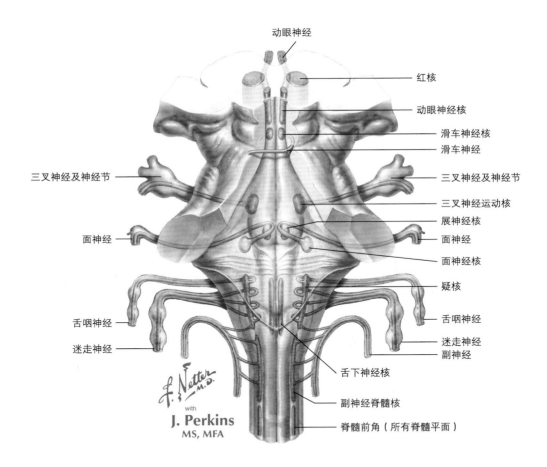

动眼神经

红核

动眼神经核

滑车神经核

滑车神经

三叉神经及神经节

三叉神经及神经节

三叉神经运动核

展神经核

面神经

面神经

面神经核

疑核

舌咽神经

舌咽神经

迷走神经

迷走神经

副神经

舌下神经核

副神经脊髓核

脊髓前角（所有脊髓平面）

第六章
脑 桥

脑干表面结构：正中矢状面观

结构	解剖要点	结构意义
脑桥（后脑）	通过脑桥上沟与中脑分开，脑桥下沟与延髓分开	脑干最大的组成部分
脑桥基底部	巨大的腹侧部分；由下行纤维束、脑桥核群和投射到小脑的横向纤维组成	高血压出血最常见的部位之一；导致闭锁状态
中脑被盖（脑室前）	背侧相对较小，中央核心为网状结构，与延髓和中脑的网状结构相延续	网状结构是维持清醒状态的关键

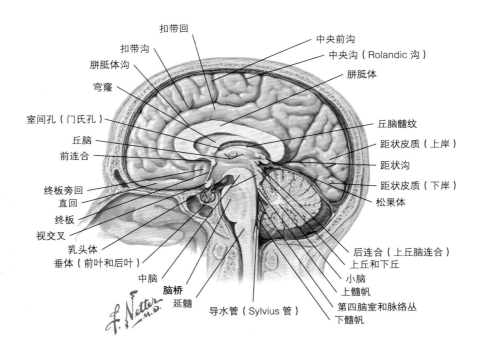

扣带回　　中央前沟　　中央沟（Rolandic 沟）　扣带沟　　胼胝体沟　　穹窿　　胼胝体沟　　穹窿　　室间孔（门氏孔）　　丘脑　　前连合　　终板旁回　　直回　　终板　　视交叉　　乳头体　　垂体（前叶和后叶）　　中脑　　脑桥　　延髓　　导水管（Sylvius 管）　　丘脑髓纹　　距状皮质（上岸）　　距状沟　　距状皮质（下岸）　　松果体　　后连合（上丘脑连合）　　上丘和下丘　　小脑　　上髓帆　　第四脑室和脉络丛　　下髓帆

脑干表面结构：前面观

结构	解剖要点	结构意义
基底沟	前正中凹陷	基底动脉的位置
小脑中脚	在脑桥腹侧主要由横行纤维形成	从大脑皮质到对侧小脑的最重要途径，通过脑桥中继核
三叉神经（CN-Ⅴ）	最大的脑神经 穿过小脑中脚的头端到达其神经核团	支配咀嚼肌、鼓膜张肌、下颌舌骨肌、腭帆张肌、二腹肌前腹以及面部感觉
展神经（CN-Ⅵ）	核位于第四脑室底	神经常因颅内压力增高而受牵拉，导致水平复视
面神经（CN-Ⅶ）和前庭蜗神经（CN-Ⅷ）	从桥小脑角进出（脑桥、延髓和小脑交界处）	可能会受到桥小脑角肿瘤压迫

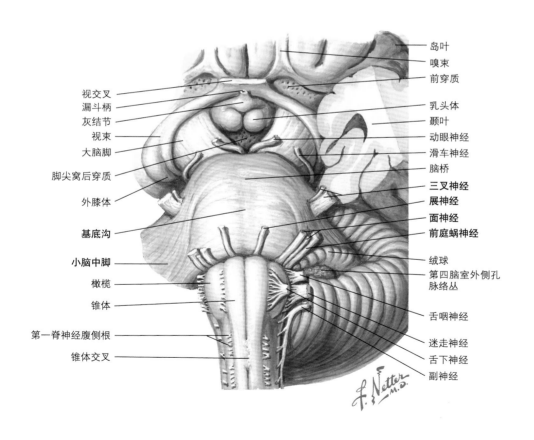

岛叶
嗅束
前穿质
视交叉
漏斗柄
灰结节
视束
大脑脚
脚尖窝后穿质
外膝体
基底沟
小脑中脚
橄榄
锥体
第一脊神经腹侧根
锥体交叉
乳头体
颞叶
动眼神经
滑车神经
脑桥
三叉神经
展神经
面神经
前庭蜗神经
绒球
第四脑室外侧孔脉络丛
舌咽神经
迷走神经
舌下神经
副神经

脑干表面结构：后外侧面观

结构	解剖要点
菱形窝	形成第四脑室底，覆盖脑桥和延髓
第四脑室	从颈髓中央管延伸到中脑导水管
前庭神经核	位于前庭区深面
面神经丘、舌下神经三角	位于内侧隆起处
内侧隆起外侧部	由展神经核形成

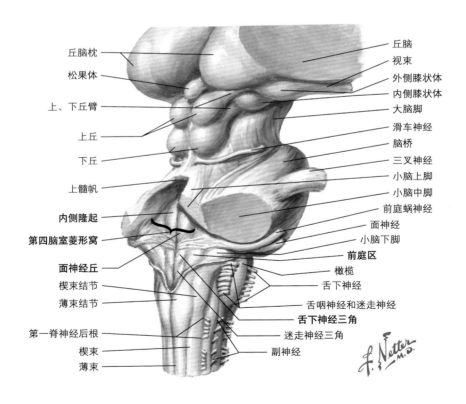

丘脑枕
松果体
上、下丘臂
上丘
下丘
上髓帆
内侧隆起
第四脑室菱形窝
面神经丘
楔束结节
薄束结节
第一脊神经后根
楔束
薄束

丘脑
视束
外侧膝状体
内侧膝状体
大脑脚
滑车神经
脑桥
三叉神经
小脑上脚
小脑中脚
前庭蜗神经
面神经
小脑下脚
前庭区
橄榄
舌下神经
舌咽神经和迷走神经
舌下神经三角
迷走神经三角
副神经

脑桥脑神经

- 脑桥下部运动神经元定位：
  - 内侧柱（展神经）。
  - 外侧柱（三叉神经、面神经）。
- 节前副交感核位于上泌涎核外侧（面神经）。
- 次级感觉核群包括：

- 三叉神经感觉主核。
- 三叉神经降核。
- 前庭和耳蜗核（前庭神经）。
- 孤束核（前庭神经、舌咽神经、副神经）。

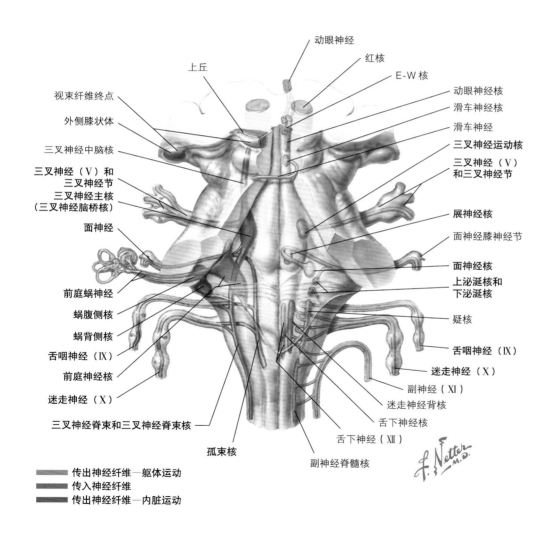

视束纤维终点
外侧膝状体
三叉神经中脑核
三叉神经（V）和三叉神经节
三叉神经主核（三叉神经脑桥核）
面神经
前庭蜗神经
蜗腹侧核
蜗背侧核
舌咽神经（Ⅸ）
前庭神经核
迷走神经（Ⅹ）
三叉神经脊束和三叉神经脊束核
孤束核

上丘
动眼神经
红核
E-W 核
动眼神经核
滑车神经核
滑车神经
三叉神经运动核
三叉神经（V）和三叉神经节
展神经核
面神经膝神经节
面神经核
上泌涎核和下泌涎核
疑核
舌咽神经（Ⅸ）
迷走神经（Ⅹ）
副神经（Ⅺ）
迷走神经背核
舌下神经核
舌下神经（Ⅻ）
副神经脊髓核

━━━ 传出神经纤维—躯体运动
━━━ 传入神经纤维
━━━ 传出神经纤维—内脏运动

耳蜗神经核水平

结构	解剖要点	功能意义
CN-Ⅷ	从内耳道到桥小脑角 耳蜗神经在前庭神经外下方进入脑干	前庭神经介导平衡和空间定向；耳蜗神经介导听觉
耳蜗神经	纤维终止于耳蜗神经核的背侧和腹侧 耳蜗神经核位于小脑下脚的外侧表面	耳蜗纤维底端（高音调）终止于蜗神经背核背侧部 耳蜗纤维的顶端（低音调）终止于耳蜗神经背核的腹侧和耳蜗神经腹侧核
耳蜗神经背侧和腹侧核	纤维投射于双侧上橄榄、斜方体、外侧丘系	纤维投射至双侧，单侧病变不会导致耳聋
前庭神经	在耳蜗神经内侧进入桥小脑角 从小脑下脚背侧和三叉神经脊束间通过 分布于前庭核：下侧（最多）、上侧、内侧、外侧	听神经瘤几乎总是起源于前庭神经

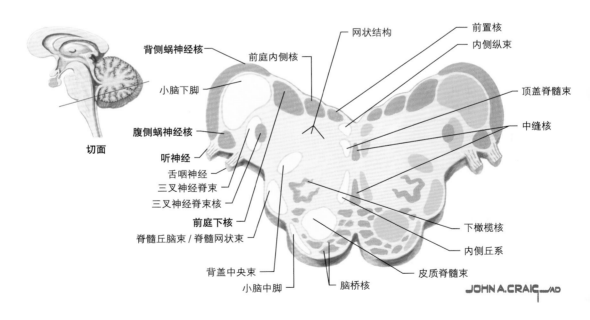

网状结构
前置核
背侧蜗神经核
内侧纵束
前庭内侧核
小脑下脚
顶盖脊髓束
腹侧蜗神经核
中缝核
听神经
舌咽神经
三叉神经脊束
三叉神经脊束核
前庭下核
下橄榄核
脊髓丘脑束 / 脊髓网状束
内侧丘系
背盖中央束
皮质脊髓束
小脑中脚
脑桥核

切面

JOHN A.CRAIG.AD

面神经核水平

结构	解剖要点	结构意义
脑桥背侧（脑桥被盖）	延髓网状结构向上的延续	包括第 5 到第 8 脑神经核、网状核，以及上行、下行传导束
内侧丘系	位于脑桥被盖前	位置和振动感觉的二级神经元
前庭神经核	贯穿脑桥下端的第四脑室底	后循环缺血影响前庭神经核导致眩晕、恶心和呕吐
面神经运动核	网状结构外侧的梨状突起	贝尔麻痹是由面神经离开脑干后的轴突炎症引起的
面神经根纤维	在髓内由内向外呈弓形绕过展神经核	展神经和面神经都会受该部位髓内病损的影响，如多发性硬化症、卒中或肿瘤
内侧纵束（MLF）	包括：从前庭核投射到眼外肌核的上行纤维，交叉并终止于动眼神经核复合体的展神经核间神经元	内侧纵束损伤常见于多发性硬化症
中间神经	于面神经和前庭神经之间进入脑桥（即"中间"）	经鼓索神经传导舌前 2/3 味觉，终止于孤束核腹侧部分（味觉核）
脑桥腹侧	由脑桥核间的横行和纵行纤维束组成	纵向：皮质脊髓束、皮质延髓束、皮质脑桥束 横向：脑桥核的轴突穿行至另一侧形成小脑中脚
脑桥核群	分为外侧核、内侧核、背核和腹侧核团	包括维持平衡、保持觉醒等不同功能

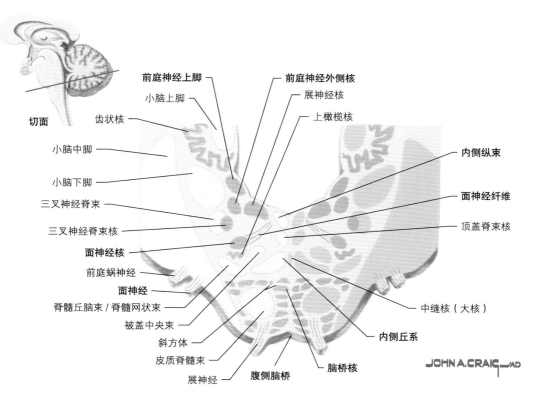

眼球运动的控制中枢

结构	解剖要点	功能意义
脑桥旁正中的网状结构（PPRF）	直接投射到展神经核 传入： • 前庭神经核 • 上丘 • 额叶眼动区 • Cajal 间质核 传出： • 同侧展神经 • 经内侧纵束到达对侧动眼神经 • 作用于内直肌的展神经核间神经元	水平凝视中枢 单侧病变引起同侧凝视麻痹 双侧的脑桥旁正中网状结构病变可能导致 同时存在水平和垂直凝视障碍
Cajal 间质核	位于中脑头端内侧纵束旁	协调眼球的垂直和斜行运动

眼球运动的控制中枢（续）

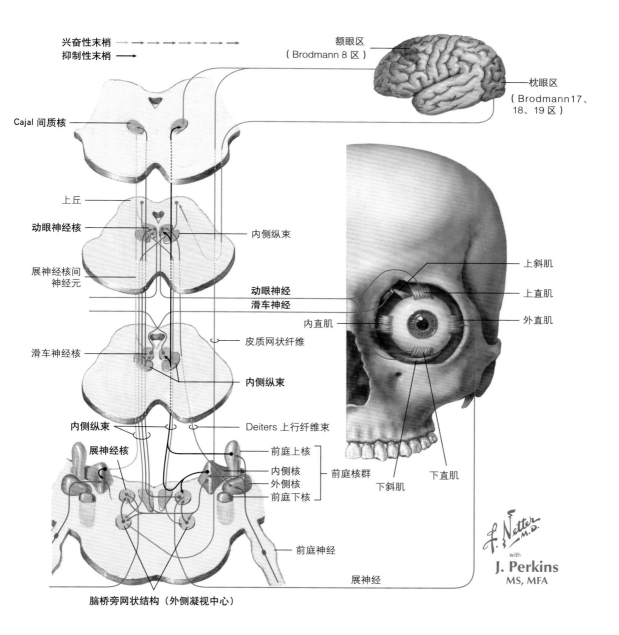

兴奋性末梢

抑制性末梢

额眼区
（Brodmann 8 区）

枕眼区
（Brodmann17、
18、19 区）

Cajal 间质核

上丘

动眼神经核

内侧纵束

展神经核间
神经元

动眼神经
滑车神经

上斜肌

上直肌

内直肌

外直肌

滑车神经核

皮质网状纤维

内侧纵束

内侧纵束

Deiters 上行纤维束

展神经核

前庭上核

内侧核

外侧核

前庭下核

前庭核群

下斜肌

下直肌

前庭神经

脑桥旁网状结构（外侧凝视中心）

展神经

眼球震颤

- 眼球交替来回运动。
- 视动性眼震：通过跟踪机制激活。
- 前庭性眼震：包含通过内侧纵束的前庭神经投射。
- 慢相（眼球慢速移动）：由以下器官的不对称传入引起的。

- 半规管。
- 前庭神经核。
- 前庭小脑。
- 快相（眼球快速扫视）：眼球快速返回原来的位置。

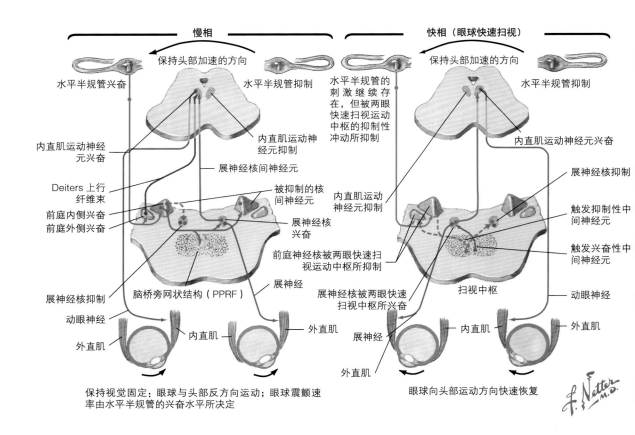

面神经膝水平

结构	解剖要点	结构意义
斜方体	脑桥被盖腹侧的横向纤维 纤维来自耳蜗腹侧核 大多数纤维通过内侧丘系交叉到另一侧 到达脑桥被盖腹外侧后转为纵向走行 形成外侧丘系 外侧丘系终止于下丘	发自耳蜗神经核的二级神经元
面神经运动核	形成脑桥被盖腹外侧的灰质柱，位于上橄榄 　　背侧、三叉神经脊束核腹内侧	发出轴突支配面部表情肌
面神经根纤维	发出后绕行于展神经核头端外侧 于腹外侧走行，位于三叉神经脊束核复合体 　　内侧，上橄榄外侧	从位于桥小脑角区的脑桥下端附近发出， 桥小脑角区肿瘤可能压迫该神经
三叉神经脊束核	形成三叉神经脊束内侧较长的灰质柱 头端与三叉神经感觉主核融合 尾部融入胶状质 轴突交叉到对侧内侧丘系 终止于丘脑腹后内侧核（VPM）	传导面部痛觉 对应的脸部区域是颠倒的：下颌对应区域 　　在背侧，前额的腹侧

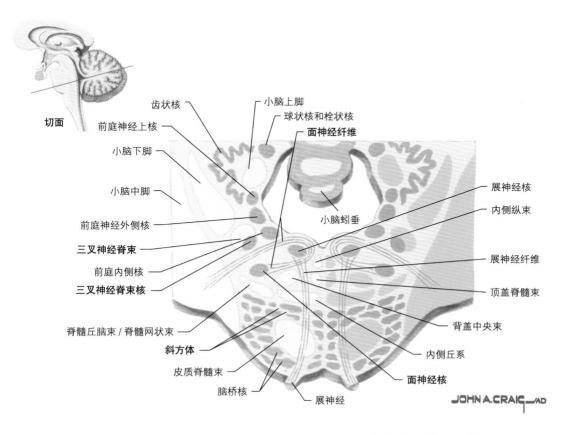

切面

齿状核
前庭神经上核
小脑下脚
小脑中脚
前庭神经外侧核
三叉神经脊束
前庭内侧核
三叉神经脊束核
脊髓丘脑束／脊髓网状束
斜方体
皮质脊髓束
脑桥核
展神经

小脑上脚
球状核和栓状核
面神经纤维
小脑蚓垂

展神经核
内侧纵束
展神经纤维
顶盖脊髓束
背盖中央束
内侧丘系
面神经核

JOHN A.CRAIG—AD

三叉神经核水平

结构	解剖要点	结构意义
三叉神经感觉主核	交叉和不交叉的轴突均终止于丘脑腹后内侧核	传导触觉和压力，分布同三叉神经脊束核
三叉神经中脑核	第四脑室上部和中脑导水管外侧缘附近的细长灰质柱 唯一的初级感觉神经元在脑干，而不在三叉神经节的核团 中枢通路仍不清楚	介导牙齿、牙周组织、咀嚼肌及关节囊的本体感觉，控制咀嚼的力量
三叉神经运动核	感觉主核和运动根内侧的卵圆形灰质柱	支配咀嚼肌（咬肌、颞肌、翼内肌和翼外肌）、鼓膜张肌和腭帆、下颌舌骨肌和二腹肌前腹
臂旁核	与结合臂（小脑上脚）并列	味觉通路的突触节点

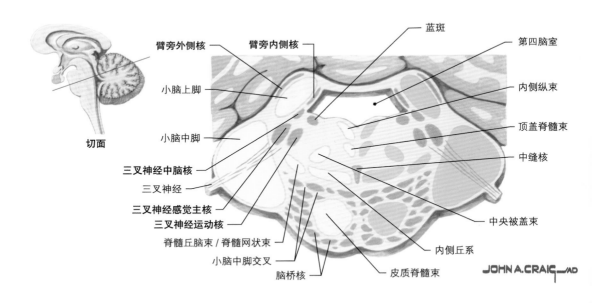

臂旁核：控制呼吸

结构	解剖要点	结构意义
臂旁核	含有儿茶酚胺神经元神经黑色素 纤维与下丘脑、杏仁核、髓纹、脑干核团联系	被认为在自主神经调节中起作用
臂旁内侧核	连同外侧部分，构成了臂旁核	作为呼吸起搏器调节背侧呼吸核（DRN）（外侧孤束核）和腹侧呼吸核（VRN）（疑后核）
背侧呼吸核轴突	交叉和终止于膈神经的颈髓运动神经元和胸髓运动神经元	支配吸气肌
腹侧呼吸核轴突	交叉和终止于胸髓运动神经元	支配呼气肌

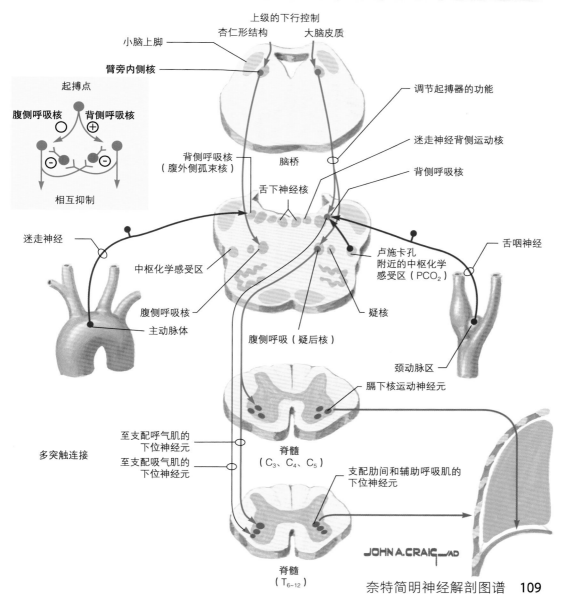

脑桥中脑连接：滑车神经

结构	解剖要点	结构意义
脑桥中脑交界处 （菱脑峡）	第四脑室变窄，移形为中脑导水管 顶部由上髓帆构成	在这个水平面的病变会导致昏迷和中枢源性 过度通气
滑车神经	在上髓帆交叉	支配上斜肌
小脑上脚	位于外侧丘系内侧，由小脑的齿状核、栓状核、 球状核发出的传导束组成 在中脑交叉，终止于红核和丘脑腹外侧核	小脑最重要的传出系统
蓝斑	第四脑室上部室周灰质附近的色素细胞	蓝斑缺失见于帕金森病患者
中缝区域核团	脑干网状结构核团的一部分，脑干网状结构还 包括旁正中、内侧和外侧网状核团	含有 5- 羟色胺

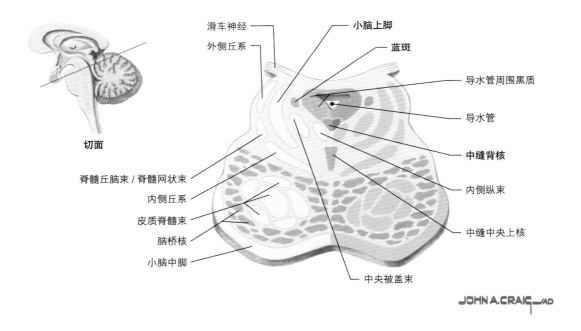

切面

中缝核

结构	解剖要点	结构意义
中缝核群	位于延髓、脑桥、中脑的中线	尾侧参与疼痛机制；头侧与维持清醒、警觉和睡眠有关
中央下核	在延髓脑桥交界处和脑桥尾端，为中缝大核的头端部分	电刺激该核抑制猫丘脑神经元的自发活动
脑桥中缝核	在中央下核的头端	接收前庭信号传入，参与眼球的快速运动
中央上核（即内侧中缝核）	脑桥中缝核向上的延伸	和背侧核一起，发出主要传导 5- 羟色胺的上行纤维
背侧中缝核	在中线两侧，内侧纵束的背侧，与背侧被盖核融合	和中央上核一起，发出主要传导 5- 羟色胺的上行纤维

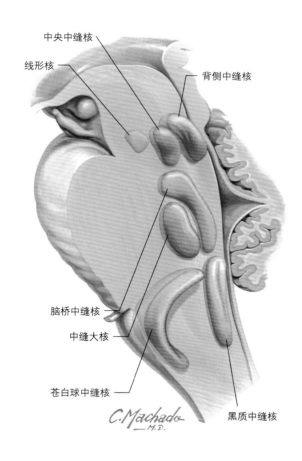

中央中缝核

线形核

背侧中缝核

脑桥中缝核

中缝大核

苍白球中缝核

黑质中缝核

脑桥腹侧

磁共振成像：横断面

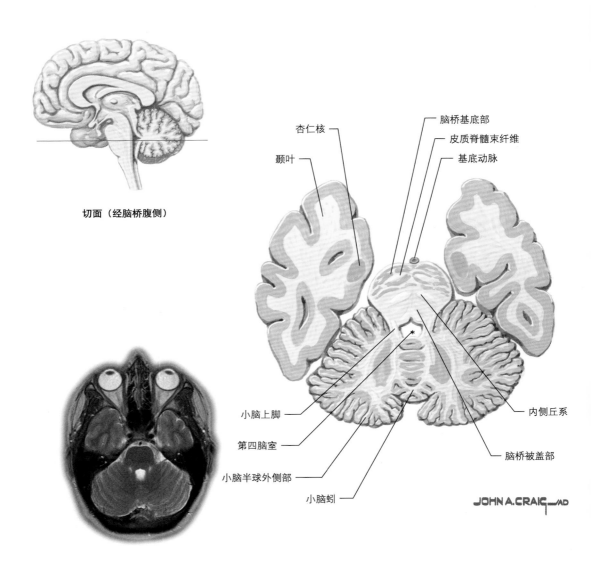

切面（经脑桥腹侧）

杏仁核

颞叶

脑桥基底部

皮质脊髓束纤维

基底动脉

小脑上脚

第四脑室

小脑半球外侧部

小脑蚓

内侧丘系

脑桥被盖部

JOHN A. CRAIG—AD

第七章
中　脑

中脑

结构	解剖要点	功能意义
顶盖	中脑导水管背侧	此处病变导致瞳孔居中、光反射固定，但瞳孔直径会自行波动
大脑脚底	被色素沉积的核团——黑质——与被盖相分离	丧失色素沉着细胞是帕金森病的特征
被盖	位于腹侧 中脑导水管被导水管周围灰质所围绕，由此分隔顶盖与被盖	吻侧与脑桥被盖区相连续
大脑脚	背侧部分为被盖 腹侧为大脑脚底	占据 1/2 中脑，不包括顶盖

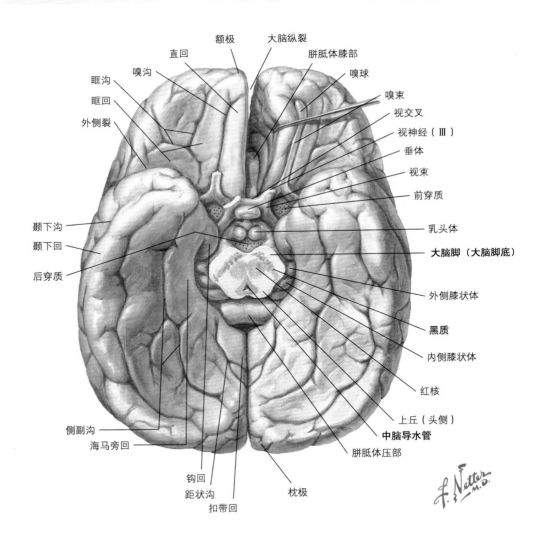

脑干概览：正中矢状面观

结构	解剖要点	功能意义
上丘区域	又称为前顶盖	上丘影响头和眼对于视觉、听觉和躯体刺激的位置反应
下丘	3个主要核团： • 中央核 • 旁正中核 • 外侧核	向内侧膝状体中继听觉信号，继而投射至初级听觉皮质
顶盖前区	上丘吻侧、后连合水平	中脑参与瞳孔对光反射的中心
后连合	中脑向间脑移行区域	此处病变导致双侧眼睑退缩和垂直眼球运动障碍
连合下器	调节中脑导水管顶部室管膜板，位于后连合正下方	人体中功能未知

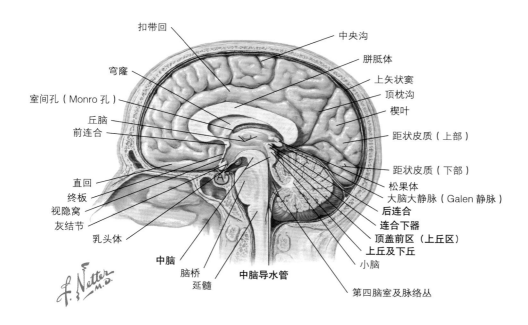

脑干概览：前面观

结构	解剖要点	功能意义
基底沟	前正中凹陷	代表基底动脉位置
动眼神经（第Ⅲ脑神经）	发自大脑脚底之间的脚间窝	Weber综合征：病变侵及第Ⅲ脑神经和大脑脚（下行皮质脊髓束）导致第Ⅲ脑神经麻痹伴对侧偏瘫
滑车神经（第Ⅳ脑神经）	进入背侧中脑，在上髓帆交叉，顺脑干向前绕行	最长、最脆弱的脑神经 常在颅脑创伤中受损，引起复视及头部倾斜

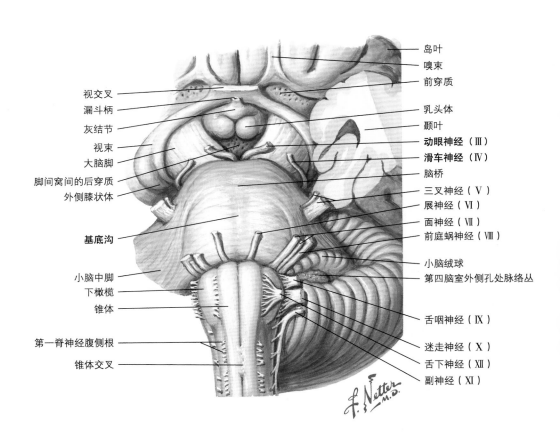

视交叉
漏斗柄
灰结节
视束
大脑脚
脚间窝间的后穿质
外侧膝状体
基底沟
小脑中脚
下橄榄
锥体
第一脊神经腹侧根
锥体交叉

岛叶
嗅束
前穿质
乳头体
颞叶
动眼神经（Ⅲ）
滑车神经（Ⅳ）
脑桥
三叉神经（Ⅴ）
展神经（Ⅵ）
面神经（Ⅶ）
前庭蜗神经（Ⅷ）
小脑绒球
第四脑室外侧孔处脉络丛
舌咽神经（Ⅸ）
迷走神经（Ⅹ）
舌下神经（Ⅻ）
副神经（Ⅺ）

中脑脑神经

结构	解剖要点	功能意义
动眼神经副核（E-W 核，第Ⅲ脑神经）	节前副交感核 发出非交叉副交感神经纤维	参与瞳孔对光反射调控过程
上丘	接收视束输入信息	与外侧膝状体一同构成视觉通路中继站
下丘	接收蜗核和其他副听觉核团输入信息	与内侧膝状体一同构成听觉通路中继站

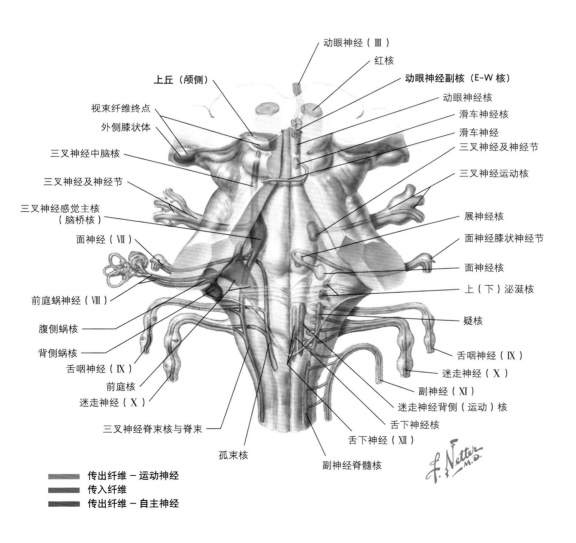

动眼神经（Ⅲ）
红核
动眼神经副核（E-W 核）
上丘（颅侧）
动眼神经核
视束纤维终点
滑车神经核
外侧膝状体
滑车神经
三叉神经中脑核
三叉神经及神经节
三叉神经及神经节
三叉神经运动核
三叉神经感觉主核（脑桥核）
展神经核
面神经（Ⅶ）
面神经膝状神经节
面神经核
前庭蜗神经（Ⅷ）
上（下）泌涎核
腹侧蜗核
疑核
背侧蜗核
舌咽神经（Ⅸ）
舌咽神经（Ⅸ）
迷走神经（Ⅹ）
前庭核
副神经（Ⅺ）
迷走神经（Ⅹ）
迷走神经背侧（运动）核
三叉神经脊束核与脊束
舌下神经核
孤束核
舌下神经（Ⅻ）
副神经脊髓核

▬ 传出纤维-运动神经
▬ 传入纤维
▬ 传出纤维-自主神经

中脑下部

磁共振成像（MRI）：横断面对应关系

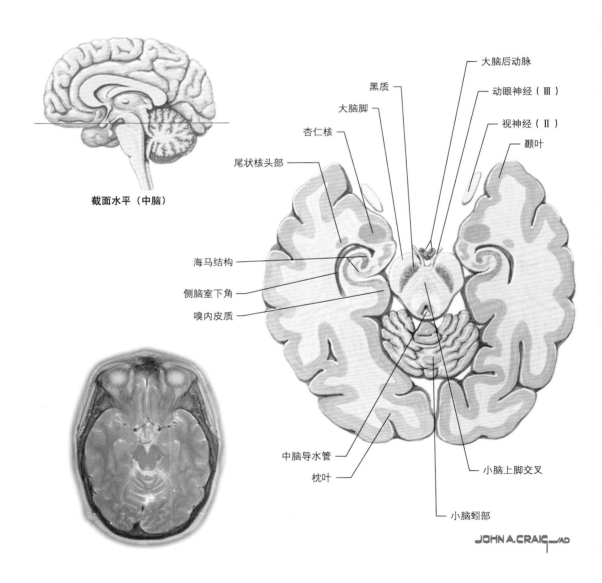

截面水平（中脑）

尾状核头部

杏仁核

大脑脚

黑质

大脑后动脉

动眼神经（Ⅲ）

视神经（Ⅱ）

颞叶

海马结构

侧脑室下角

嗅内皮质

中脑导水管

枕叶

小脑上脚交叉

小脑蚓部

JOHN A.CRAIG—AD

中脑上部

MRI：横断面对应关系

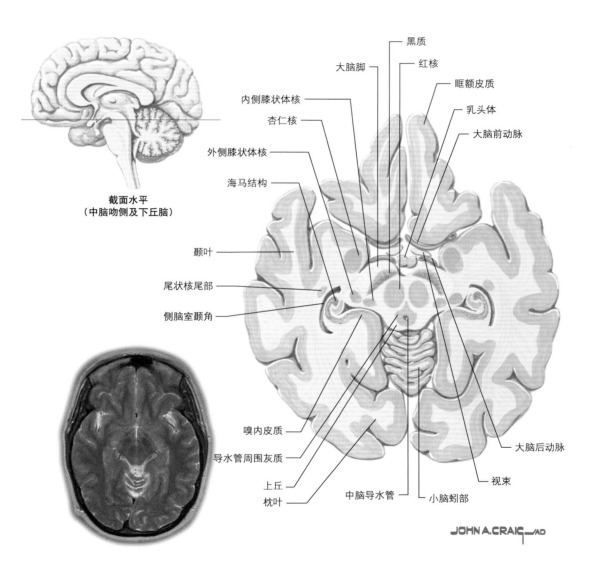

截面水平
（中脑吻侧及下丘脑）

黑质

大脑脚

红核

眶额皮质

内侧膝状体核

乳头体

杏仁核

大脑前动脉

外侧膝状体核

海马结构

颞叶

尾状核尾部

侧脑室颞角

嗅内皮质

导水管周围灰质

大脑后动脉

上丘

视束

枕叶

中脑导水管

小脑蚓部

JOHN A. CRAIG—AD

经过黑质的冠状面观

MRI：横断面对应关系

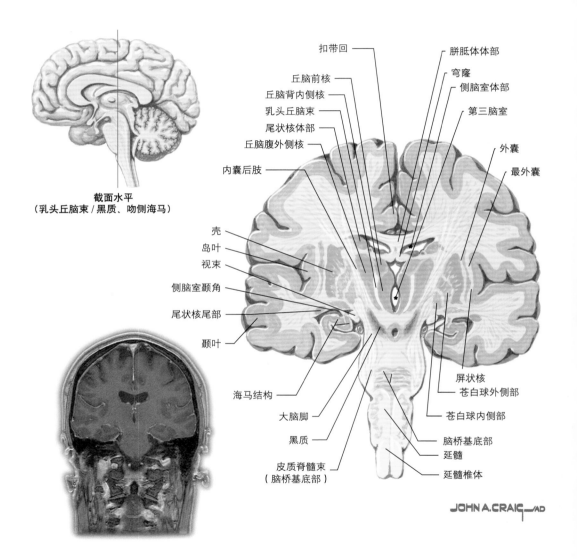

截面水平
（乳头丘脑束 / 黑质、吻侧海马）

扣带回
丘脑前核
丘脑背内侧核
乳头丘脑束
尾状核体部
丘脑腹外侧核
内囊后肢

胼胝体体部
穹窿
侧脑室体部
第三脑室
外囊
最外囊

壳
岛叶
视束
侧脑室颞角
尾状核尾部
颞叶

海马结构
大脑脚
黑质
皮质脊髓束
（脑桥基底部）

屏状核
苍白球外侧部
苍白球内侧部
脑桥基底部
延髓
延髓椎体

JOHN A. CRAIG

第八章
丘 脑

丘脑

位置	成对出现、位于大脑内侧深部的卵形核团结构，参与构成部分第三脑室外侧壁
结构	由多种核团构成，接收来自多处皮质及皮质下结构的信息传入
功能	发挥"皮质门户"作用。除嗅觉以外的感觉信息传入，在抵达皮质前都通过丘脑进行中继。所有发自小脑和基底节的传出信息均在丘脑中继。边缘系统信息传入也同样在丘脑中继后抵达皮质
临床意义	由于其多种功能，损伤丘脑会引发许多病变，包括感觉异常、视野缺损及行为改变 感觉区域病变会导致对侧肢体及面部麻木

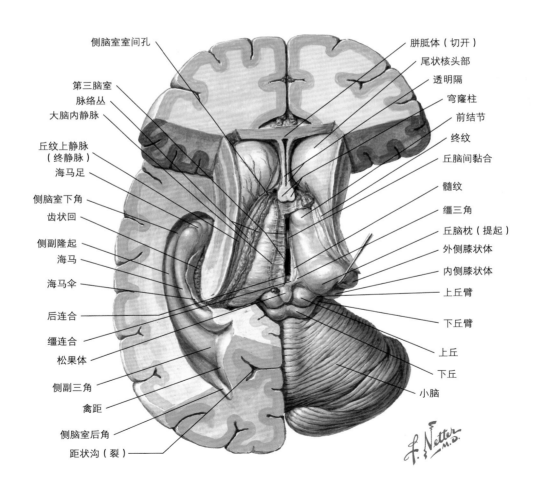

侧脑室室间孔
第三脑室
脉络丛
大脑内静脉
丘纹上静脉（终静脉）
海马足
侧脑室下角
齿状回
侧副隆起
海马
海马伞
后连合
缰连合
松果体
侧副三角
禽距
侧脑室后角
距状沟（裂）

胼胝体（切开）
尾状核头部
透明隔
穹窿柱
前结节
终纹
丘脑间黏合
髓纹
缰三角
丘脑枕（提起）
外侧膝状体
内侧膝状体
上丘臂
下丘臂
上丘
下丘
小脑

丘脑核团

- 丘脑由许多核团构成，分别与运动、感觉和边缘系统相连接。
- 某些核团在本质上为非特异性核团。

核团	传入	传出	功能
感觉核团			
腹后外侧核（VPL）	脊髓丘脑束 内侧丘系	初级感觉皮质	对侧身体躯体感觉
腹后内侧核（VPM）	三叉丘脑束 脑桥味觉区	初级感觉皮质	对侧面部、味觉躯体感觉
内侧膝状体（MGN）	下丘臂	初级听觉皮质	听觉
外侧膝状体（LGN）	视束	初级视觉皮质	视觉
丘脑枕	外侧膝状体、内侧膝状体、 上丘及下丘	视觉相关皮质	视觉处理
运动核团			
腹外侧核（VL）	小脑及基底节	初级运动皮质	运动调控与协调
腹前核（VA）	基底节	运动前区皮质	运动起始与计划
腹中核（VI）	小脑	初级运动皮质	运动协调
边缘系统及非特异性投射核团			
前核（Ant）	乳头丘脑束	扣带回	记忆存储与情感
背内侧核（MD）	颞叶、杏仁核、下丘脑	前额皮质	动机、动力与情感
中央中核（CM）	慢疼痛通路	非特异性皮质投射	疼痛的情感内容

丘脑核团（续）

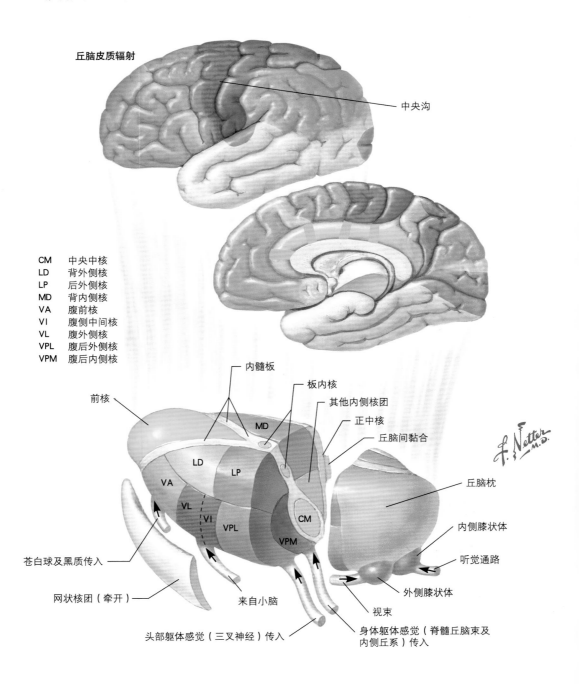

丘脑皮质辐射

中央沟

CM	中央中核
LD	背外侧核
LP	后外侧核
MD	背内侧核
VA	腹前核
VI	腹侧中间核
VL	腹外侧核
VPL	腹后外侧核
VPM	腹后内侧核

内髓板

板内核

其他内侧核团

前核

MD

正中核

丘脑间黏合

LD

LP

丘脑枕

VA

VL

VI

VPL

CM

VPM

内侧膝状体

听觉通路

苍白球及黑质传入

外侧膝状体

网状核团（牵开）

来自小脑

视束

头部躯体感觉（三叉神经）传入

身体躯体感觉（脊髓丘脑束及内侧丘系）传入

丘脑水平面

- 丘脑构成第三脑室侧壁。
- 内囊后肢将丘脑与豆状核相分隔。
- 丘脑枕展示在下方图片中。

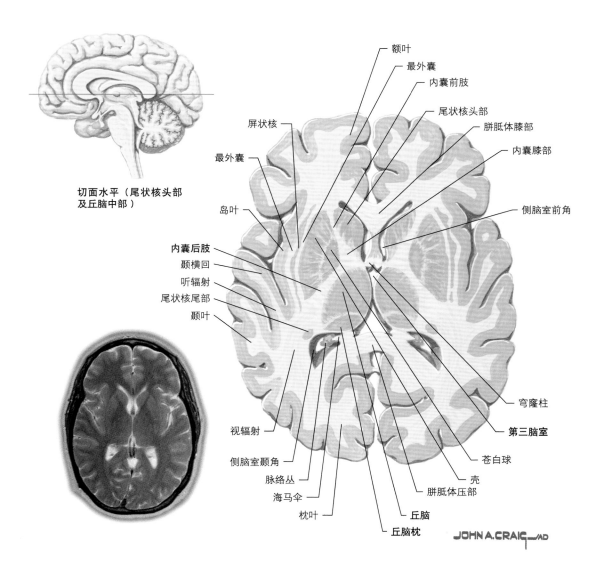

切面水平（尾状核头部及丘脑中部）

额叶
最外囊
内囊前肢
尾状核头部
胼胝体膝部
内囊膝部

屏状核
最外囊
岛叶

侧脑室前角

内囊后肢
颞横回
听辐射
尾状核尾部
颞叶

穹窿柱
第三脑室

视辐射
侧脑室颞角
脉络丛
海马伞
枕叶
丘脑
丘脑枕

苍白球
壳
胼胝体压部

JOHN A. CRAIG—AD

丘脑冠状面

结构	解剖要点	功能意义
丘脑	单独的核团在解剖上相互隔离。丘脑为第三脑室的边界	
丘脑外侧膝状体	逗点状核团，位于丘脑外侧	为视束至枕叶的视觉中继站
丘脑内侧膝状体	外侧膝状体核内侧	为下丘至听觉皮质的听觉中继站
丘脑背内侧核	多数背侧及内侧核团，构成部分第三脑室侧壁	部分边缘系统
丘脑中央中核	位于背内侧核的腹侧	涉及中枢调节及疼痛感知
丘脑外侧部	包含多种核团结构，包括腹外侧核（VL）和腹后外侧核（VPL）	涉及运动与感觉中继

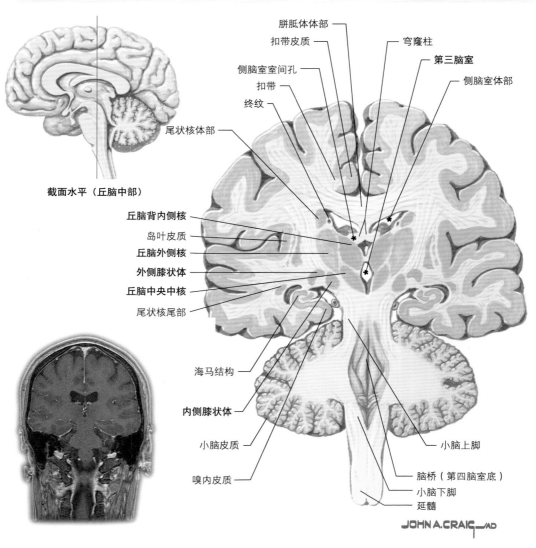

截面水平（丘脑中部）

胼胝体体部
扣带皮质
穹窿柱
第三脑室
侧脑室室间孔
扣带
终纹
侧脑室体部
尾状核体部
丘脑背内侧核
岛叶皮质
丘脑外侧核
外侧膝状体
丘脑中央中核
尾状核尾部
海马结构
内侧膝状体
小脑皮质
嗅内皮质
小脑上脚
脑桥（第四脑室底）
小脑下脚
延髓

JOHN A. CRAIG—AD

第九章
基底神经节

基底神经节：全面观

功能	涉及运动的起始与调控
组织	部位深在的核团结构 接收来自大脑皮质的传入信息，处理后通过丘脑中继回大脑皮质
结构	尾状核、壳、苍白球（内侧部和外侧部）、丘脑底核、黑质
疾病状态	病变会导致运动减少（运动减低状态）或不正常运动（运动过度状态）

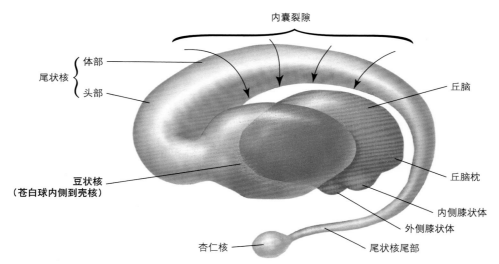

丘脑、豆状核、尾状核与杏仁体之间关系的示意图（外侧观）

基底神经节水平脑的轴位观

结构	解剖要点	功能意义
尾状核 *	C 形核团，位于侧脑室外侧部 尾状核头部凸出到侧脑室额角中 尾状核体部伴侧脑室延伸呈 C 形 尾状核尾部位于颞叶上部、侧脑室颞角外侧部	基底神经节主要传入核团 尾状核退行性变典型病变为亨廷顿病（Huntington's disease），通过 CT 扫描发现侧脑室正常凹痕缺失
内囊	在轴位上呈 U 形 前肢分隔尾状核头和豆状核（壳与苍白球） 后肢分隔丘脑和苍白球 膝部为连接前肢与后肢之间的弯曲部分	传导来自基底神经节、丘脑和小脑信息到达皮质的重要白质结构 后肢包含来自大脑皮质的上运动神经元下行纤维
壳 *	苍白球外侧部透镜状结构 从前方与下方和尾状核相连接 壳与尾状核一起被统称为纹状体	尽管壳被内囊所分隔，但壳在组织学和功能学上均与尾状核类似
苍白球 （GPe 和 GPi）	由内侧苍白球（GPi）和外侧苍白球（GPe）构成 核团明显发白，故命名为"苍白球" 壳与尾状核一起被统称为纹状体	GPi 是基底神经节主要传出核团 GPe 参与基底神经节部分内部通路联系
外囊	壳核外侧薄层白质带	
屏状核	外囊外侧薄层灰质带	功能不明
最外囊	屏状核外侧菲薄白质带	

*基底神经节结构

基底神经节水平脑的轴位观（续）

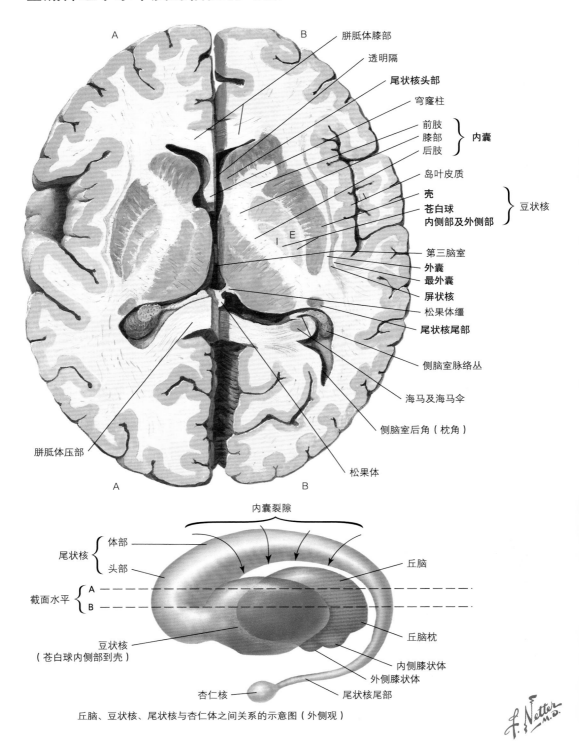

胼胝体膝部

透明隔

尾状核头部

穹窿柱

前肢
膝部 } **内囊**
后肢

岛叶皮质

壳
苍白球 } 豆状核
内侧部及外侧部

第三脑室

外囊

最外囊

屏状核

松果体缰

尾状核尾部

侧脑室脉络丛

海马及海马伞

侧脑室后角（枕角）

松果体

胼胝体压部

内囊裂隙

尾状核 { 体部
头部

丘脑

截面水平 { A
B

豆状核
（苍白球内侧部到壳）

丘脑枕

内侧膝状体

外侧膝状体

尾状核尾部

杏仁核

丘脑、豆状核、尾状核与杏仁体之间关系的示意图（外侧观）

尾状核头部水平脑的冠状位观

结构	解剖要点	功能意义
伏隔核	位于尾状核和壳连接处的腹侧核团	通过与边缘系统联络参与情绪调控 与成瘾行为有关
尾状核头部	再次强调其凸出到侧脑室额角中	
内囊前肢	在该冠状位图片中，可见其分隔了尾状核和壳 注意连接尾状核和壳的灰质带	包含从小脑和基底神经节到大脑皮质 的神经纤维
壳	在该处苍白球不可见	
外囊、屏状核、最外囊	注意三者结构之间的相互联系	

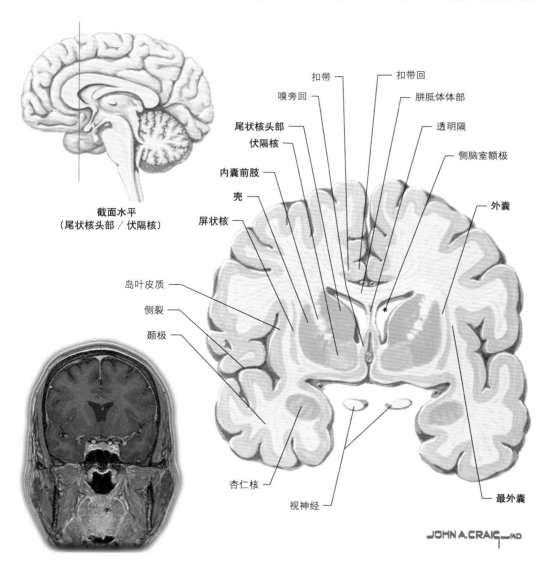

截面水平
（尾状核头部／伏隔核）

内囊前肢水平脑的冠状位观

结构	解剖要点	功能意义
尾状核体部	注意尾状核从头部到体部逐渐变细	头部与体部功能类似，均为基底神经节神经纤维传入区域
苍白球内侧部（GPi）	苍白球最内侧部分	基底神经节至丘脑的传出神经核团，最后到达大脑皮质
苍白球外侧部（GPe）	苍白球最外侧部分	基底神经节内部核团，中继来自纹状体到基底神经节其他结构的神经纤维
壳	苍白球外侧 注意壳核与苍白球位置靠近，均为透镜状，故两者统称为豆状核	尽管靠近苍白球，但壳在组织学和功能学上均与尾状核类似

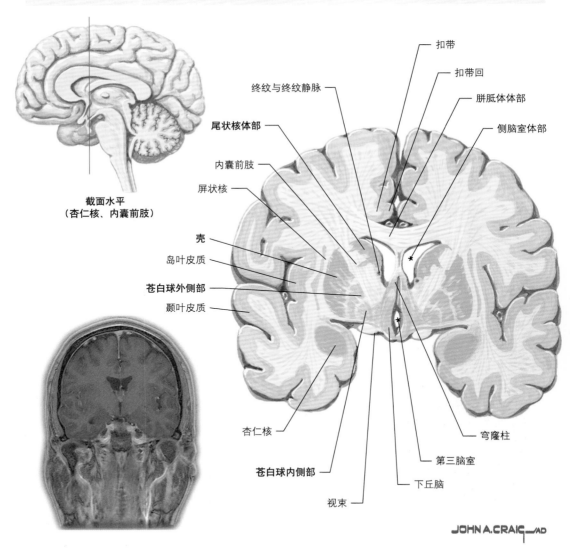

截面水平
（杏仁核、内囊前肢）

扣带
扣带回
胼胝体体部
侧脑室体部
终纹与终纹静脉
尾状核体部
内囊前肢
屏状核
壳
岛叶皮质
苍白球外侧部
颞叶皮质
杏仁核
苍白球内侧部
下丘脑
视束
第三脑室
穹窿柱

通过中脑水平脑的轴位观

结构	解剖要点	功能意义
黑质	位于中脑腹侧 由于神经黑色素沉积，故显示为棕色 内部分为两个亚区，即致密部和网状部	致密部具有产生多巴胺的神经元，其神经纤维投射至纹状体，并调控运动易化 网状部类似于 GPi，是基底神经节传出核团 黑质退行性变导致帕金森病
尾状核尾部	在此图中可见，在侧脑室颞角上外侧部	

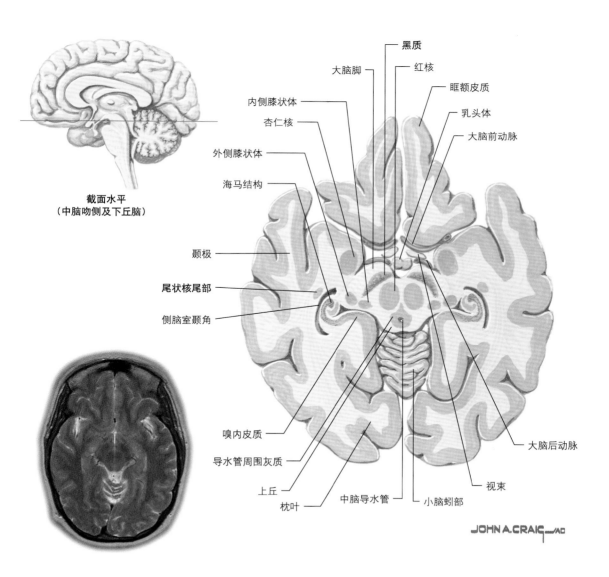

截面水平
（中脑吻侧及下丘脑）

黑质
大脑脚
红核
内侧膝状体
眶额皮质
杏仁核
乳头体
外侧膝状体
大脑前动脉
海马结构
颞极
尾状核尾部
侧脑室颞角
嗅内皮质
导水管周围灰质
大脑后动脉
上丘
视束
枕叶
中脑导水管
小脑蚓部

JOHN A. CRAIG

基底神经节的神经纤维联系

解剖要点	通路	功能意义
基底神经节包含复杂的环路系统 所有环路都遵循下述基本原则：大脑皮质→基底神经节→丘脑→大脑皮质 传入 所有传入基底神经节的神经纤维进入纹状体（尾状核、壳、伏隔核） 传出 所有从基底神经节传出的神经纤维均发自苍白球内侧部（GPi）和黑质网状部（SNr）	2条独立通路经过基底神经节 直接通路 运动易化 大脑皮质→纹状体→ GPi+SNr →丘脑→大脑皮质 间接通路 运动抑制 大脑皮质→纹状体→ GPe →丘脑底核→ GPi+SNr →大脑皮质	黑质致密部神经元产生的多巴胺通过兴奋直接通路、抑制间接通路，从而产生运动易化 在帕金森病中，黑质致密部多巴胺能神经元变性死亡，导致运动速度降低，即运动迟缓

基底节的纤维联系

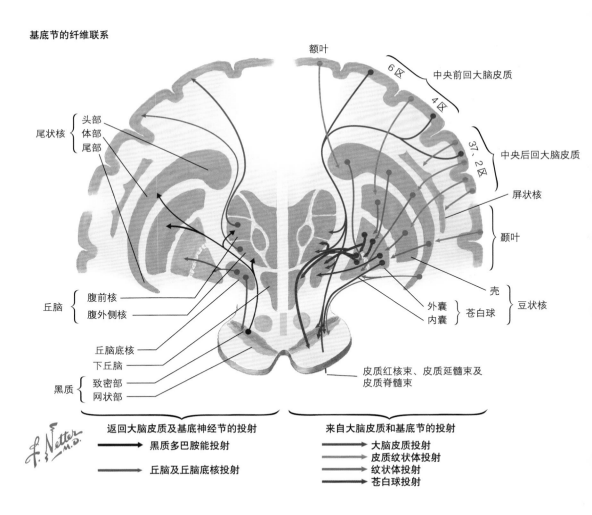

第十章
小　脑

小脑概述

位置	后颅窝，位于小脑幕下方
结构	与大脑结构相似，包括皮质褶皱、白质和深部小脑核团
功能	主要功能是协调和稳定肢体运动 对维持身体的平衡非常重要
临床意义	小脑疾病可以引起共济失调、言语不清和步态失衡 小脑中线病灶会引起更多的步态异常

脑矢状位观

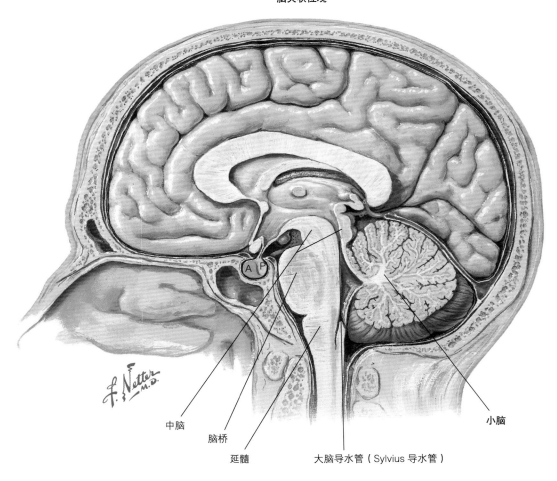

中脑

脑桥

延髓

大脑导水管（Sylvius 导水管）

小脑

小脑脚

- 此图显示脑干的背面，小脑已被去掉，显露其三个小脑脚。
- 小脑通过其三个小脑脚与其他神经系统联系。

小脑脚	替用名称	功能意义
小脑上脚	结合臂	主要由小脑发出的传出纤维组成
小脑中脚	脑桥臂	全部由进入小脑的传入纤维组成
小脑下脚	绳状体	主要由进入小脑的传入纤维组成

后外侧面观

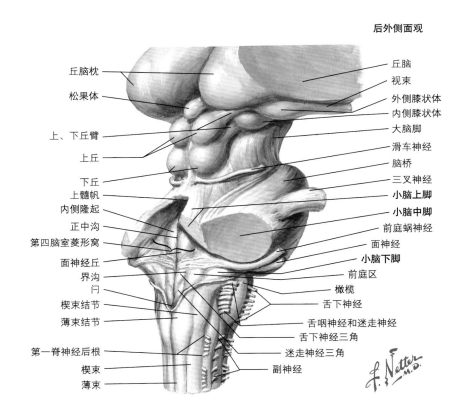

丘脑枕

松果体

上、下丘臂

上丘

下丘

上髓帆

内侧隆起

正中沟

第四脑室菱形窝

面神经丘

界沟

闩

楔束结节

薄束结节

第一脊神经后根

楔束

薄束

丘脑

视束

外侧膝状体

内侧膝状体

大脑脚

滑车神经

脑桥

三叉神经

小脑上脚

小脑中脚

前庭蜗神经

面神经

小脑下脚

前庭区

橄榄

舌下神经

舌咽神经和迷走神经

舌下神经三角

迷走神经三角

副神经

小脑解剖

小脑表面解剖			
小脑的分叶	相关的小叶	解剖要点	功能意义
前叶	方形小叶 中央小叶翼	原裂将前叶和中叶分隔开	酗酒者可出现萎缩
中叶	单小叶 上半月小叶 下半月小叶 二腹小叶 扁桃体	中叶位于前叶的下后方，前叶和中叶由原裂隔开	小脑扁桃体紧邻延髓外侧，一旦被压迫出现移位，会压迫延髓，导致患者死亡，称之为小脑扁桃体疝
绒球小结叶	绒球 蚓小结	后外侧裂将绒球小结叶和中叶分隔开	与前庭系统联系密切，参与维持平衡

小脑中叶的脑裂	
脑裂	解剖要点
后月状裂	将单小叶和上半月小叶分隔开
水平裂	将上、下半月小叶分隔开
锥体前裂	将下半月小叶和二腹小叶分隔开
小脑扁桃体后裂	将二腹小叶和小脑扁桃体分隔开

小脑解剖（续）

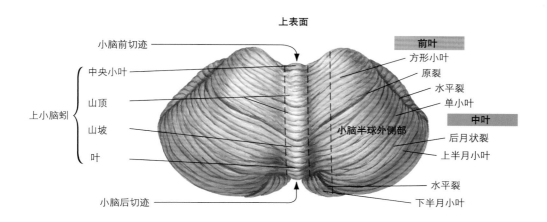

上表面

小脑前切迹

上小脑蚓 {
中央小叶
山顶
山坡
叶
}

小脑后切迹

前叶
方形小叶
原裂
水平裂
单小叶

中叶

小脑半球外侧部

后月状裂
上半月小叶

水平裂
下半月小叶

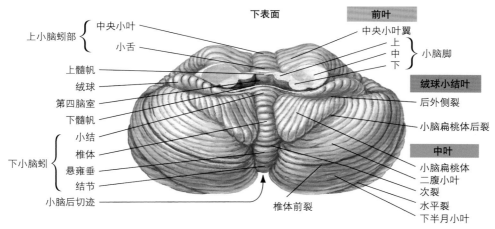

下表面

前叶

上小脑蚓部 {
中央小叶
小舌
}

中央小叶翼
上
中
下
} 小脑脚

上髓帆
绒球
第四脑室
下髓帆

绒球小结叶

后外侧裂
小脑扁桃体后裂

下小脑蚓 {
小结
椎体
悬雍垂
结节
}

中叶

小脑扁桃体
二腹小叶
次裂
水平裂
下半月小叶

小脑后切迹

椎体前裂

小脑内部结构

- 小脑的内部结构包括皮质、白质和深部核团。
- 小脑皮质折叠成许多褶皱，形成小脑叶片。小脑整体的这种结构被称为小脑活树。
- 小脑的传入纤维主要与小脑皮质联系。
- 小脑的传出纤维主要由小脑深部核团发出。

小脑深部核团	解剖要点	功能意义
齿状核	小脑内最大的深部核团，位于最外侧	接受来自小脑半球外侧部的纤维，发出的纤维经小脑上脚
球状核 栓状核	统称为中间核	接受来自小脑蚓旁区域的纤维，发出的纤维经小脑上脚
顶核	最靠小脑内侧的深部核团	接受来自小脑蚓部和绒球小结叶的纤维，发出的纤维经小脑下脚的旁绳状体

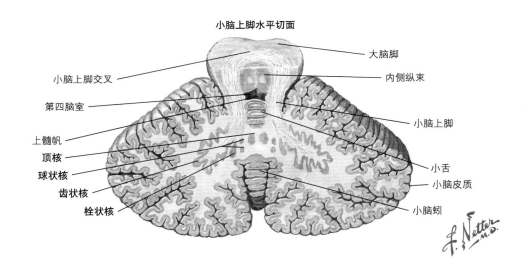

小脑上脚水平切面

大脑脚
小脑上脚交叉
第四脑室
上髓帆
顶核
球状核
齿状核
栓状核
内侧纵束
小脑上脚
小舌
小脑皮质
小脑蚓

小脑皮质的分层构造

结构	解剖要点	功能意义
蒲肯野细胞	蒲肯野细胞较大，胞体呈烧瓶状，均匀地排列在颗粒层的上缘 蒲肯野细胞的轴突是小脑皮质的唯一传出成分，进入小脑白质	到达小脑皮质的一切冲动必然经蒲肯野细胞传出 其突触释放的神经递质是 γ-氨基丁酸（GABA）
篮细胞	位于分子层，位置靠近蒲肯野细胞胞体	发出很多树突分支，在分子层内上行，并在矢状面上呈扇形分布 发出轴突可与 10 个蒲肯野细胞体呈树枝状联系
颗粒细胞	位于颗粒层并聚集形成小堆。颗粒层内的这些小堆核心易染色，周围染色淡，称之为小脑岛或小脑小球	数量非常多（每立方毫米颗粒层中含 300 万 ~700 万个颗粒细胞）
外星形细胞	位于分子层	与蒲肯野细胞的树突形成突触联系

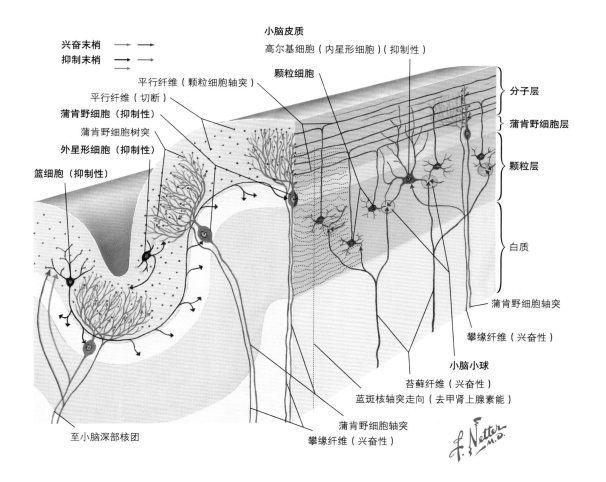

小脑的功能分区

小脑可根据其功能划分为 3 个功能叶：

- 半球外侧部。
- 蚓旁部。
- 小脑蚓和绒球小结叶。

小脑具有躯体定位组构：

- 身体在小脑皮质中具有 3 个代表部位。
- 每一侧的小脑半球和小脑蚓都具有躯体投射区。

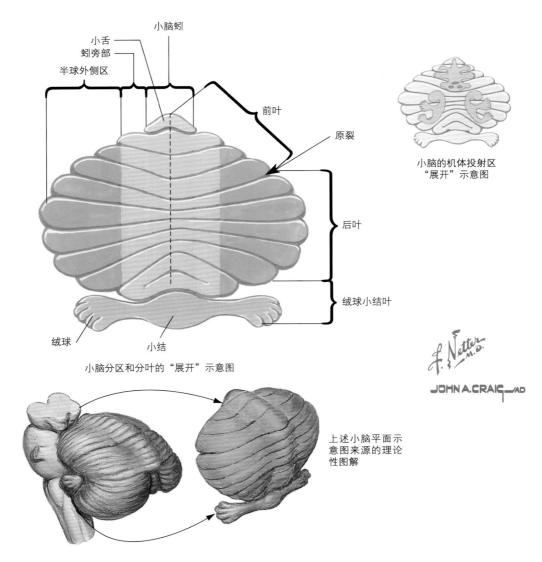

小脑分区和分叶的"展开"示意图

小脑的机体投射区"展开"示意图

上述小脑平面示意图来源的理论性图解

小脑的传入纤维

- 小脑的传入纤维来源于神经系统的多个部位。
- 来自脊髓小脑束的小脑传入纤维传导无意识的本体感觉。
- 来自前庭系统的小脑传入纤维传导加速度和头部位置信息。
- 来自运动皮质的小脑传入纤维传导运动功能信息。
- 小脑运用所有传入纤维的信息帮助协调随意运动和维持身体平衡。
- 脊髓向小脑投射的所有纤维均来自同侧肢体。
- 脊髓小脑前束形成双重交叉。

小脑脚	小脑传入纤维
小脑上脚	来自脊髓小脑前束 中脑顶盖（上、下丘） 三叉神经系统
小脑中脚	来自大脑皮质的冲动（运动和感觉）通过脑桥核传入小脑
小脑下脚	来自脊髓小脑后束 脊髓小脑吻侧束 楔小脑束 网状小脑束 下橄榄核 三叉神经系统 前庭系统

小脑的传入纤维（续）

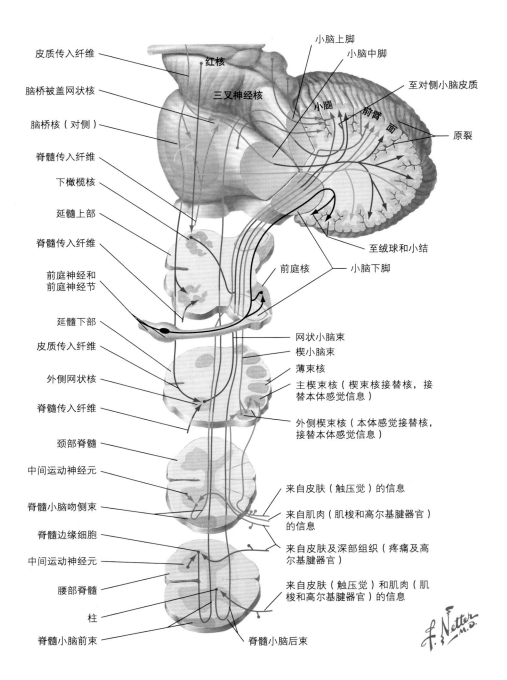

皮质传入纤维

脑桥被盖网状核

脑桥核（对侧）

脊髓传入纤维

下橄榄核

延髓上部

脊髓传入纤维

前庭神经和
前庭神经节

延髓下部

皮质传入纤维

外侧网状核

脊髓传入纤维

颈部脊髓

中间运动神经元

脊髓小脑吻侧束

脊髓边缘细胞

中间运动神经元

腰部脊髓

柱

脊髓小脑前束

红核

三叉神经核

小脑上脚

小脑中脚

至对侧小脑皮质

小脑

前臂
面

原裂

至绒球和小结

小脑下脚

前庭核

网状小脑束

楔小脑束

薄束核

主楔束核（楔束核接替核，接
替本体感觉信息）

外侧楔束核（本体感觉接替核，
接替本体感觉信息）

来自皮肤（触压觉）的信息

来自肌肉（肌梭和高尔基腱器官）
的信息

来自皮肤及深部组织（疼痛及高
尔基腱器官）

来自皮肤（触压觉）和肌肉（肌
梭和高尔基腱器官）的信息

脊髓小脑后束

小脑的传出纤维

- 小脑的传出纤维起源于小脑深部核团。
- 来自小脑绒球小结叶皮质的传出纤维直接投射至前庭神经核。

小脑脚	小脑传出纤维
小脑上脚	投射至丘脑（腹外侧核） 红核 网状结构
小脑中脚	无
小脑下脚	投射至前庭神经核（通过 Russel 钩束） 网状结构

小脑功能叶内的环路				
功能叶	传入纤维	深部核团	传出纤维	功能
小脑半球外侧部	接受来自运动和感觉皮质区的纤维	齿状核	投射至丘脑腹外侧核，再由丘脑腹外侧核投射至运动前区皮质	通过影响皮质脊髓束协调运动
蚓旁部	肌梭和高尔基腱器的冲动通过脊髓小脑束传入	中间核（球状核和栓状核）	投射至红核	通过影响红核脊髓束调节运动
小脑蚓和绒球小结叶	接受来自前庭系统的纤维	顶核和前庭神经核	投射至前庭系统	调节平衡和躯干的稳定性

小脑的传出纤维（续）

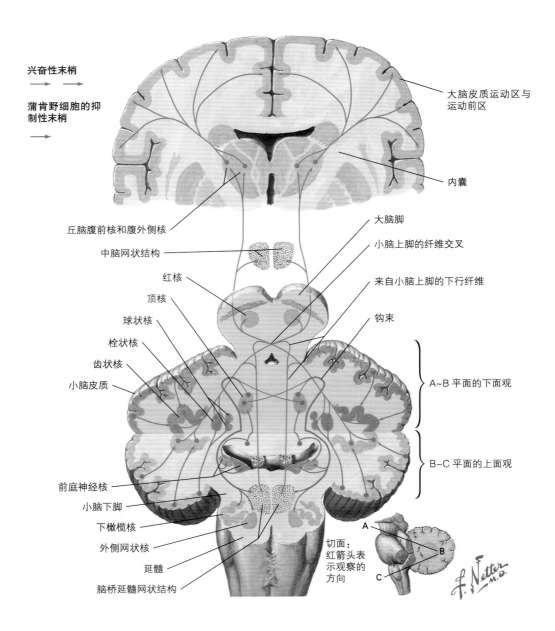

兴奋性末梢

蒲肯野细胞的抑
制性末梢

大脑皮质运动区与
运动前区

内囊

丘脑腹前核和腹外侧核

中脑网状结构

大脑脚

小脑上脚的纤维交叉

红核

来自小脑上脚的下行纤维

顶核

钩束

球状核

栓状核

齿状核

小脑皮质

A~B 平面的下面观

B~C 平面的上面观

前庭神经核

小脑下脚

下橄榄核

外侧网状核

延髓

脑桥延髓网状结构

切面：
红箭头表
示观察的
方向

第十一章
大脑皮质

大脑皮质的分层

结构	解剖要点	功能意义
感觉皮质	有发达的颗粒细胞层（颗粒皮质），可接受广泛的传入信息	此处接受其他神经系统的传入纤维和神经终末（例如：丘脑皮质投射纤维）
联络皮质	此处的联络纤维大部分来自较表浅的皮质	此处的神经元轴突联系同侧或对侧的大脑皮质区域
运动皮质	此处的投射神经元大部分来自更深层的皮质	存在此处的神经元投射形成神经轴索（例如：皮质脊髓束、皮质脑干束）

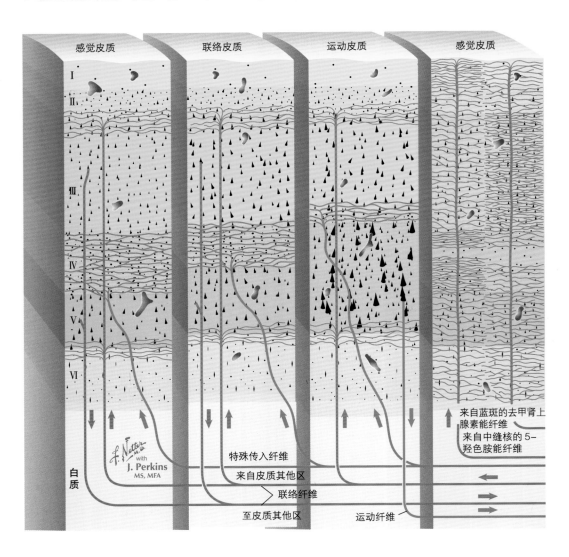

大脑神经细胞的分类

结构	解剖要点	功能意义
星形细胞（颗粒细胞）	细胞胞体较小，发出数条树突向各个方向延伸。分布在大脑皮质各层，大部分分布于第Ⅳ层	接受丘脑传入纤维信息调节其他皮质神经元的兴奋性
锥体细胞	细胞胞体形状多样大的基底树突和顶端树突垂直伸向皮质表面，并在皮质表层发出分支	投射神经元（例：皮质脑干束、皮质网状束、皮质丘脑束）
马提诺蒂细胞	细胞胞体小，呈三角形，分布于大脑皮质各层	皮质神经元
水平细胞（Cajal 细胞）	小型梭形细胞，大部分分布于表浅的皮质	皮质神经元
Betz 细胞	巨大的锥体细胞	大量存在于 Brodmann 4 区（运动皮质区）其轴突组成皮质脊髓束

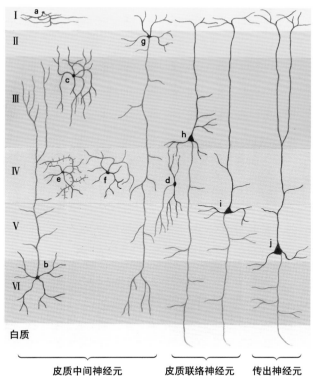

缩写对应

a 水平细胞

b 马提诺蒂细胞

c 枝形细胞

d 无棘的颗粒细胞

e 有棘的颗粒细胞

f 星形（颗粒）细胞

g Ⅱ、Ⅲ层小锥体细胞

h 小锥体联络细胞

i Ⅴ小锥体联络和投射细胞

j 大锥体投射细胞（Betz 细胞）

皮质中间神经元　皮质联络神经元　传出神经元

黑色——细胞体与树突
棕色——中间神经元与联络神经元的轴突
红色——传出神经元轴突

大脑感觉皮质的垂直柱

结构	解剖要点	功能意义
大脑感觉皮质和视觉皮质的垂直细胞柱	同一垂直柱的所有神经元均与相应的外周感受区相联系	垂直柱构成大脑皮质的基本功能单位 同一垂直柱的神经元会被相应的外周刺激同时激活

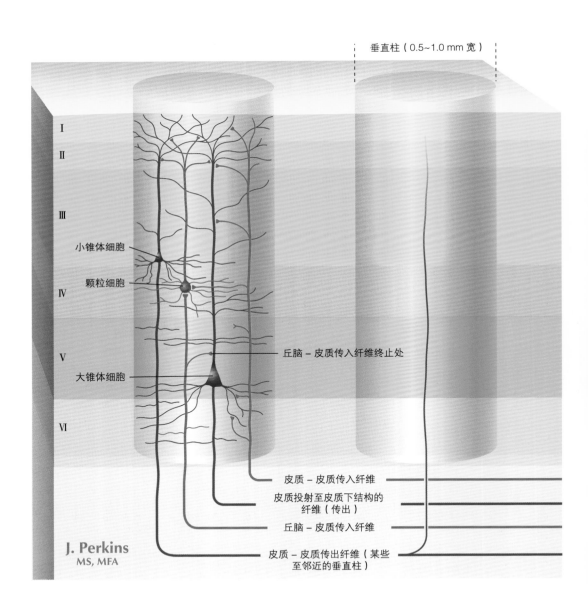

垂直柱（0.5~1.0 mm 宽）

I
II
III

小锥体细胞

颗粒细胞

IV

丘脑 – 皮质传入纤维终止处

大锥体细胞

V

VI

皮质 – 皮质传入纤维

皮质投射至皮质下结构的纤维（传出）

丘脑 – 皮质传入纤维

J. Perkins
MS, MFA

皮质 – 皮质传出纤维（某些至邻近的垂直柱）

大脑皮质传出联系的起始神经元

结构	解剖要点	功能意义
皮质 – 皮质垂直柱	与感觉皮质的功能柱范围相同	以联络纤维和联合纤维的终端模式划界 来自多个垂直柱的纤维汇聚一起，形成皮质间联系的巨大嵌合体

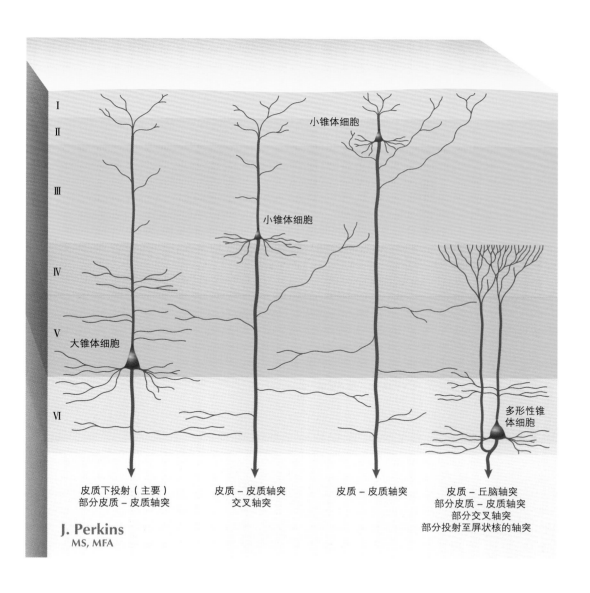

I
II
III
IV
V
VI

小锥体细胞

小锥体细胞

大锥体细胞

多形性锥体细胞

皮质下投射（主要）
部分皮质 – 皮质轴突

皮质 – 皮质轴突
交叉轴突

皮质 – 皮质轴突

皮质 – 丘脑轴突
部分皮质 – 皮质轴突
部分交叉轴突
部分投射至屏状核的轴突

J. Perkins
MS, MFA

皮质的联络通路

结构	解剖要点	功能意义
胼胝体：膝部	连接前额叶的皮质	可以重组大脑功能，能代偿单纯大脑损伤导致的功能破坏
胼胝体：体部的吻侧部分	连接运动前区和辅助运动区的皮质	胼胝体离断术切开此区域可以控制癫痫发作
胼胝体：体部的中间部分	连接初级运动区和初级以及次级躯体感觉区的皮质	胼胝体离断术切开此区域会导致左侧失用症、失语症、视觉性空间定向障碍
胼胝体：体部的尾侧部分	连接后顶叶的皮质	使两侧大脑半球的触觉信息相互联系
胼胝体：压部	连接颞叶和枕叶的皮质	胼胝体压部的病变会导致单纯的字盲现象（无失写的失读症）：不能大声阅读，不能理解文字；但能识别颜色，能对话，能重复语言，能完整地书写
前连合	连接两侧颞叶	控制癫痫的手术需要断离前 2/3 区的胼胝体，并连同此区域一起切开
海马连合	连接两侧海马	当颞叶的放电不能通过胼胝体或者海马连合传播时，会导致两半球间的相关性下降，癫痫扩散具有多突触性传播途径
扣带	是扣带回髓质内的白质长联络纤维连接前穿质和海马回	对情感功能起重要作用

皮质的联络通路（续）

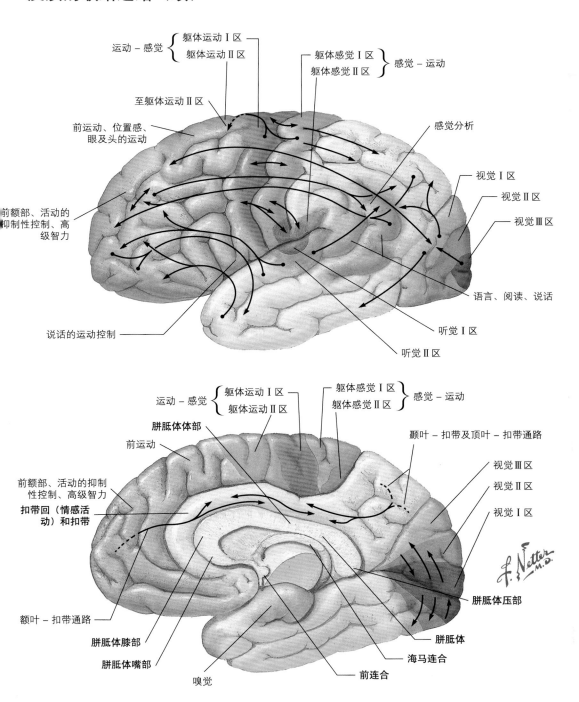

运动 – 感觉 { 躯体运动 I 区 / 躯体运动 II 区 }

躯体感觉 I 区 / 躯体感觉 II 区 } 感觉 – 运动

至躯体运动 II 区

前运动、位置感、眼及头的运动

感觉分析

前额部、活动的抑制性控制、高级智力

视觉 I 区

视觉 II 区

视觉 III 区

语言、阅读、说话

说话的运动控制

听觉 I 区

听觉 II 区

运动 – 感觉 { 躯体运动 I 区 / 躯体运动 II 区 }

躯体感觉 I 区 / 躯体感觉 II 区 } 感觉 – 运动

胼胝体体部

前运动

颞叶 – 扣带及顶叶 – 扣带通路

视觉 III 区

视觉 II 区

视觉 I 区

前额部、活动的抑制性控制、高级智力

扣带回（情感活动）和扣带

胼胝体压部

胼胝体

额叶 – 扣带通路

胼胝体膝部

胼胝体嘴部

嗅觉

海马连合

前连合

皮质的主要联络束

结构	解剖要点	功能意义
上纵束	位于大脑半球的外侧部，在岛叶的上方	属于长联络纤维系统，将额叶与顶叶、枕叶和颞叶相连接
弓状束	弓状束是环绕岛叶上纵束的一部分，连接额下回的 Broca 语言区和颞上回的 Wernicke 语言区	此处损伤会引起传导性失语症。言语输出正常，理解能力无损伤。但是重复语言的能力严重受损
枕额束	两大分支： • 上枕额束 • 下枕额束	连接额叶、颞叶和枕叶
上枕额束	位于侧脑室的背外侧，在胼胝体、内囊和尾状核之间	上枕额束的作用目前还有争议
下枕额束	位于侧脑室颞角的外侧，在侧脑室和岛叶皮质下方	连接额眶部皮质和颞叶皮质前部
钩束	是枕额下束的组成成分，走行于外侧裂的底部	把额下回连到颞叶的前部

皮质的主要联络束（续）

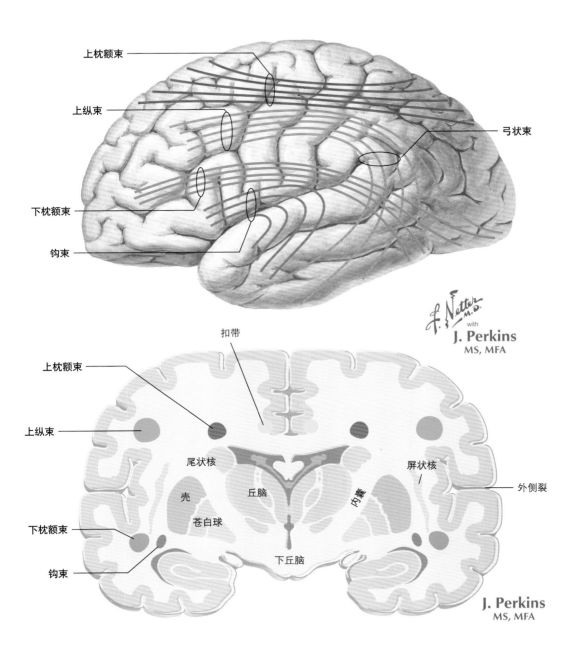

上枕额束

上纵束

弓状束

下枕额束

钩束

扣带

上枕额束

上纵束

尾状核

屏状核

壳

丘脑

外侧裂

苍白球

内囊

下枕额束

钩束

下丘脑

海马结构

结构	解剖要点	功能意义
海马结构	由 3 部分组成: • 齿状回 • 海马 • 下托	参与整合近期记忆,并转变成长期记忆
齿状回	与海马相似,由 3 层结构组成: • 分子层 • 锥体细胞层 • 多形细胞层(始层,最表浅)	齿状回发出的纤维不超过海马结构的范围
海马	在 16 世纪,称之为 hippocampus(海马),因为其形状与 seahorse(海马)相似 后来又称 Ammon 角(cornu ammonis,CA),因其形状与 Ammons 神的公羊角相似(Ammon 神是一位埃及主神)	可分为 CA1~4 区 CA1 区的锥体细胞对缺血缺氧非常敏感,也是一些颞叶癫痫的触发区
下托	分为 3 层,与海马结构相似	与海马内的锥体细胞相似,其轴突构成海马结构的传出纤维

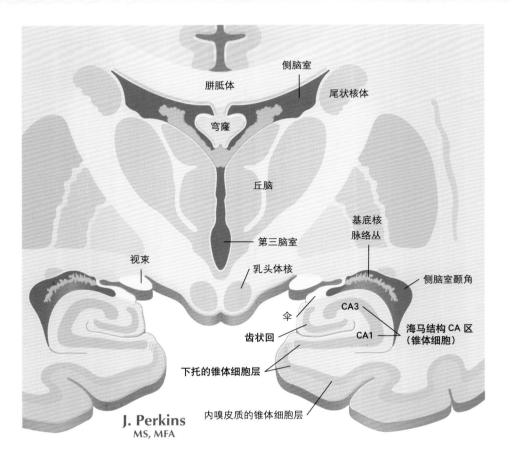

内嗅皮质

结构	解剖要点	功能意义
海马槽	锥体神经元轴突聚集在海马的脑室面，形成海马槽	有髓神经纤维可以覆盖海马结构周围表面
海马伞	海马槽的纤维向内侧集中，形成扁平的白质带，称为海马伞	海马伞自海马后界向后走行，后弯向上至胼胝体压部的下方，构成穹窿脚
内嗅皮质	大量的海马结构传入纤维来自内嗅皮质	许多皮质区（视区、听区、感觉区）的信息在此聚合，并传递至海马

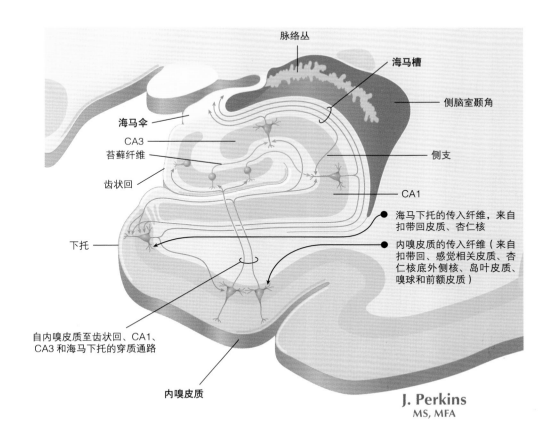

嗅皮质

结构	解剖要点	功能意义
嗅皮质	位于颞叶，由以下部分组成： • 梨状皮质 • 杏仁周区 • 一部分内嗅区	人的嗅皮质非常小；其功能参与嗅觉刺激引起的大脑感知
梨状皮质	纤维投射至内嗅区	主要连接颞叶嗅区和额叶
杏仁周区	位于杏仁核的背侧和吻侧	与梨状前区联系密切
内嗅区	位于海马旁回的吻侧，对应 Brodmann 28 区	构成次级嗅皮质，其纤维投射至海马结构、岛叶和额叶皮质

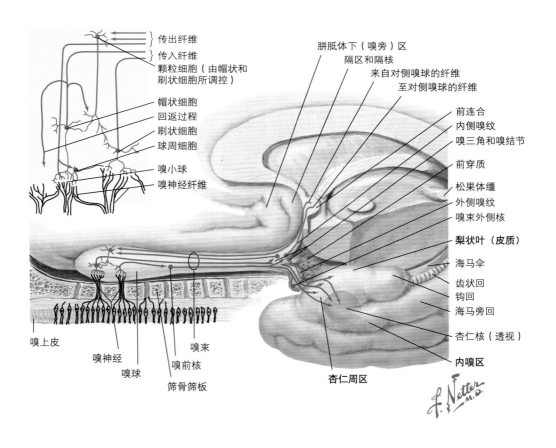

第十二章
下丘脑

下丘脑解剖

位置	位于沿第三脑室壁走形的间脑腹侧，下丘脑沟下方、垂体上方 前界为终板 侧方边界较模糊
结构	由一系列核团和纤维束构成 矢状面上，下丘脑可分为脑室旁区、内侧区及外侧区 与神经系统诸多结构相连接
功能	内环境稳态的中央调控器 控制自主神经系统、内脏功能；参与构成边缘系统 调控食欲、体温、渴觉、应激反应、泌乳和心肺功能
临床意义	病变可导致自主神经系统、情感或内分泌功能失调，包括性早熟

下丘脑解剖（续）

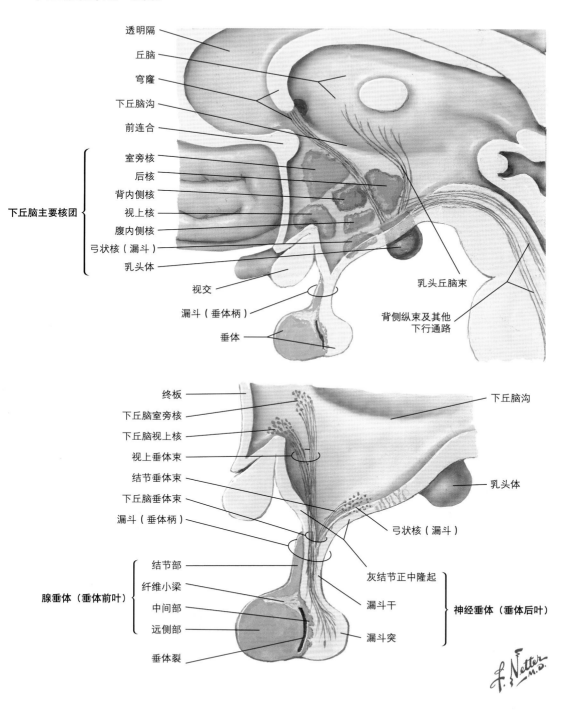

透明隔
丘脑
穹窿
下丘脑沟
前连合

下丘脑主要核团
室旁核
后核
背内侧核
视上核
腹内侧核
弓状核（漏斗）
乳头体

视交
漏斗（垂体柄）
垂体

乳头丘脑束
背侧纵束及其他下行通路

终板
下丘脑室旁核
下丘脑视上核
视上垂体束
结节垂体束
下丘脑垂体束
漏斗（垂体柄）

下丘脑沟
乳头体

弓状核（漏斗）

腺垂体（垂体前叶）
结节部
纤维小梁
中间部
远侧部
垂体裂

灰结节正中隆起
漏斗干
漏斗突

神经垂体（垂体后叶）

下丘脑与其他中线结构的关系

结构	解剖要点	功能意义与临床要点
丘脑	类似于下丘脑，属于间脑结构 位于下丘脑沟上方、第三脑室侧方	沿第三脑室走形，在硫胺素（维生素 B_1）缺乏时丘脑内侧及下丘脑均会受损
下丘脑沟	此沟位于第三脑室壁，分隔了上方的丘脑与下方的下丘脑	
穹窿	矢状面上，穹窿在丘脑上方与侧方移行 从内侧分隔外侧的下丘脑 将来自海马的传出信息传递至下丘脑乳头体	此处损伤会造成情绪及记忆障碍 从海马至乳头体的通路是边缘系统 Papez 环路的一部分
终板	代表神经管的前端及下丘脑的前界	吻侧神经管闭合的位置
视交叉	位于下丘脑下方、垂体上方	垂体病变会压迫视交叉，造成视野缺损，尤其是双颞侧视野缺失
灰结节	构成第三脑室底的一层下丘脑灰质，向下形成漏斗	
垂体前叶	垂体前侧部分 又称为腺垂体	产生并向系统循环中分泌多种激素；调节内分泌系统。其功能由下丘脑释放的释放激素调控
垂体后叶	垂体后侧部分 又称为神经垂体 为下丘脑的直接延伸，通过漏斗与其相连	分泌 2 种激素，血管加压素和催产素，但两者均在下丘脑中产生

下丘脑与其他中线结构的关系（续）

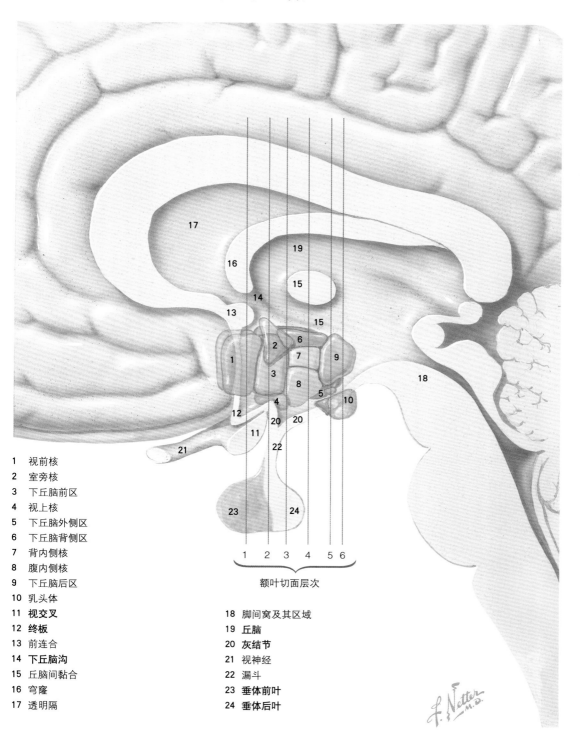

1 视前核
2 室旁核
3 下丘脑前区
4 视上核
5 下丘脑外侧区
6 下丘脑背侧区
7 背内侧核
8 腹内侧核
9 下丘脑后区
10 乳头体
11 **视交叉**
12 **终板**
13 前连合
14 **下丘脑沟**
15 丘脑间黏合
16 穹隆
17 透明隔

18 脚间窝及其区域
19 丘脑
20 灰结节
21 视神经
22 漏斗
23 **垂体前叶**
24 **垂体后叶**

额叶切面层次

下丘脑核团

- 穿越下丘脑的穹窿将下丘脑分隔为内侧区和外侧区。
- 也可分为前区及后区。

核团	区域
视前内侧核	视前区
视前外侧核	视前区
视上核	前区（视上区）
视交叉上核	前区（视上区）
下丘脑前区	前区（视上区）
室旁核	前区（视上区）
背内侧核	结节区
腹内侧核	结节区
弓状核	结节区
下丘脑背侧区	结节区
下丘脑后区	后区（乳头体区）
乳头体	后区（乳头体区）
下丘脑外侧区	跨越前区、结节区和后区
室周核	跨越前区和结节区

下丘脑核团（续）

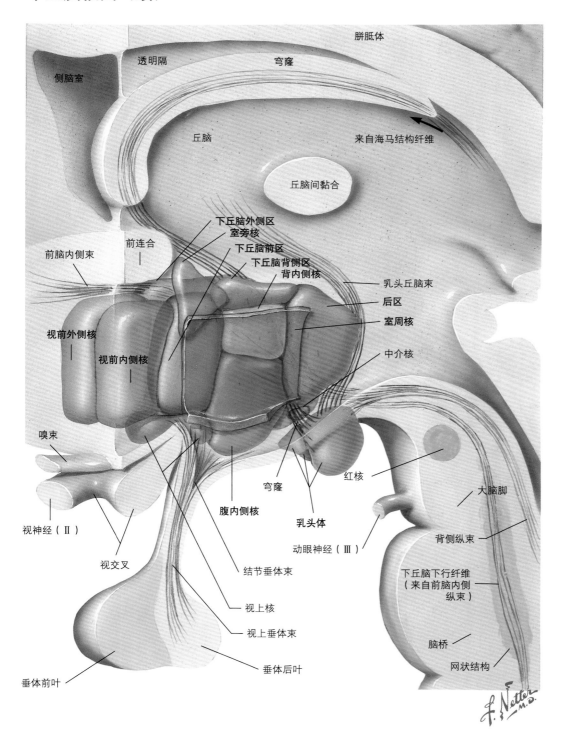

胼胝体

透明隔　　　　　　　　穹窿

侧脑室

丘脑

来自海马结构纤维

丘脑间黏合

下丘脑外侧区
室旁核
下丘脑前区
下丘脑背侧区
背内侧核

前连合

前脑内侧束

乳头丘脑束

后区

室周核

视前外侧核

视前内侧核

中介核

嗅束

穹窿

红核

大脑脚

背侧纵束

腹内侧核

乳头体

视神经（Ⅱ）

动眼神经（Ⅲ）

视交叉

结节垂体束

下丘脑下行纤维
（来自前脑内侧
纵束）

视上核

视上垂体束

垂体后叶

脑桥

网状结构

垂体前叶

视前区及前区（视上区）核团

核团	功能
视前内侧核	调控副交感神经系统
视前外侧核	功能不明；参与睡眠、性功能及奖赏行为
视上核	产生血管加压素（抗利尿激素），通过轴突转运至垂体后叶。血管加压素可引起血管收缩、水分潴留
下丘脑前区	涉及体温、食欲和性行为调节。调控副交感神经系统
室旁核	产生催产素，通过轴突转运至垂体后叶；催产素可引起子宫收缩及泌乳
视交叉上核（图中未显示）	接收来自视网膜的传入神经纤维；控制昼夜节律，部分受到松果体的影响
下丘脑外侧区	涉及食欲、渴觉和体温的调控

视前区及前区（视上区）核团（续）

通过下丘脑截面 I

平面 1

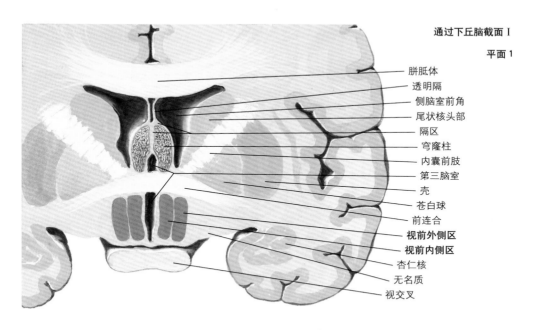

- 胼胝体
- 透明隔
- 侧脑室前角
- 尾状核头部
- 隔区
- 穹窿柱
- 内囊前肢
- 第三脑室
- 壳
- 苍白球
- 前连合
- **视前外侧区**
- **视前内侧区**
- 杏仁核
- 无名质
- 视交叉

平面 2

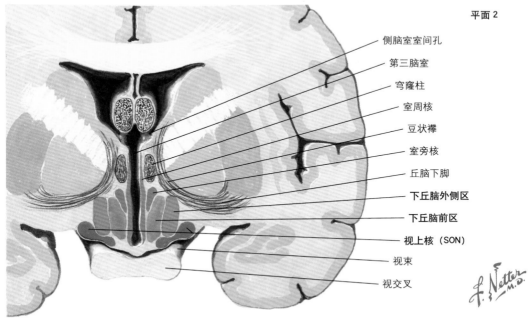

- 侧脑室室间孔
- 第三脑室
- 穹窿柱
- 室周核
- 豆状襻
- 室旁核
- 丘脑下脚
- **下丘脑外侧区**
- **下丘脑前区**
- **视上核（SON）**
- 视束
- 视交叉

结节区核团

核团	功能
背内侧核	代表大脑的饱食中枢 损伤会导致肥胖
腹内侧核	涉及情绪及愤怒反应
弓状核	产生抑制垂体前叶释放泌乳素的多巴胺 涉及食欲调控
弓状旁区	产生 β－内啡肽
室旁核	产生释放及抑制激素，转运至内侧隆起后，通过下丘脑－垂体门脉系统释放，进而调控垂体前叶激素的释放
下丘脑外侧区	涉及食欲、渴觉及体温调控

结节区核团（续）

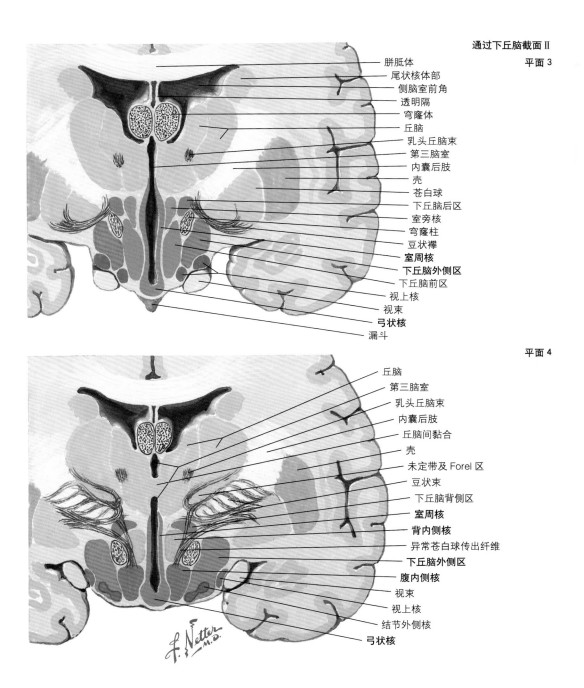

通过下丘脑截面Ⅱ
平面 3

胼胝体
尾状核体部
侧脑室前角
透明隔
穹窿体
丘脑
乳头丘脑束
第三脑室
内囊后肢
壳
苍白球
下丘脑后区
室旁核
穹窿柱
豆状襻
室周核
下丘脑外侧区
下丘脑前区
视上核
视束
弓状核
漏斗

平面 4

丘脑
第三脑室
乳头丘脑束
内囊后肢
丘脑间黏合
壳
未定带及 Forel 区
豆状束
下丘脑背侧区
室周核
背内侧核
异常苍白球传出纤维
下丘脑外侧区
腹内侧核
视束
视上核
结节外侧核
弓状核

后区（乳头体区）核团

核团	功能
下丘脑后区	调节交感神经系统；涉及对寒冷反应
内侧及外侧乳头体核	边缘系统的主要组成部分 接收来自海马、经穹窿传递的传入神经，并投射至丘脑前区核团 损伤会导致无法形成新的记忆；硫胺素缺乏症可能会破坏此处，在酗酒者中常见，被称为Wernicke–Korsakoff 综合征

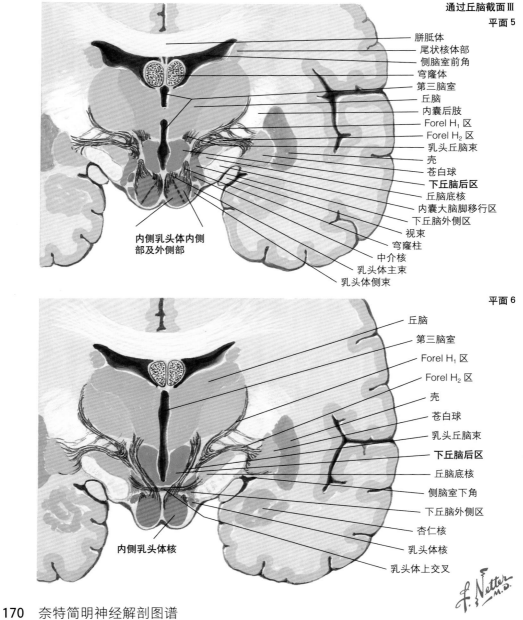

通过丘脑截面Ⅲ
平面 5

胼胝体
尾状核体部
侧脑室前角
穹窿体
第三脑室
丘脑
内囊后肢
Forel H₁ 区
Forel H₂ 区
乳头丘脑束
壳
苍白球
下丘脑后区
丘脑底核
内囊大脑脚移行区
下丘脑外侧区
视束
穹窿柱
中介核
乳头体主束
乳头体侧束

内侧乳头体内侧
部及外侧部

平面 6

丘脑
第三脑室
Forel H₁ 区
Forel H₂ 区
壳
苍白球
乳头丘脑束
下丘脑后区
丘脑底核
侧脑室下角
下丘脑外侧区
杏仁核
乳头体核
乳头体上交叉

内侧乳头体核

下丘脑通路

下丘脑与神经系统的多个部分整合连接。

部分传入通路			
传入	通路	终点	功能
视网膜	视网膜下丘脑通路	视交叉上核	调节昼夜节律
丘脑背内侧		多处核团	边缘-情绪调控
大脑皮质	前脑内侧束	下丘脑外侧部	边缘-情绪调控
杏仁体	终纹 杏仁体腹侧束	多处核团	边缘-情绪调控 嗅觉传入调控
海马	穹窿	内侧乳头体	记忆形成 参与部分 Papez 环路
脑干自主神经结构	前脑内侧束 背侧纵束	多处核团	自主神经调控

部分传出通路			
传出核团	通路	终点	功能
室旁核及视上核	视上垂体束	垂体后叶	输送血管加压素及催产素
多处区域		正中隆起	释放垂体前叶释放激素及抑制激素
下丘脑外侧部	前脑内侧束	隔核	边缘-情绪调控
内侧乳头体	乳头丘脑束	丘脑（前核）	参与部分 Papez 环路
弓状旁区	β-内啡肽通路	皮质下及脑干多处结构	调节应激反应
多处区域	被盖内侧束	网状结构、被盖核	唤醒及自主神经系统调控

下丘脑通路（续）

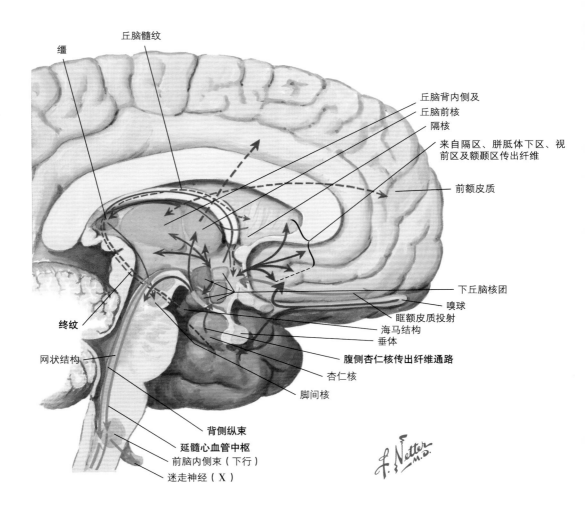

缰

丘脑髓纹

丘脑背内侧及

丘脑前核

隔核

来自隔区、胼胝体下区、视前区及额颞区传出纤维

前额皮质

终纹

下丘脑核团

嗅球

眶额皮质投射

海马结构

垂体

腹侧杏仁核传出纤维通路

网状结构

杏仁核

脚间核

背侧纵束

延髓心血管中枢

前脑内侧束（下行）

迷走神经（X）

下丘脑传入神经与传出神经小结

下丘脑主要通路

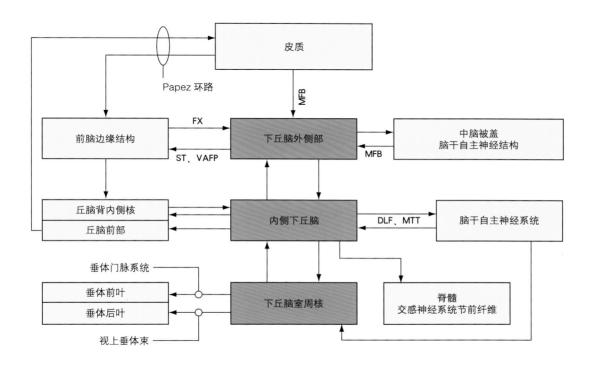

DLF = 背侧纵束
MFB = 前脑内侧束
ST = 终纹
VAFP = 腹侧杏仁核传出纤维通路

FX = 穹窿
MTT = 乳头丘脑束

垂体后叶

位置	为下丘脑的直接延伸，通过漏斗与下丘脑相连
结构	由发自下丘脑视上核和室旁核的下行神经纤维轴突构成
功能	通过毛细血管孔隙向体循环中分泌催产素及血管加压素（抗利尿激素或 ADH）
临床意义	催产素在分娩过程中引起子宫收缩。血管加压素通过肾及血管收缩作用储留水分。在发生严重脑损伤时，病变可导致 ADH 释放障碍，引起尿崩。脑部病变也可引起抗利尿激素分泌异常综合征（SIADH），导致血液稀释与低钠血症

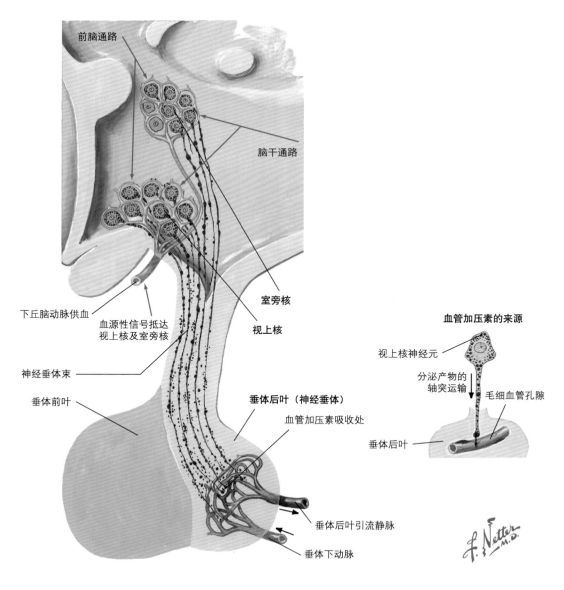

前脑通路

脑干通路

室旁核

视上核

下丘脑动脉供血

血源性信号抵达视上核及室旁核

神经垂体束

垂体前叶

垂体后叶（神经垂体）

血管加压素吸收处

垂体后叶引流静脉

垂体下动脉

血管加压素的来源

视上核神经元

分泌产物的轴突运输

毛细血管孔隙

垂体后叶

垂体前叶

- 弥散分布的下丘脑神经元在正中隆起处释放下丘脑激素。
- 下丘脑激素通过垂体门静脉释放，并影响垂体前叶。
- 不同于垂体后叶，垂体前叶不是下丘脑的直接延伸。

下丘脑释放激素（部分）		
激素	垂体效应	功能
促甲状腺激素释放激素（TRH）	刺激促甲状腺素（TSH）的释放	刺激甲状腺分泌甲状腺素和三碘甲状腺氨酸
生长激素释放激素（GHRH）	刺激释放生长激素（GH）	刺激肝脏合成胰岛素样生长因子－I
促性腺激素释放激素（GnRH）	刺激释放黄体生成素（LH）和卵泡刺激素（FSH）	调节青春期、月经周期、更年期及性欲
促肾上腺皮质激素释放激素（CRH）	刺激释放促肾上腺皮质激素（ACTH）	刺激肾上腺分泌皮质醇
多巴胺	抑制泌乳素的释放	调控哺乳
生长激素抑制素	抑制 GH 和 TSH 的释放	调节甲状腺及生长激素

垂体前叶（续）

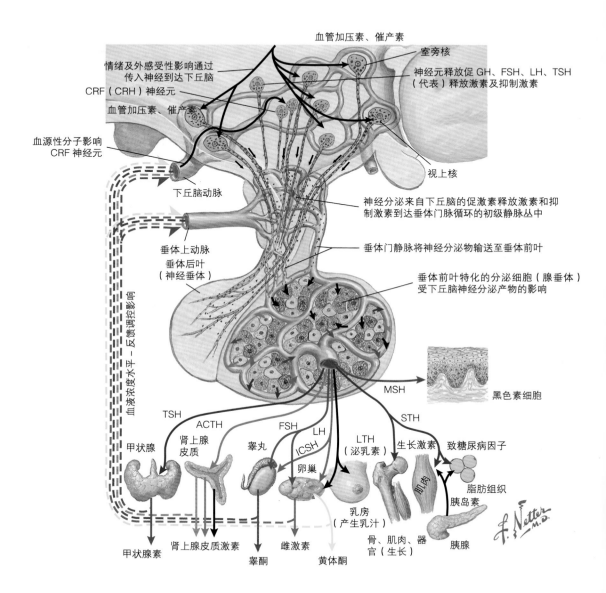

血管加压素、催产素

室旁核

情绪及外感受性影响通过
传入神经到达下丘脑

神经元释放促 GH、FSH、LH、TSH
（代表）释放激素及抑制激素

CRF（CRH）神经元

血管加压素、催产素

血源性分子影响
CRF 神经元

视上核

下丘脑动脉

神经分泌来自下丘脑的促激素释放激素和抑
制激素到达垂体门脉循环的初级静脉丛中

垂体上动脉

垂体门静脉将神经分泌物输送至垂体前叶

垂体后叶
（神经垂体）

垂体前叶特化的分泌细胞（腺垂体）
受下丘脑神经分泌产物的影响

血液浓度水平－反馈调控影响

MSH

黑色素细胞

TSH

ACTH

FSH

LH

LTH
（泌乳素）

STH

甲状腺

肾上腺
皮质

睾丸

ICSH

卵巢

生长激素

致糖尿病因子

脂肪组织

胰岛素

乳房
（产生乳汁）

甲状腺素

肾上腺皮质激素

睾酮

雌激素

黄体酮

骨、肌肉、器
官（生长）

胰腺

第十三章
边缘系统

边缘系统的一般特征

位置	由神经核团及纤维束构成的、围绕丘脑的环样结构系统
结构	由多个相互作用的部分组成，并与其他皮质和皮质下结构相连接
功能	为主要情绪调控和记忆编码的中枢
临床意义	损伤可导致攻击行为、冷漠或顺行性遗忘（无法形成新的记忆）

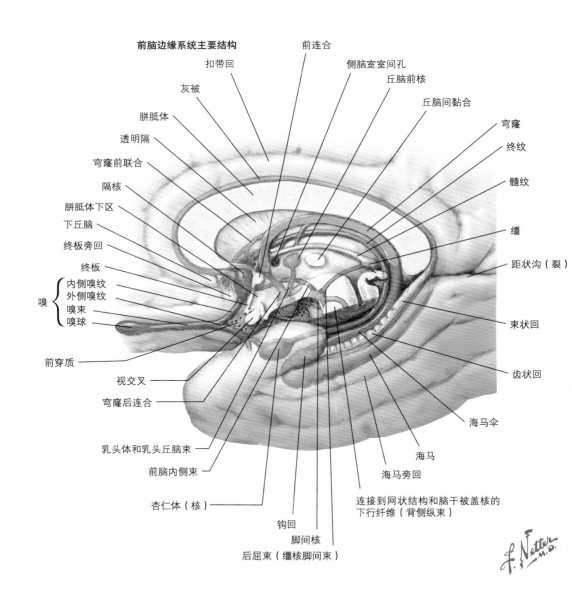

前脑边缘系统主要结构

扣带回
灰被
胼胝体
透明隔
穹窿前联合
隔核
胼胝体下区
下丘脑
终板旁回
终板
嗅 { 内侧嗅纹 外侧嗅纹 嗅束 嗅球 }
前穿质
视交叉
穹窿后连合
乳头体和乳头丘脑束
前脑内侧束
杏仁体（核）
钩回
脚间核
后屈束（缰核脚间束）

前连合
侧脑室室间孔
丘脑前核
丘脑间黏合
穹窿
终纹
髓纹
缰
距状沟（裂）
束状回
齿状回
海马伞
海马
海马旁回
连接到网状结构和脑干被盖核的下行纤维（背侧纵束）

前脑边缘系统的主要结构

结构	解剖要点	功能意义及临床特点
海马	位于颞叶内侧深面、侧脑室颞角内侧	边缘系统（尤其是记忆编码）的主要调控者
穹窿	为 C 形结构，起自海马，向下行经胼胝体，最终下潜移行至乳头体	将来自海马的传出信息传递至下丘脑乳头体和隔核
杏仁核	杏仁状结构，位于颞叶深部、海马前侧	涉及包括愤怒在内的情感反应 病变会导致行为暴发或顺从
终纹	连接下丘脑与前脑基底部的菲薄 C 形纤维束	杏仁核的主要传出纤维 涉及恐惧、愤怒及其他情绪的自主神经反应
缰	位于松果体头端的小型核团	上丘脑的组成部分；主要接收来自隔核和丘脑、经由终纹传递的传入神经
隔核	位于前连合头端的成组核团	为大脑愉快中枢 与海马、杏仁核和下丘脑相沟通

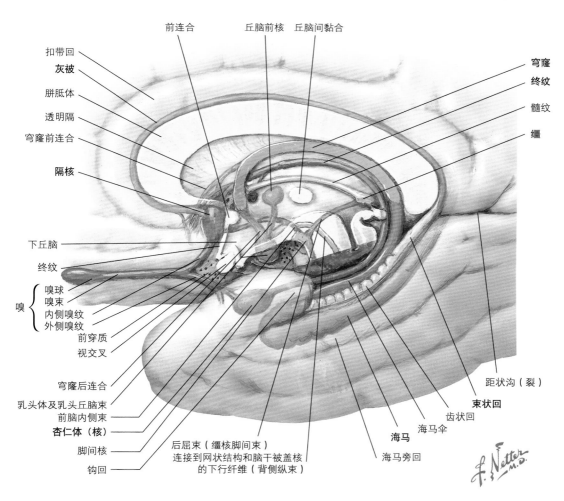

海马

位置	位于侧脑室颞角内侧部、颞叶前部深面
结构	为海马状结构,由齿状回、CA 区及下托构成。不同于大部分皮质结构,海马有 3 层神经元
神经环路	内环路:内嗅皮质→齿状回→ CA3 → CA1 →下托→内嗅皮质 主要外部环路(Papez 环路):海马→穹窿→乳头体→丘脑前核→扣带回皮质→颞叶→海马 其他传入与传出环路涉及杏仁核、嗅觉系统、隔核和感觉相关区域
功能	在 Papez 环路中辅助记忆编码 涉及情绪调控,但并非其主要功能
临床意义	双侧海马损伤可导致缺氧或副肿瘤综合征。临床上患者会出现遗忘综合征

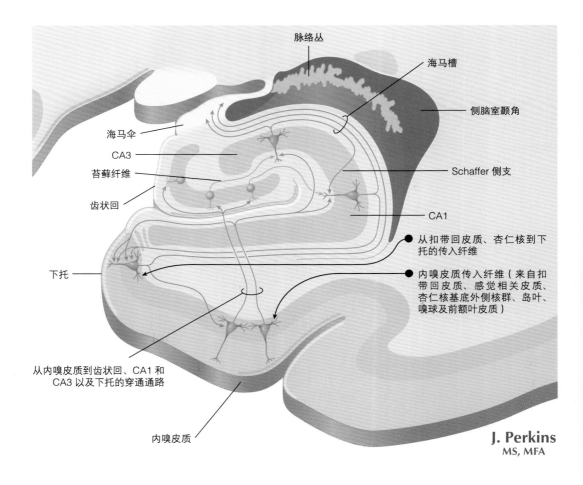

脉络丛

海马槽

侧脑室颞角

海马伞

CA3

Schaffer 侧支

苔藓纤维

齿状回

CA1

从扣带回皮质、杏仁核到下托的传入纤维

内嗅皮质传入纤维(来自扣带回皮质、感觉相关皮质、杏仁核基底外侧核群、岛叶、嗅球及前额叶皮质)

下托

从内嗅皮质到齿状回、CA1 和 CA3 以及下托的穿通通路

内嗅皮质

J. Perkins
MS, MFA

海马（续）

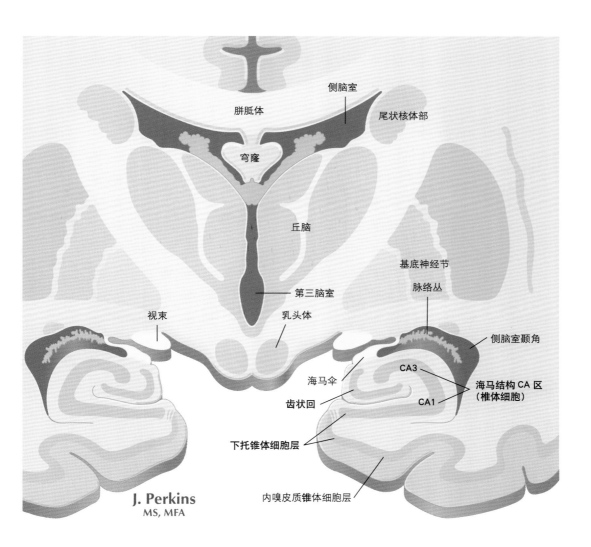

侧脑室
胼胝体
尾状核体部
穹窿
丘脑
基底神经节
脉络丛
第三脑室
视束
乳头体
侧脑室颞角
海马伞
CA3
海马结构 CA 区
（椎体细胞）
齿状回
CA1
下托锥体细胞层
内嗅皮质**锥体细胞层**

J. Perkins
MS, MFA

海马主要传入与传出通路

海马传入通路	海马传出通路
隔核→穹窿→齿状回和CA区（胆碱能传入神经对记忆至关重要，在阿尔茨海默病中退行性变）	下托→穹窿→乳头体
多处皮质区域→内嗅皮质→齿状回	CA1/CA3→穹窿→隔核、伏隔核、下丘脑、扣带回皮质、额叶

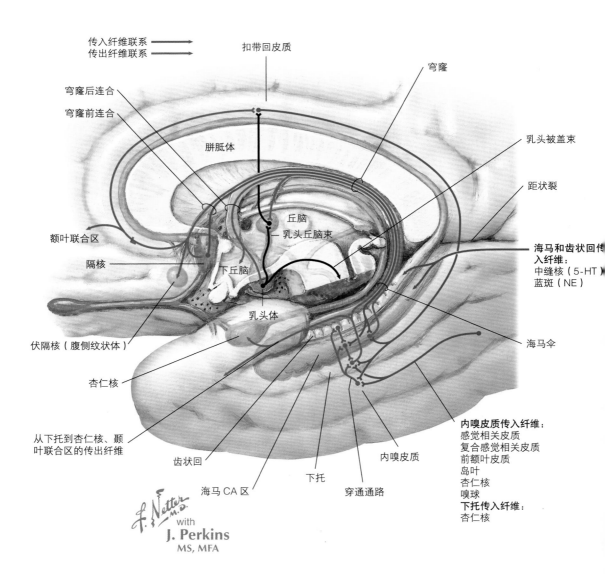

传入纤维联系 ⟶
传出纤维联系 ⟶

扣带回皮质

穹窿

穹窿后连合

穹窿前连合

胼胝体

乳头被盖束

距状裂

额叶联合区

丘脑

乳头丘脑束

海马和齿状回传入纤维：
中缝核（5-HT）
蓝斑（NE）

隔核

下丘脑

伏隔核（腹侧纹状体）

乳头体

海马伞

杏仁核

从下托到杏仁核、颞叶联合区的传出纤维

齿状回

下托

海马CA区

穿通通路

内嗅皮质

内嗅皮质传入纤维：
感觉相关皮质
复合感觉相关皮质
前额叶皮质
岛叶
杏仁核
嗅球
下托传入纤维：
杏仁核

with
J. Perkins
MS, MFA

杏仁核

位置	杏仁状结构，位于颞叶内侧面前部的海马前方
结构	由 3 组核群构成： • 基底外侧核群 • 皮质内侧核群 • 中央核群
传入	主要传入神经纤维包括来自颞叶经深度处理过的感觉刺激、直接嗅觉信息、边缘系统及来自眶额叶、扣带回、下丘脑和中脑被盖区自主神经系统信息
传出	主要传出神经纤维包括下丘脑（通过腹侧杏仁核传出神经通路）、丘脑、纹状体、隔核（通过终纹）、海马及多处皮质区
功能	调节环境和内部刺激的情绪理解，尤其与恐惧和愤怒相关
临床意义	杏仁核病变会导致行为异常 双侧杏仁核损伤导致情绪钝化、食欲过高和性欲过强，即 Klüver–Bucy 综合征

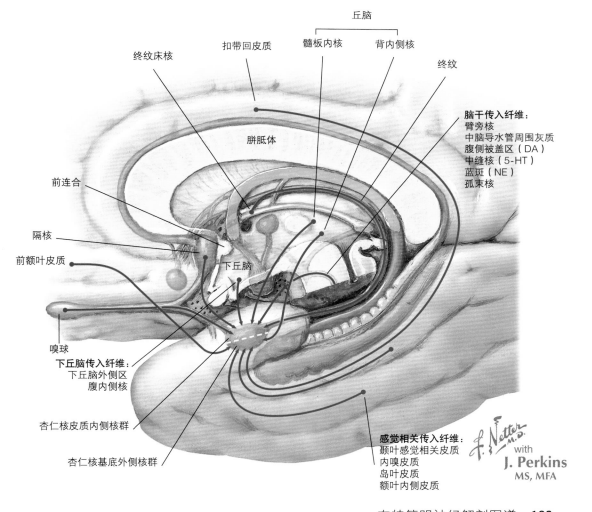

丘脑

扣带回皮质　髓板内核　背内侧核

终纹床核

终纹

胼胝体

脑干传入纤维：
臂旁核
中脑导水管周围灰质
腹侧被盖区（DA）
中缝核（5-HT）
蓝斑（NE）
孤束核

前连合

隔核

前额叶皮质

下丘脑

嗅球

下丘脑传入纤维：
下丘脑外侧区
腹内侧核

杏仁核皮质内侧核群

杏仁核基底外侧核群

感觉相关传入纤维：
颞叶感觉相关皮质
内嗅皮质
岛叶皮质
额叶内侧皮质

杏仁核（续）

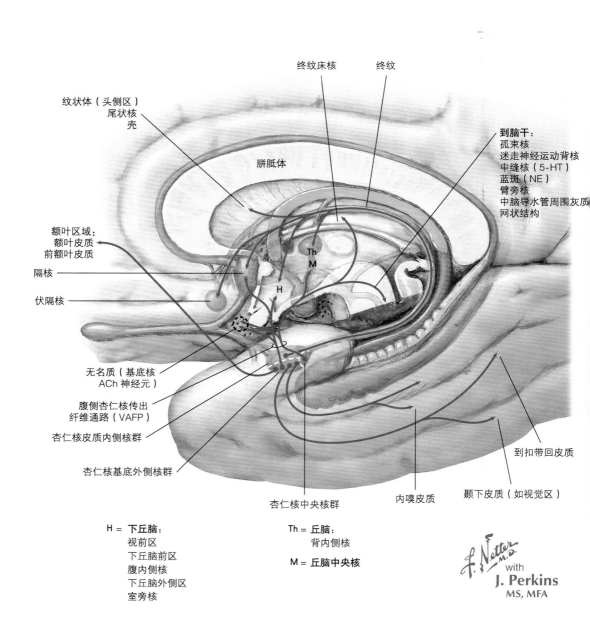

终纹床核

终纹

纹状体（头侧区）
尾状核
壳

胼胝体

到脑干：
孤束核
迷走神经运动背核
中缝核（5-HT）
蓝斑（NE）
臂旁核
中脑导水管周围灰质
网状结构

额叶区域：
额叶皮质
前额叶皮质

Th
M

隔核

H

伏隔核

无名质（基底核
ACh 神经元）

腹侧杏仁核传出
纤维通路（VAFP）

杏仁核皮质内侧核群

杏仁核基底外侧核群

到扣带回皮质

内嗅皮质

颞下皮质（如视觉区）

杏仁核中央核群

H = 下丘脑：
视前区
下丘脑前区
腹内侧核
下丘脑外侧区
室旁核

Th = 丘脑：
背内侧核

M = 丘脑中央核

扣带回皮质

位置	位于胼胝体体部上方
结构	C 形深在的皮质结构
传入	主要接收部分参与 Papez 环路、来自丘脑前核的传入神经信息 同时接收来自相关皮质、隔核及下托区的传入神经信息
传出	参与 Papez 环路，传出信息到内嗅皮质
功能	皮质调控基础自主神经功能，包括呼吸、循环和消化。也参与行为及痛觉的情绪调控
临床意义	病变可能导致痛觉淡漠和社交淡漠

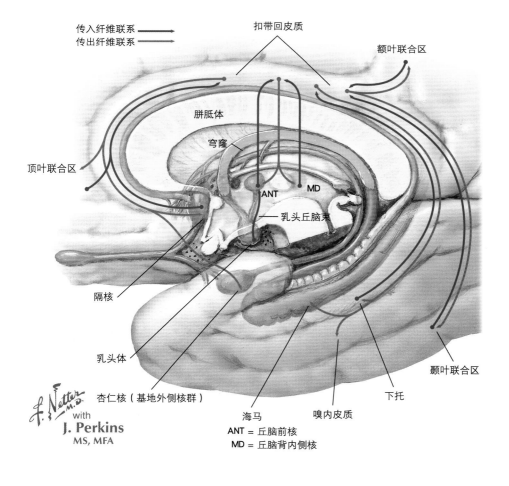

传入纤维联系 ——→
传出纤维联系 ══→

扣带回皮质

额叶联合区

胼胝体

穹隆

顶叶联合区

ANT   MD

乳头丘脑束

隔核

乳头体

颞叶联合区

杏仁核（基地外侧核群）

下托

海马   嗅内皮质

ANT = 丘脑前核
MD = 丘脑背内侧核

第十四章
脑神经 I ～ XII

脑神经：概述

- 因为它们是从颅骨中发出的，所以称它们为脑神经。
- 有六种类型，三类运动神经和三类感觉神经 。

解剖分类	功能意义
躯体运动神经	支配从体节衍化而来的肌肉
鳃运动神经	支配从鳃弓衍化而来的肌肉
内脏运动神经	支配内脏，包括腺体、平滑肌
一般感觉神经	调节触觉、痛觉、温度觉、压力觉、振动觉、本体感觉
内脏感觉神经	内脏感觉输入
特殊感觉神经	嗅觉、视觉、味觉、听觉、平衡觉

脑神经：概述（续）

脑神经（运动和感觉分部）：示意图

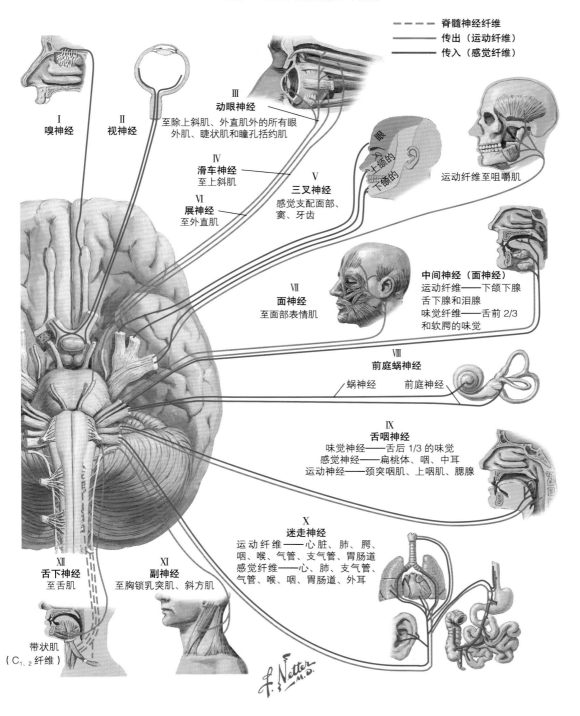

脊髓神经纤维
传出（运动纤维）
传入（感觉纤维）

I
嗅神经

II
视神经

III
动眼神经
至除上斜肌、外直肌外的所有眼
外肌、睫状肌和瞳孔括约肌

IV
滑车神经
至上斜肌

VI
展神经
至外直肌

V
三叉神经
感觉支配面部、
窦、牙齿

运动纤维至咀嚼肌

VII
面神经
至面部表情肌

中间神经（面神经）
运动纤维——下颌下腺
舌下腺和泪腺
味觉纤维——舌前 2/3
和软腭的味觉

VIII
前庭蜗神经

蜗神经　前庭神经

IX
舌咽神经
味觉神经——舌后 1/3 的味觉
感觉神经——扁桃体、咽、中耳
运动神经——颈突咽肌、上咽肌、腮腺

X
迷走神经
运动纤维——心脏、肺、腭、
咽、喉、气管、支气管、胃肠道
感觉纤维——心、肺、支气管、
气管、喉、咽、胃肠道、外耳

XII
舌下神经
至舌肌

XI
副神经
至胸锁乳突肌、斜方肌

带状肌
（ C₁、₂ 纤维 ）

嗅神经（CN-Ⅰ）

结构	解剖要点	功能意义
嗅神经	轴突穿过筛骨筛板终止于嗅球	特殊感觉——味觉

　　头部外伤可使穿过筛板的嗅觉神经切断，从而失去嗅觉。更严重的头部外伤可能使筛板骨折，同样能使嗅神经切断导致嗅觉丧失。

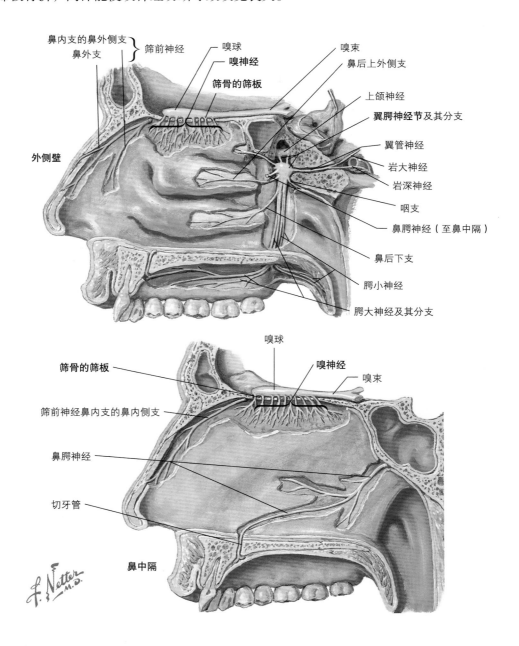

嗅神经（CN-Ⅰ）（续）

结构	解剖要点	功能意义
嗅脑	"嗅脑"	嗅觉相关中枢神经系统结构
嗅细胞	感觉受体	通过嗅神经传递感觉到嗅球
嗅球	位于筛骨筛板，靠近前颅窝底前端	含有次级感觉神经元的细胞体，用于传递嗅觉
帽状细胞 刷状细胞	轴突形成嗅束的次级感觉神经元	嗅束受压迫可引起单侧嗅觉丧失（嗅觉缺失症）
嗅三角	嗅束向后在前穿质的前方分为内侧嗅纹和外侧嗅纹，形成嗅三角	前梨状皮质和杏仁核周围地区接收从外侧嗅纹发出的纤维，构成初级嗅觉皮质

前颅窝底的脑膜瘤可以压迫嗅球或嗅束而导致单侧嗅觉丧失（嗅觉缺失症）。

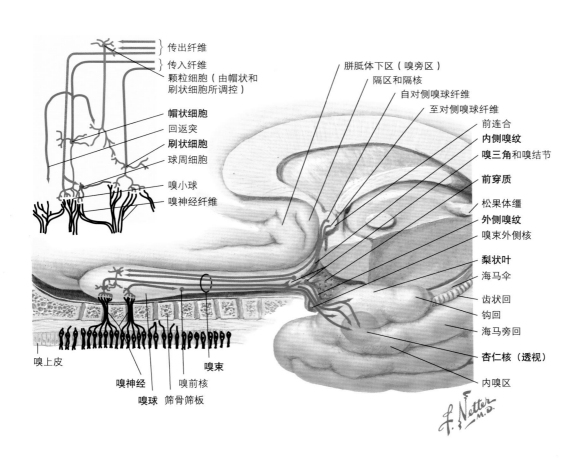

奈特简明神经解剖图谱 **191**

嗅神经（CN-I）（续）

结构	解剖要点	功能意义
嗅束	大多数轴突经外侧嗅纹到达外侧嗅区：钩回、海马旁回、杏仁核	钩回、海马旁回、杏仁核是癫痫病灶常见部位，嗅觉改变是发病的一个先兆
外侧嗅纹、钩回、内侧海马旁回	包括梨状叶	刺激钩回、海马旁回、杏仁核可能引起幻嗅，称钩回发作，可先于全身抽搐

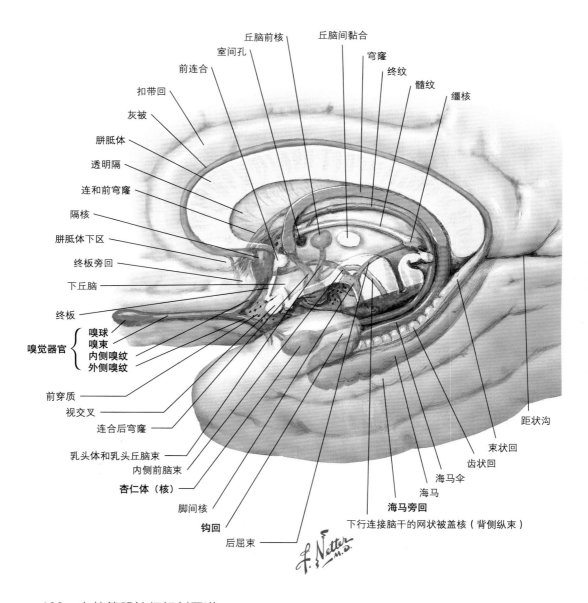

视神经（CN-Ⅱ）

结构	解剖要点	功能意义
视神经	通过视神经孔进入颅内 视神经的四个象限对应视网膜的四个象限，上象限视网膜纤维对应视神经上方，下象限视网膜纤维对应视神经下方，黄斑纤维在视神经的中心	特殊感觉：来自对侧视野的视觉 仅影响单眼的视野缺损说明病变发生在视网膜或视神经 视神经损伤导致同侧眼视野中心暗点（中央黄斑纤维）和对侧颞侧视野缺损
视交叉	鼻侧视网膜纤维相互交叉，上方视网膜纤维交叉到背侧，下方视网膜交叉到腹侧	视交叉病变，通常是受压迫，产生双颞侧视野缺损（鼻侧视网膜纤维受累）
视束	视网膜上象限纤维汇成内侧视束，视网膜下象限纤维汇成外侧视束	视束病变产生双眼不对称（双眼不完全一样）的同向性偏盲
外侧膝状体	发出膝距束、视放射，通过内囊豆核后部止于初级视皮质（17 区）	外侧膝状体的损害导致明显的不对称性视野缺损
视放射：背侧纤维	几乎直接向后投射到枕叶内表面的距状沟两岸的初级视皮质（17 区）	内囊豆核后部病变可产生感觉和运动障碍，同向偏盲
视放射：腹侧纤维	首先向前和向下进入颞叶，分布在侧脑室下（颞）角前端的上方，然后向后投射，靠近侧脑室颞角的外侧壁，到达枕叶皮质（Meyer 环）	卒中或肿瘤累及颞叶会影响 Meyer 环，导致对侧上象限盲（"天上的馅饼"）视野缺损
枕极	黄斑投射在此	在枕叶梗死时，由于大脑中动脉对该区域大脑皮质的代偿供血，视野中央可保留 5° 的视野，即黄斑回避

- 视野上部的光线落在视网膜的下半部，反之亦然。
- 来自颞侧视野的光线落在视网膜的鼻侧，反之亦然。

视神经（CN-II）（续）

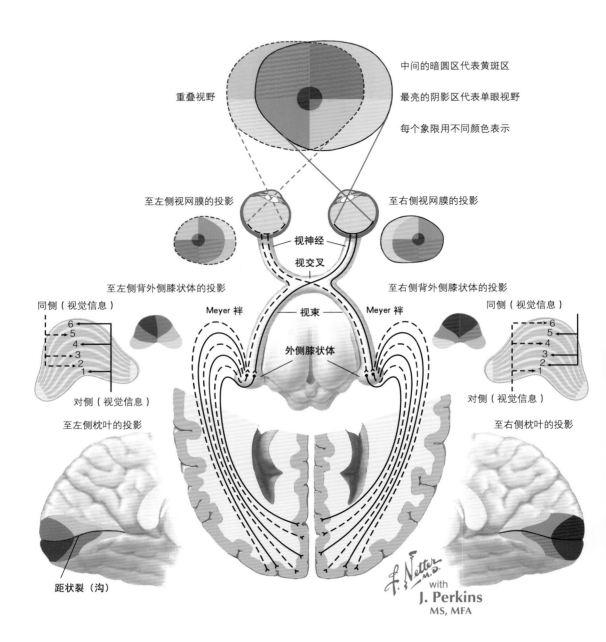

重叠视野

中间的暗圆区代表黄斑区

最亮的阴影区代表单眼视野

每个象限用不同颜色表示

至左侧视网膜的投影

至右侧视网膜的投影

视神经

视交叉

至左侧背外侧膝状体的投影

至右侧背外侧膝状体的投影

同侧（视觉信息）

Meyer 袢

视束

Meyer 袢

同侧（视觉信息）

外侧膝状体

对侧（视觉信息）

对侧（视觉信息）

至左侧枕叶的投影

至右侧枕叶的投影

距状裂（沟）

视束（CN-II）

解剖要点	功能意义
在下丘脑和大脑脚前向后外走行	垂体肿瘤可压迫视交叉，导致双颞侧偏盲
大多数纤维终止于外侧膝状体 小部分继续形成上丘臂终于上丘	视网膜上象限（下方视野）的纤维终止于外侧膝状体内侧，而视网膜下象限（上方视野）终止于外侧膝状体外侧
内侧半的外侧膝状体通过视放射上部分投射到距状裂上唇	传递来自视网膜上象限（下方视野）视觉信息
外侧半的外侧膝状体通过视放射下部（Meyer 环）投射到距状裂下唇	传递来自视网膜下象限（上方视野）视觉信息

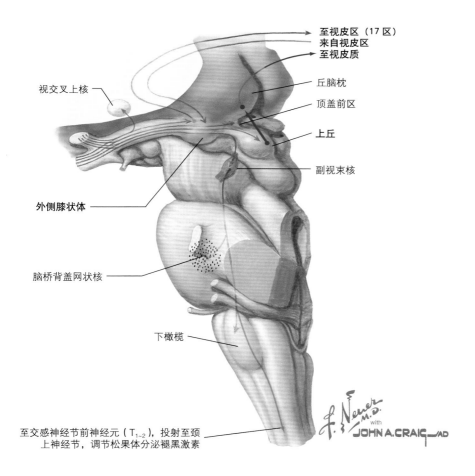

至视皮区（17 区）
来自视皮区
至视皮质

视交叉上核

丘脑枕

顶盖前区

上丘

副视束核

外侧膝状体

脑桥背盖网状核

下橄榄

至交感神经节前神经元（T₁₋₂），投射至颈上神经节，调节松果体分泌褪黑激素

动眼神经（CN-III）

结构	解剖要点	功能意义
动眼神经核	位于上丘的水平	来自动眼神经核的躯体运动纤维和来自 E-W 核的副交感神经纤维结合形成动眼神经
动眼神经（CN-III）	从大脑后动脉和小脑上动脉之间向前方走行，穿过硬脑膜，进入海绵窦 在海绵窦内，动眼神经沿侧壁，在滑车神经上方，经眶上裂入眶，分为上、下两部分	上分支支配上直肌和上睑提肌 下分支支配下、内直肌和下斜肌

糖尿病动眼神经麻痹可导致上直肌、下直肌、内直肌和下斜肌功能障碍引起单边复视，但它不会影响瞳孔，因为控制瞳孔的传导纤维沿神经外层分布，而糖尿病引起的缺血主要影响内层。动眼神经受大脑后动脉瘤压迫时，导致瞳孔扩大和眼肌麻痹（影响上直肌、内直肌、下直肌和下斜肌），瞳孔受到影响是因为分布在神经外层控制瞳孔的传导纤维受到外部的压迫。

动眼神经（CN-Ⅲ）（续）

动眼神经（Ⅲ）、滑车神经（Ⅳ）和展神经（Ⅵ）：示意图

睫长神经　　睫状神经节

睫状短神经　　　筛后神经

筛前神经

上斜肌　　　睫状神经节感觉根

上睑提肌　　睫状神经节交感根

上直肌　　**动眼神经上支**

额神经（切断）

泪腺神经（切断）

鼻睫神经

眼神经（V₁）

展神经核

滑车神经核

动眼神经核

动感神经副（E-W）核
（副交感神经）

滑车神经（Ⅳ）

动眼神经（Ⅲ）

眶下神经

颧神经（切断）

翼腭神经节

动眼神经下支

内直肌

下直肌

睫状神经节副交感根

下斜肌

睫状肌

虹膜扩大肌

瞳孔括约肌

展神经（Ⅵ）

下颌神经（V₃）

颈内动脉和神经丛

上颌神经（V₂）

外直肌和展神经（向后翻开）

海绵丛

总腱环

—— 传出纤维
—— 传入纤维
---- 交感神经纤维
······ 副交感神经纤维

动眼神经（CN-III）：副交感神经成分

结构	解剖要点	功能意义
E-W 核	动眼神经复合体背侧 经睫状神经节支配瞳孔括约肌和睫状肌 其纤维和动眼神经伴行进入眼眶，然后离开动眼神经并终止于眼外肌锥尖附近的睫状神经节	内脏运动
节后轴突	呈 6~10 根短睫状神经离开睫状神经节，伴随交感纤维进入眼球 在眼球中，其纤维沿着脉络膜和巩膜之间向前走行，止于瞳孔括约肌（虹膜）	虹膜括约肌环绕瞳孔并将其拉向中心，使瞳孔收缩 睫状肌在近距离注视时使晶状体的形状发生变化以获得进一步折射

动眼神经（CN-Ⅲ）：副交感神经成分（续）

睫状神经节：示意图

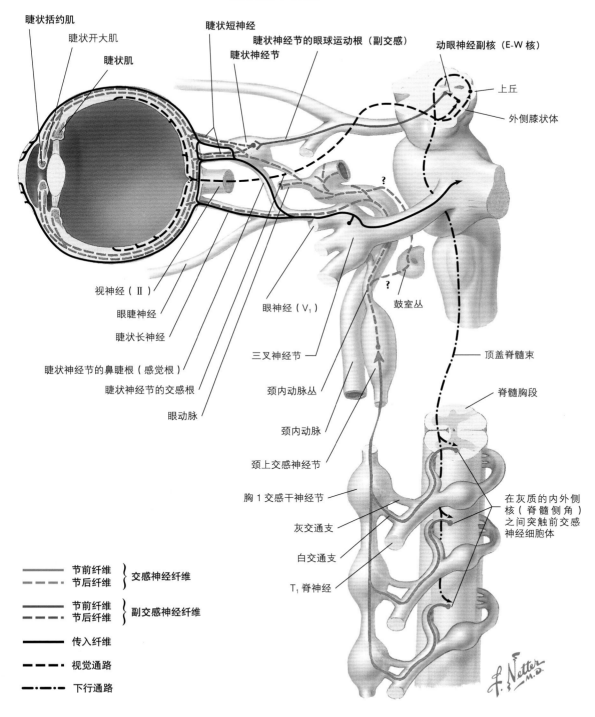

睫状括约肌

睫状开大肌

睫状肌

睫状短神经

睫状神经节的眼球运动根（副交感）

睫状神经节

动眼神经副核（E-W 核）

上丘

外侧膝状体

视神经（Ⅱ）

眼睫神经

睫状长神经

睫状神经节的鼻睫根（感觉根）

睫状神经节的交感根

眼动脉

眼神经（V₁）

三叉神经节

颈内动脉丛

颈内动脉

颈上交感神经节

胸 1 交感干神经节

灰交通支

白交通支

T₁ 脊神经

鼓室丛

顶盖脊髓束

脊髓胸段

在灰质的内外侧核（脊髓侧角）之间突触前交感神经细胞体

节前纤维
节后纤维 } 交感神经纤维

节前纤维
节后纤维 } 副交感神经纤维

传入纤维

视觉通路

下行通路

滑车神经（CN-Ⅳ）

结构	解剖要点	功能意义
滑车神经核	在中脑被盖，下丘的水平，导水管腹部	躯体运动
	轴突在中脑下端离开滑车神经核	
	沿导水管背侧和尾部前行	
	在上髓帆交叉	
	在下丘尾部的脑干背面出脑干	
	交叉到对侧（左侧滑车神经核发出右侧滑车神经，反之亦然）	
滑车神经	绕过大脑脚	支配上斜肌
	和动眼神经一起从大脑后动脉和小脑上动脉之间穿过	头部外伤易损伤该神经，导致垂直复视，须将头部斜向对侧以纠正上斜肌功能障碍
	和动眼神经、三叉神经第一支和展神经一起穿过硬脑膜，进入海绵窦	
	沿着侧壁，在动眼神经下方前行	
	在靠近眶顶的地方通过眶上裂，到达上斜肌	

参见第 196~197 页动眼神经和展神经示意图

滑车神经（CN-Ⅳ）（续）

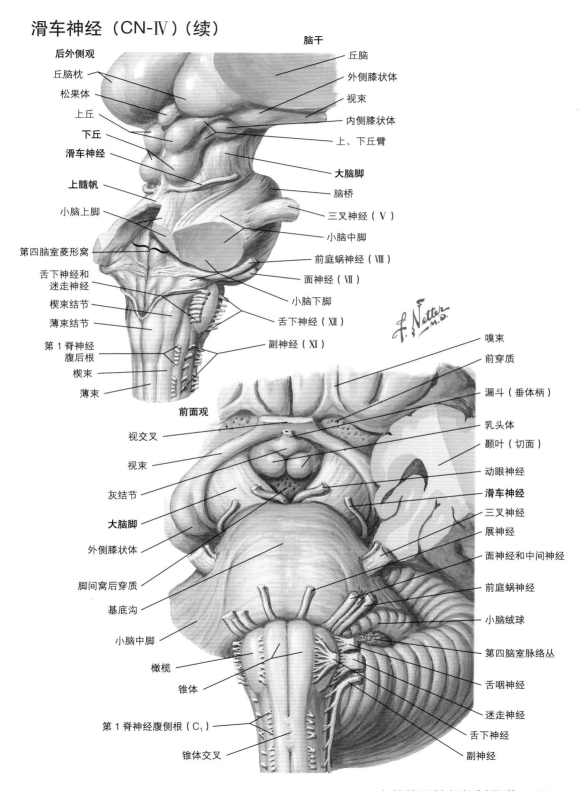

后外侧观

脑干

丘脑枕
松果体
上丘
下丘
滑车神经
上髓帆
小脑上脚
第四脑室菱形窝
舌下神经和迷走神经
楔束结节
薄束结节
第 1 脊神经腹后根
楔束
薄束

丘脑
外侧膝状体
视束
内侧膝状体
上、下丘臂
大脑脚
脑桥
三叉神经（Ⅴ）
小脑中脚
前庭蜗神经（Ⅷ）
面神经（Ⅶ）
小脑下脚
舌下神经（Ⅻ）
副神经（Ⅺ）

前面观

视交叉
视束
灰结节
大脑脚
外侧膝状体
脚间窝后穿质
基底沟
小脑中脚
橄榄
锥体
第 1 脊神经腹侧根（C₁）
锥体交叉

嗅束
前穿质
漏斗（垂体柄）
乳头体
颞叶（切面）
动眼神经
滑车神经
三叉神经
展神经
面神经和中间神经
前庭蜗神经
小脑绒球
第四脑室脉络丛
舌咽神经
迷走神经
舌下神经
副神经

滑车神经（CN-IV）（续）

解剖要点	功能意义
这个称谓主要是因为上斜肌经过"滑车"到达眼球	引起眼球的内旋、向下和向外运动
最小的神经，和视神经的 100 万轴突相比，只有 2 400 个 唯一发自脑干背侧的脑神经 唯一的下运动神经元相互交叉的神经 最长的颅内神经，7.5 cm	除了垂直复视外，当患者向下看时，由于滑车神经的损伤使头部偏向未受影响的一侧，因为患者会通过内旋正常的眼睛到未受影响的一侧以纠正患眼的影响

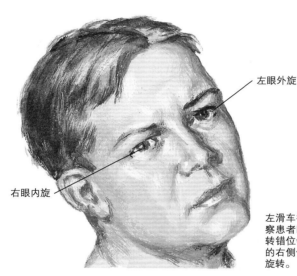

左眼外旋

右眼内旋

左滑车神经麻痹，会导致左眼外旋，当你正面观察患者时会发现他的眼睛顺时针旋转，眼睛的旋转错位会引起复视。为了代偿，头部向不受影响的右侧倾斜，这会影响右眼内旋导致两眼都发生旋转。

眼外肌的支配和活动：前面观

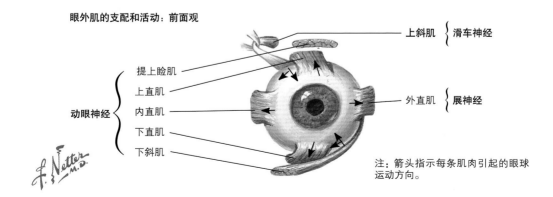

提上睑肌
上直肌
内直肌 — 动眼神经
下直肌
下斜肌

上斜肌 — 滑车神经

外直肌 — 展神经

注：箭头指示每条肌肉引起的眼球运动方向。

滑车神经（CN-IV）（续）

右侧观

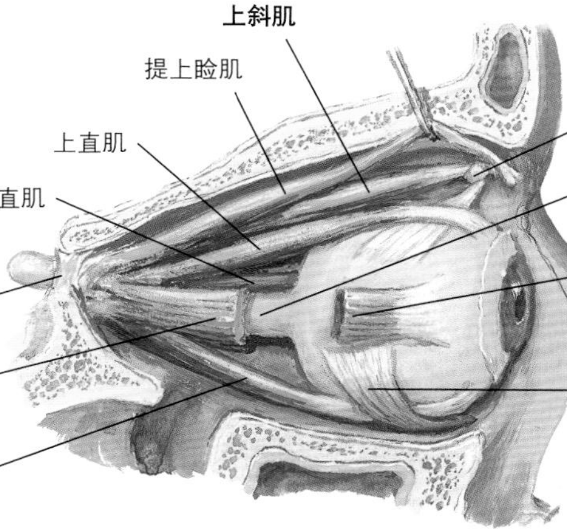

上斜肌

提上睑肌

上直肌

内直肌

总腱环

外直肌（切断）

下直肌

滑车

视神经（II）

外直肌（切断）

眼下斜肌

上面观

上斜肌

内直肌

下直肌

总腱环

上睑板

提上睑肌（切断）

上直肌（切断）

外直肌

视神经（II）

上直肌（切断）

提上睑肌（切断）

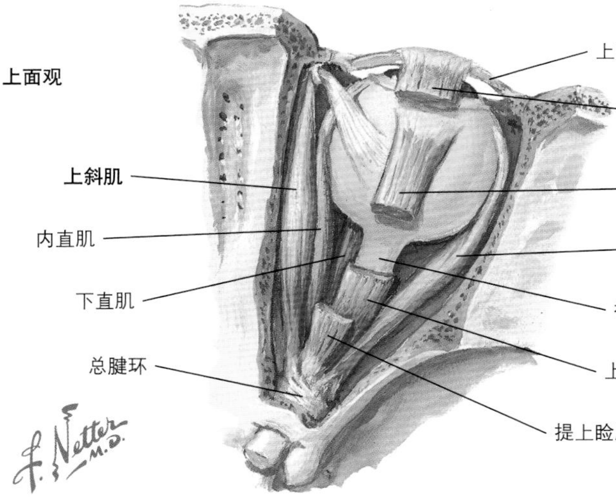

三叉神经（CN-V）

结构	解剖要点	功能意义
三叉神经	从脑桥中外侧发出，分为大的感觉神经根和小的运动神经根	控制咀嚼肌、鼓膜张肌、下颌舌骨肌、腭肌、二腹肌前腹的运动
三叉神经感觉神经节	位于中颅窝底的隐窝中（Meckel 腔）	传递面部，头顶前方头皮，结膜，眼球，鼻、鼻窦、口腔黏膜，舌前 2/3，部分外部鼓膜，前、中颅窝脑膜的一般感觉
三叉神经	分三支出颅骨： • V_1（眼支）通过眶上裂 • V_2（上颌支）通过圆孔 • V_3（下颌支）通过卵圆孔	出颅之前，V_1 和 V_2 穿行于海绵窦 运动根与 V_3 伴行

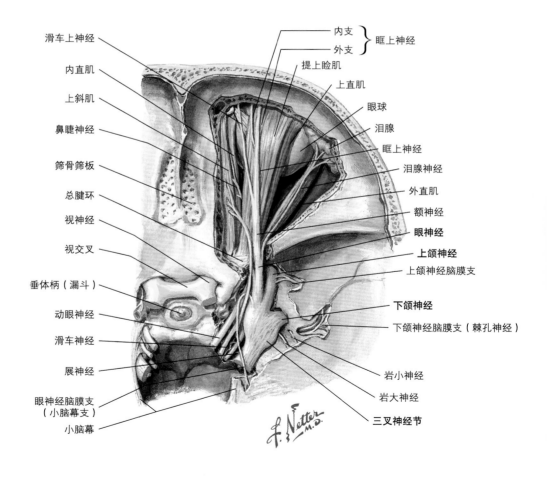

滑车上神经
内直肌
上斜肌
鼻睫神经
筛骨筛板
总腱环
视神经
视交叉
垂体柄（漏斗）
动眼神经
滑车神经
展神经
眼神经脑膜支（小脑幕支）
小脑幕

内支 }
外支 } 眶上神经
提上睑肌
上直肌
眼球
泪腺
眶上神经
泪腺神经
外直肌
额神经
眼神经
上颌神经
上颌神经脑膜支
下颌神经
下颌神经脑膜支（棘孔神经）
岩小神经
岩大神经
三叉神经节

三叉神经核群

结构	解剖要点	功能意义
运动（咀嚼）核	位于脑桥中间，感觉主核内侧 接收皮质延髓纤维、网状神经元的传入和中脑根侧支及其他三叉神经传入纤维	控制咀嚼、吞咽和听力相关的肌肉
感觉核	从中脑延伸到脊髓 C_2，是脑最大的脑神经核团，由三叉神经中脑核、三叉神经感觉主核和三叉神经脊束核组成	累及该核的任何部位（多发性硬化、卒中、肿瘤）都会损害面部感觉
中脑核	初级感觉神经元柱 人类唯一一个初级感觉神经元在中枢神经系统内的核	调节咀嚼肌和表情肌的本体感觉，控制咀嚼和脸部运动
三叉神经感觉主核	在靠近神经入脑桥处的脑桥内	传导脸部精细触觉、压力觉和振动觉
三叉神经脊束核	从脑桥尾部延伸到上段颈髓的长灰质柱，在上段颈髓它与背侧灰质的胶状质融合	主要传导痛、温觉，以及粗触觉

三叉神经核群（续）

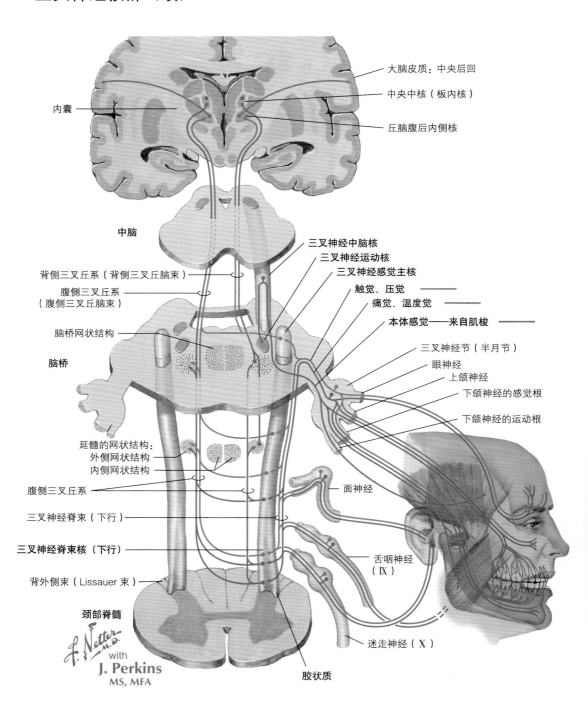

大脑皮质：中央后回

中央中核（板内核）

丘脑腹后内侧核

内囊

中脑

三叉神经中脑核

三叉神经运动核

三叉神经感觉主核

触觉、压觉

痛觉、温度觉

背侧三叉丘系（背侧三叉丘脑束）

腹侧三叉丘系
（腹侧三叉丘脑束）

本体感觉——来自肌梭

脑桥网状结构

脑桥

三叉神经节（半月节）

眼神经

上颌神经

下颌神经的感觉根

下颌神经的运动根

延髓的网状结构：
外侧网状结构
内侧网状结构

腹侧三叉丘系

面神经

三叉神经脊束（下行）

三叉神经脊束核（下行）

舌咽神经
（IX）

背外侧束（Lissauer 束）

颈部脊髓

迷走神经（X）

胶状质

三叉神经运动和感觉支

结构	解剖要点	功能意义
运动传出纤维	从感觉根内侧出脑桥，出颅后加入下颌支形成下颌神经	介导咀嚼、吞咽和听觉的反射性控制
V_1（眼支）	通过眶上裂出颅	介导结膜、角膜、眼眶、鼻背面、上眼睑、额部至头顶皮肤、筛窦及额窦的感觉，介导眼睑和额部肌肉以及眼外肌的本体感觉
V_2（上颌支）	通过圆孔出颅	介导上颌骨和其上皮肤的感觉，包括上唇、鼻翼、内侧面颊、鼻腔、鼻咽、腭及前中颅窝的脑膜
V_3（下颌支）	通过卵圆孔出颅	介导脸颊区的感觉，包括口腔黏膜，牙龈，头部侧面，头皮，整个下颌包括牙齿、牙龈、舌前 2／3、下颏、下唇、和前中颅窝的脑膜

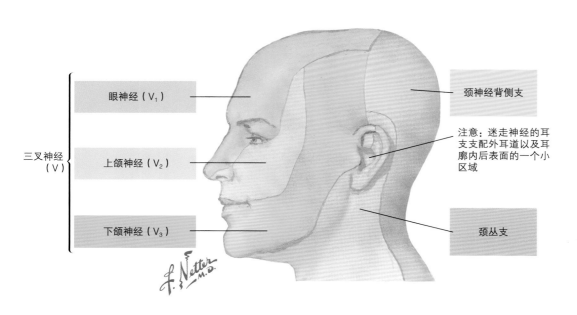

三叉神经
（V）

眼神经（V_1）

上颌神经（V_2）

下颌神经（V_3）

颈神经背侧支

注意：迷走神经的耳支支配外耳道以及耳廓内后表面的一个小区域

颈丛支

三叉神经运动和感觉支（续）

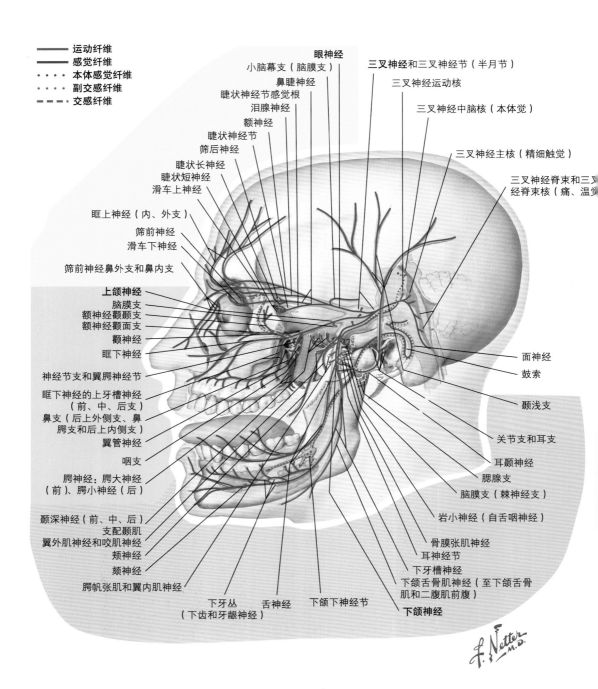

图例：
—— 运动纤维
—— 感觉纤维
···· 本体感觉纤维
···· 副交感纤维
- - - 交感纤维

眼神经
小脑幕支（脑膜支）
鼻睫神经
睫状神经节感觉根
泪腺神经
额神经
睫状神经节
筛后神经
睫状长神经
睫状短神经
滑车上神经
眶上神经（内、外支）
筛前神经
滑车下神经
筛前神经鼻外支和鼻内支

上颌神经
脑膜支
额神经颧颞支
额神经颧面支
颧神经
眶下神经
神经节支和翼腭神经节
眶下神经的上牙槽神经（前、中、后支）
鼻支（后上外侧支、鼻腭支和后上内侧支）
翼管神经
咽支
腭神经：腭大神经（前）、腭小神经（后）
颞深神经（前、中、后）支配颞肌
翼外肌神经和咬肌神经
颊神经
颏神经
腭帆张肌和翼内肌神经

下牙丛（下齿和牙龈神经）
舌神经
下颌下神经节
下颌神经

三叉神经和三叉神经节（半月节）
三叉神经运动核
三叉神经中脑核（本体觉）
三叉神经主核（精细触觉）
三叉神经脊束和三叉神经脊束核（痛、温觉）

面神经
鼓索
颞浅支
关节支和耳支
耳颞神经
腮腺支
脑膜支（棘神经支）
岩小神经（自舌咽神经）
骨膜张肌神经
耳神经节
下牙槽神经
下颌舌骨肌神经（至下颌舌骨肌和二腹肌前腹）

三叉神经运动和感觉支（续）

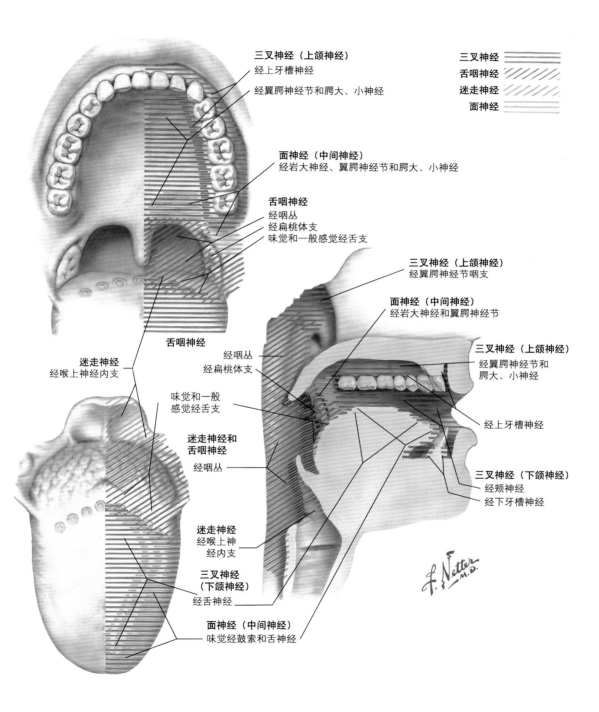

三叉神经（上颌神经）
经上牙槽神经
经翼腭神经节和腭大、小神经

三叉神经
舌咽神经
迷走神经
面神经

面神经（中间神经）
经岩大神经、翼腭神经节和腭大、小神经

舌咽神经
经咽丛
经扁桃体支
味觉和一般感觉经舌支

三叉神经（上颌神经）
经翼腭神经节咽支

面神经（中间神经）
经岩大神经和翼腭神经节

三叉神经（上颌神经）
经翼腭神经节和
腭大、小神经

经上牙槽神经

舌咽神经

经咽丛
经扁桃体支

味觉和一般
感觉经舌支

迷走神经
经喉上神经内支

迷走神经和
舌咽神经

经咽丛

三叉神经（下颌神经）
经颊神经
经下牙槽神经

迷走神经
经喉上神
经内支

三叉神经
（下颌神经）
经舌神经

面神经（中间神经）
味觉经鼓索和舌神经

三叉神经痛

- V₁ 或 V₂ 分布区域的刺痛，很少发生在 V₃。
- 疼痛仅持续数秒或一两分钟，但疼痛非常剧烈致使肌肉抽搐，因此称为痉挛。
- 频繁周期性发作，不分昼夜，每次持续数周。
- 检查时无感觉或运动损害。
- 小脑上动脉与三叉神经分支异常接触，常被认为是病因。
- 大多数情况下，没有器质性病变，为自发性的。

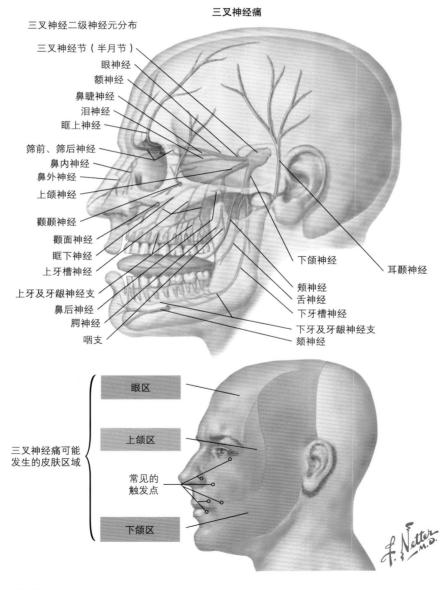

三叉神经痛

三叉神经二级神经元分布

三叉神经节（半月节）
眼神经
额神经
鼻睫神经
泪神经
眶上神经
筛前、筛后神经
鼻内神经
鼻外神经
上颌神经
颧颞神经
颧面神经
眶下神经
上牙槽神经
上牙及牙龈神经支
鼻后神经
腭神经
咽支

下颌神经
耳颞神经
颊神经
舌神经
下牙槽神经
下牙及牙龈神经支
颏神经

眼区
上颌区
三叉神经痛可能
发生的皮肤区域
常见的
触发点
下颌区

展神经（CN-Ⅵ）

结构	解剖要点	功能意义
展神经核	位于脑桥被盖近中线处，第四脑室腹侧	控制眼外直肌的运动 介导眼球外展
展神经	轴突自神经核发出后走行于被盖腹侧，于脑桥、延髓交界处的中间出脑 在后颅窝的蛛网膜下腔向前外侧走行，穿入鞍背外侧的硬脑膜，进入海绵窦，走行于颈外动脉外侧，CN-Ⅲ、CN-Ⅳ、CN-Ⅴ₁内侧，继续通过眶上裂内侧到达外直肌	海绵窦血栓累及相关神经，引起头痛、眼麻痹、上睑下垂、眼痛、前额感觉减退

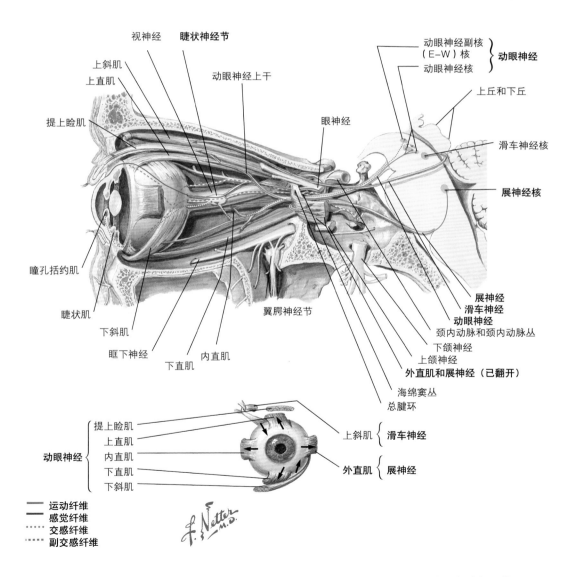

奈特简明神经解剖图谱 **211**

眼球运动的控制

结构	解剖要点	功能意义
脑桥旁正中网状结构 (PPRF)	输入： • 前庭核 • 上丘 • 额叶眼区 • Cajal 间质核	水平凝视中枢 刺激额叶眼区，会通过激活对侧脑桥旁正中网状结构，使眼球转向对侧；额叶卒中累及额叶眼区时，会引起患者无法往对侧看，导致同侧斜视
PPRF	支配： • 同侧展神经支配外直肌 • 经展神经核间神经元支配对侧动眼神经中间神经元和（或）PPRF通过内侧纵束支配内直肌	单侧脑桥卒中累及 PPRF 时，导致眼睛无法转动到病变侧 由于对侧 PPRF 功能不受影响，眼球会马上转向健侧 患者眼球快速转向健侧，即为眼震
Cajal 间质核	轴突投射到脊髓和对侧 Cajal 间质核	控制眼球轴向肌肉和协调眼球垂直和斜行运动

眼球运动的控制（续）

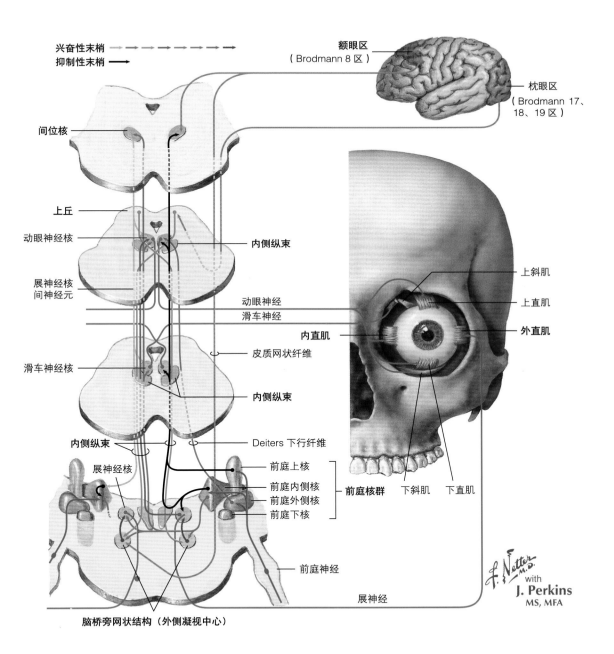

兴奋性末梢
抑制性末梢

额眼区
（Brodmann 8 区）

枕眼区
（Brodmann 17、
18、19 区）

间位核

上丘

动眼神经核

内侧纵束

展神经核
间神经元

动眼神经
滑车神经

内直肌

外直肌

上斜肌

上直肌

滑车神经核

皮质网状纤维

内侧纵束

内侧纵束

Deiters 下行纤维

展神经核

前庭上核

前庭内侧核

前庭核群

前庭外侧核

前庭下核

下斜肌

下直肌

前庭神经

展神经

脑桥旁网状结构（外侧凝视中心）

面神经（CN-Ⅶ）

结构	解剖要点	功能意义
面神经	在脑桥延髓交界处出脑干后进入内听道	贝尔麻痹：单纯疱疹病毒感染面神经引起的急性面部肌肉麻痹
鳃运动纤维	在茎乳孔出颅，穿过腮腺	支配镫骨肌、茎突舌骨肌、二腹肌后腹和面部肌肉
内脏运动纤维	在颞骨岩部：岩大神经的副交感节前神经元的轴突发出分支到翼腭神经节	支配泪腺、下颌下腺、舌下腺和鼻、腭黏膜
一般感觉纤维	伴行迷走神经耳支	支配外耳皮肤和耳后一小部分皮肤
特殊感觉	面神经走行通过颞骨岩部时膨大为膝状神经节（舌味觉纤维的神经细胞体）	舌前 2/3、硬 / 软腭（进入鼓索）的味觉 传递来自舌的味觉（副交感运动至舌）
皮质延髓纤维	纤维投射于双侧面神经核来支配额肌，余下的面部肌肉（下部）只受对侧支配	皮质纤维受损，即所谓的上运动面神经元或中枢面神经受损，会导致对侧的面部肌肉无力，但不会影响额部肌肉

面神经（CN-Ⅶ）（续）

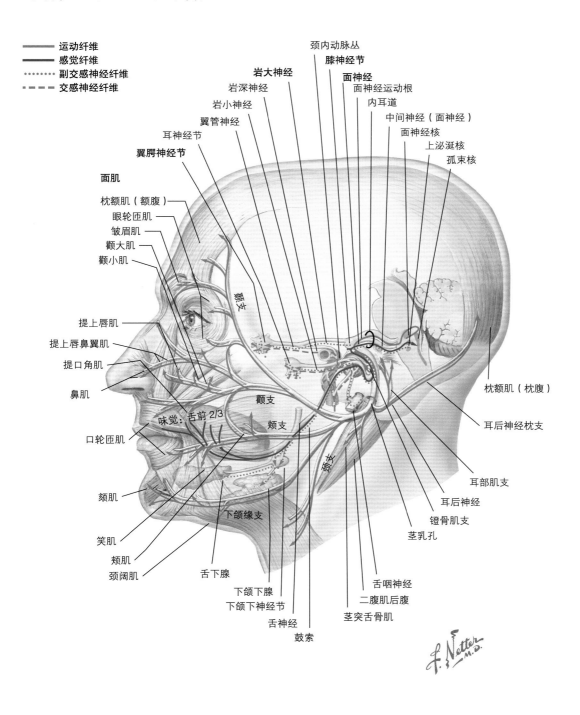

—— 运动纤维
—— 感觉纤维
······ 副交感神经纤维
---- 交感神经纤维

颈内动脉丛
膝神经节
岩大神经
岩深神经
面神经
岩小神经
面神经运动根
翼管神经
内耳道
耳神经节
中间神经（面神经）
翼腭神经节
面神经核
上泌涎核
面肌
孤束核

枕额肌（额腹）
眼轮匝肌
皱眉肌
颧大肌
颧小肌

颞支

提上唇肌
提上唇鼻翼肌
提口角肌
鼻肌

颧支

味觉：舌前 2/3
颊支

口轮匝肌

颈支

颏肌

枕额肌（枕腹）
耳后神经枕支

笑肌
颊肌
颈阔肌

下颌缘支

耳部肌支
耳后神经
镫骨肌支
茎乳孔

舌下腺
下颌下腺
下颌下神经节
舌神经
鼓索

舌咽神经
二腹肌后腹
茎突舌骨肌

面神经（脑神经Ⅶ）

结构	解剖要点	功能意义
内脏运动	细胞体（节前自主运动神经元）分布在脑桥被盖，称为上泌涎核，受下丘脑影响	支配泪腺、下颌下腺和舌下腺以及鼻、腭黏膜的副交感神经
上泌涎核（SSN）	来自边缘系统的刺激传入下丘脑，通过背侧纵束到 SSN	SSN 的传出神经于中间神经内走行，在面神经管分为岩大神经（至泪、鼻腺）和鼓索神经（至下颌下腺和舌下腺）
岩大神经	经岩大孔出岩骨，然后到达破裂孔、翼管后加入岩深神经组成翼管神经，翼管开口于翼腭窝，下颌神经（V_2）在翼腭窝加入翼腭神经节	翼管神经的节前副交感神经轴突与翼腭神经节形成突触；节后纤维经 V_2 分支到达泪腺和黏液腺
鼓索神经	在 V_3 穿出卵圆孔后，加入 V_3 的舌支到达口腔外壁	包含到达下颌下神经节的传出交感神经节前纤维（分泌），转为至下颌下腺和舌下腺的节后纤维。大多数纤维传递味觉（见下文）

面神经（脑神经Ⅶ）（续）

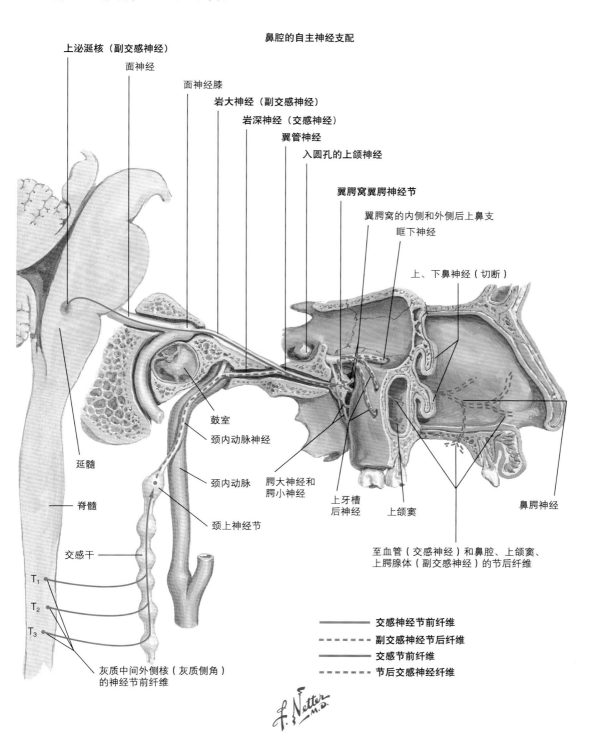

鼻腔的自主神经支配

上泌涎核（副交感神经）
面神经
面神经膝
岩大神经（副交感神经）
岩深神经（交感神经）
翼管神经
入圆孔的上颌神经
翼腭窝翼腭神经节
翼腭窝的内侧和外侧后上鼻支
眶下神经
上、下鼻神经（切断）
鼓室
颈内动脉神经
腭大神经和腭小神经
上牙槽后神经
上颌窦
鼻腭神经
延髓
颈内动脉
脊髓
颈上神经节
交感干
T₁
T₂
T₃
灰质中间外侧核（灰质侧角）的神经节前纤维
至血管（交感神经）和鼻腔、上颌窦、上腭腺体（副交感神经）的节后纤维

交感神经节前纤维
副交感神经节后纤维
交感节前纤维
节后交感神经纤维

面神经（脑神经Ⅶ）（续）

翼腭神经和下颌下神经节：示意图

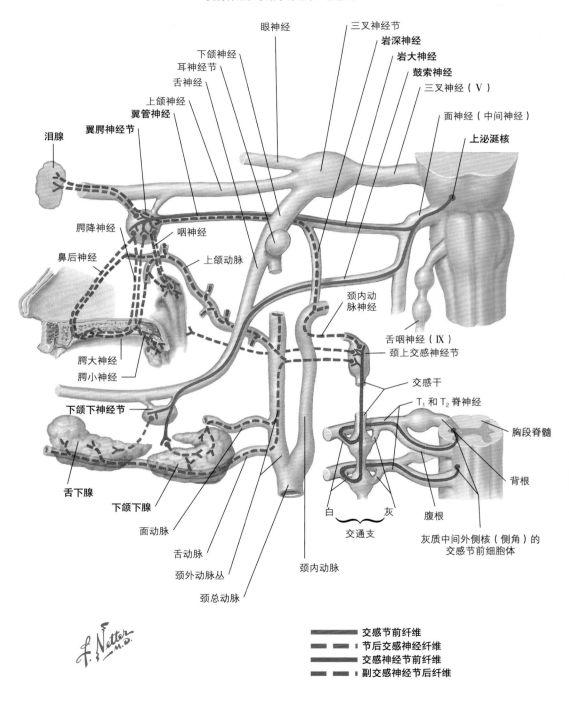

眼神经
三叉神经节
岩深神经
下颌神经
岩大神经
耳神经节
鼓索神经
舌神经
三叉神经（Ⅴ）
上颌神经
面神经（中间神经）
翼管神经
翼腭神经节
上泌涎核
泪腺
腭降神经
咽神经
鼻后神经
上颌动脉
颈内动脉神经
舌咽神经（Ⅸ）
颈上交感神经节
腭大神经
腭小神经
交感干
下颌下神经节
T₁和T₂脊神经
胸段脊髓
舌下腺
背根
下颌下腺
面动脉
腹根
舌动脉
灰质中间外侧核（侧角）的交感节前细胞体
颈外动脉丛
白　　　灰
颈内动脉
交通支
颈总动脉

〓〓〓〓 交感节前纤维
▬ ▬ ▬ 节后交感神经纤维
▬▬▬▬ 交感神经节前纤维
▬ ▬ ▬ 副交感神经节后纤维

面神经的感觉支

结构	解剖要点	功能意义
一般感觉纤维	这些纤维的细胞体位于颞骨的膝状神经节 冲动通过中间神经(面神经感觉根)进入脑干,与三叉神经脊束形成突触,投射到对侧丘脑腹后外侧核,然后到达感觉皮质	作为 V_3 的补充,支配外耳和耳后小部分区域的皮肤感觉
特殊感觉纤维	这些纤维的细胞体在颞骨膝状神经节 外周突与舌神经一起走行,然后分离成鼓索神经后加入颞骨岩部的面神经 纤维与中间神经(面神经感觉根)在脑桥尾部进入脑干;进入孤束,与孤束核头端(味觉核)形成突触(味觉核),然后上行至双侧丘脑腹后核(VP),再经内囊后支到达皮质	介导舌前 2/3 和软硬腭的味觉

面神经的感觉支（续）

味觉通路：示意图

常规通路

旁道

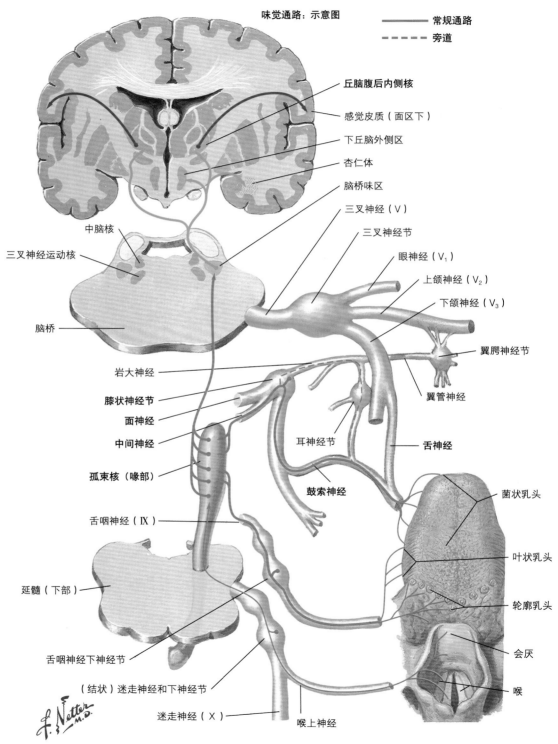

丘脑腹后内侧核

感觉皮质（面区下）

下丘脑外侧区

杏仁体

脑桥味区

三叉神经（V）

三叉神经节

眼神经（V₁）

上颌神经（V₂）

下颌神经（V₃）

翼腭神经节

翼管神经

舌神经

菌状乳头

叶状乳头

轮廓乳头

会厌

喉

中脑核

三叉神经运动核

脑桥

岩大神经

膝状神经节

面神经

中间神经

孤束核（喙部）

舌咽神经（Ⅸ）

耳神经节

鼓索神经

延髓（下部）

舌咽神经下神经节

（结状）迷走神经和下神经节

迷走神经（Ⅹ）

喉上神经

前庭蜗神经（CN-Ⅷ）：听觉部分

结构	解剖要点	功能意义
听神经（前庭和听觉成分）	在桥小脑角进入脑干	特殊感觉神经 来自耳蜗的听觉，来自半规管的平衡觉
听神经（耳蜗初级感觉神经元的细胞体）	位于耳蜗的蜗轴（中心）周围，并形成耳蜗神经节（螺旋）	其向中枢的走行形成 CN-Ⅷ的听觉成分
听神经轴突	和面神经一起通过内耳道进入脑桥延髓交界处，位于面神经外侧，止于耳蜗核	外周病变（例如，桥小脑角肿瘤的压迫）会产生同侧耳聋
二级耳蜗神经元	主要通过斜方体交叉，经对侧外侧丘系上行到达下丘，然后到达内侧膝状体（丘脑），通过内囊到达听觉中枢（颞横回）	因为上行通路是两侧的，中枢性损伤（卒中、肿瘤）不会产生耳聋而是产生双侧听力下降，对侧更严重

前庭蜗神经（CN-Ⅷ）：听觉部分（续）

颞叶皮质听觉区

内侧膝状体

下丘臂

下丘

中脑

耳蜗与皮质听觉区
的对应关系：

低音调

中音调

高音调

外侧丘系

外侧
丘系核

延髓

耳蜗背核

小脑下脚

耳蜗腹侧核

上橄榄复合体

前庭蜗神经耳蜗部分

背侧听纹

中间听纹

网状结构

内

外

斜方体（腹听纹）

螺旋神经节

毛细胞

前庭蜗神经（CN-VIII）：前庭部分

结构	解剖要点	功能意义
听神经初级感觉神经元的细胞体	分布在前庭神经节	中枢突形成听神经中控制平衡的前庭部分
听神经轴突	和耳蜗神经、面神经伴行穿过内听道，进入脑桥延髓交界处，在面神经外侧，终止于第四脑室底的前庭神经核复合体	第二级前庭神经元发出轴突到： • 小脑（前庭小脑束）协调平衡 • 脑干和脊髓（前庭脊髓束）的下运动神经元支配抗重力肌 • 内侧纵束（MLF）维持空间方向感
前庭第二级神经元	发出轴突： • 经前庭小脑束到小脑 • 通过前庭脊髓束到脑干和脊髓的下运动神经元 • 在内侧纵束（MLF）下行	前庭小脑束维持平衡 前庭脊髓束支配抗重力肌以保持平衡 内侧纵束（MLF）维持空间方向感

前庭蜗神经（CN-Ⅷ）：前庭部分（续）

前庭蜗神经（Ⅷ）：示意图

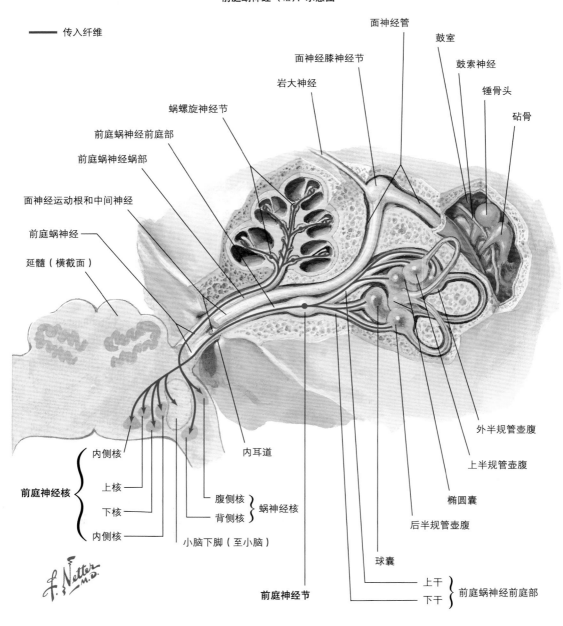

传入纤维

面神经管
鼓室
面神经膝神经节
鼓索神经
岩大神经
锤骨头
蜗螺旋神经节
砧骨
前庭蜗神经前庭部
前庭蜗神经蜗部
面神经运动根和中间神经
前庭蜗神经
延髓（横截面）

内侧核
上核
前庭神经核
下核
内侧核
腹侧核
蜗神经核
背侧核
小脑下脚（至小脑）
内耳道
前庭神经节
外半规管壶腹
上半规管壶腹
椭圆囊
后半规管壶腹
球囊
上干
下干
前庭蜗神经前庭部

眩晕症病因

结构	解剖要点	功能意义
桥小脑角	面神经和听神经位于此处	肿瘤（听神经瘤）可以压迫面神经和前庭神经，引起眩晕、耳鸣、耳聋、面部不对称
延髓	外侧延髓包括： • 前庭神经核 • 脊髓丘脑束 • 交感神经束 • 舌咽神经和迷走神经纤维 • 脊髓小脑纤维 • 三叉神经下行核 • 孤束核	延髓外侧梗死（Wallenberg 综合征）包括： • 眼球震颤、眩晕、恶心、呕吐 • 对侧偏身痛、温觉丧失 • 同侧霍纳综合征 • 声音嘶哑，吞咽困难 • 同侧共济失调 • 同侧疼痛、烧灼感和面部感觉受损 • 味觉丧失

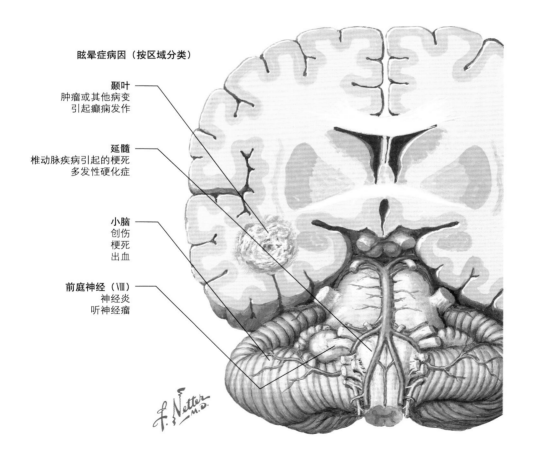

眩晕症病因（按区域分类）

颞叶
肿瘤或其他病变
引起癫痫发作

延髓
椎动脉疾病引起的梗死
多发性硬化症

小脑
创伤
梗死
出血

前庭神经（Ⅷ）
神经炎
听神经瘤

舌咽神经（CN-IX）

结构	解剖要点	功能意义
舌咽神经	在下橄榄核和小脑下脚之间出延髓 在颈静脉窝，发出鼓室神经 主干从包含上、下舌咽神经节的颈静脉孔出颅 （即一般内脏和特殊内脏感觉的神经细胞体）	鳃运动——支配茎突咽肌 内脏运动神经发出交感神经节前纤维到耳神经节，后者发出纤维到腮腺 一般感觉——舌后 1/3、外耳皮肤、鼓膜内表面黏膜感觉 内脏感觉——咽黏膜、中耳、颈动脉体和窦的非自主感觉 特殊感觉——舌后 1/3 味觉
下舌咽神经节	位于颈静脉孔，中央纤维进入脑干，经延髓孤束进入延髓腹侧孤束核（味觉核）	介导舌后 1/3 味觉
腹侧孤束核 （味觉核）	这些细胞的轴突沿中央被盖束上行到双侧丘脑腹后内侧核（VPM） 从丘脑起，它们通过内囊后肢到达中央后回	中枢病变不影响味觉
皮质延髓纤维	终止于双侧疑核腹侧的下运动神经元	因为是双侧支配，影响下行纤维的中枢病变不影响茎突咽肌
舌咽神经	从下橄榄和小脑下脚之间出延髓，沿后颅窝外侧走行，迷走神经和副神经前方经颈静脉孔出颅，在颈部下行到颈茎突咽肌	吞咽和说话时提咽

舌咽神经（CN-IX）（续）

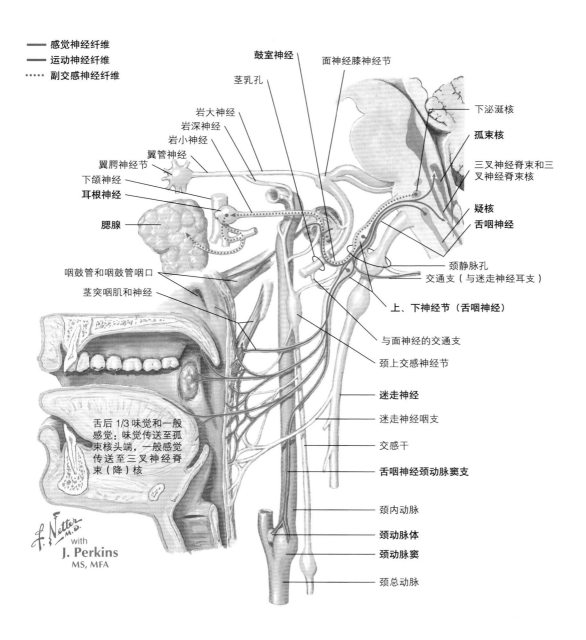

—— 感觉神经纤维
—— 运动神经纤维
····· 副交感神经纤维

鼓室神经
面神经膝神经节
茎乳孔
岩大神经
岩深神经
岩小神经
翼管神经
翼腭神经节
下颌神经
耳根神经
腮腺
咽鼓管和咽鼓管咽口
茎突咽肌和神经

下泌涎核
孤束核
三叉神经脊束和三叉神经脊束核
疑核
舌咽神经
颈静脉孔
交通支（与迷走神经耳支）
上、下神经节（舌咽神经）
与面神经的交通支
颈上交感神经节
迷走神经
迷走神经咽支
交感干
舌咽神经颈动脉窦支
颈内动脉
颈动脉体
颈动脉窦
颈总动脉

舌后 1/3 味觉和一般感觉：味觉传送至孤束核头端，一般感觉传送至三叉神经脊束（降）核

奈特简明神经解剖图谱 **227**

舌咽神经（CN-IX）：内脏运动

结构	解剖要点	功能意义
颅内舌咽神经副交感节前神经元	位于延髓的下泌涎核 轴突加入舌咽神经，从颈静脉孔出颅	内脏运动：供应耳神经节，后者发出节后副交感神经纤维至腮腺
颅外舌咽神经副交感节前神经元	分支形成的岩小神经，于颅骨细小管腔中向后穿行，到达中颅窝，通过卵圆孔下行，终止于耳神经节（卵圆孔正下方） 节后纤维从耳神经节发出，加入耳颞神经	支配腮腺的分泌纤维

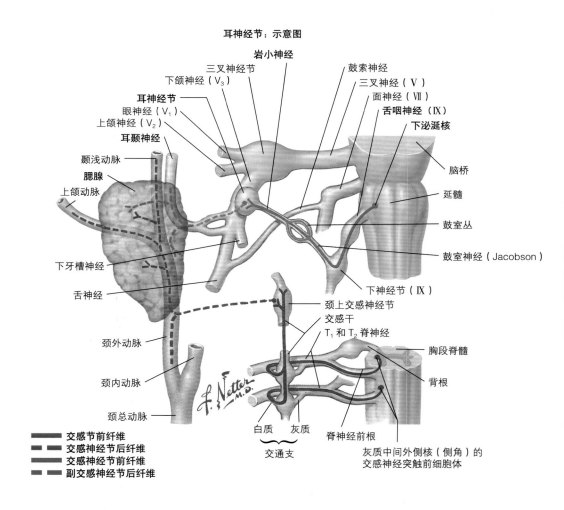

耳神经节：示意图

岩小神经

三叉神经节
下颌神经（V₃）
耳神经节
眼神经（V₁）
上颌神经（V₂）
耳颞神经
颞浅动脉
腮腺
上颌动脉
下牙槽神经
舌神经

鼓索神经
三叉神经（V）
面神经（VII）
舌咽神经（IX）
下泌涎核

脑桥
延髓
鼓室丛
鼓室神经（Jacobson）
下神经节（IX）

颈上交感神经节
交感干
T₁和T₂脊神经
胸段脊髓
背根

颈外动脉
颈内动脉
颈总动脉
白质　灰质
交通支
脊神经前根
灰质中间外侧核（侧角）的交感神经突触前细胞体

━━━ 交感节前纤维
━ ━ 交感神经节后纤维
━━━ 交感神经节前纤维
━ ━ 副交感神经节后纤维

舌咽神经（CN-IX）：内脏感觉

结构	解剖要点	功能意义
舌咽神经	信息从颈动脉窦神经传递至舌咽神经下神经节，至孤束，至孤束核尾部，至网状结构和下丘脑，形成反射活动	颈动脉体化学感受器监控血氧 颈动脉窦压力感受器监控动脉血压

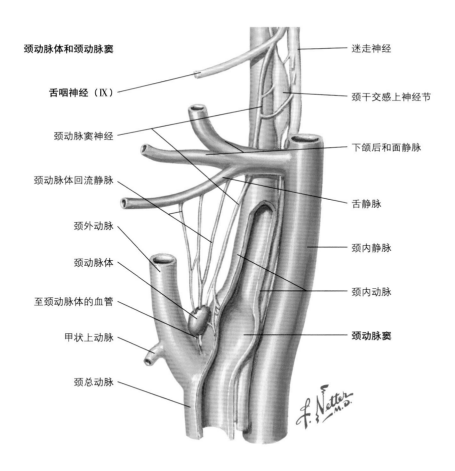

颈动脉体和颈动脉窦

舌咽神经（IX）

颈动脉窦神经

颈动脉体回流静脉

颈外动脉

颈动脉体

至颈动脉体的血管

甲状上动脉

颈总动脉

迷走神经

颈干交感上神经节

下颌后和面静脉

舌静脉

颈内静脉

颈内动脉

颈动脉窦

舌咽神经（CN-IX）：一般感觉

结构	解剖要点	功能意义
舌咽神经	细胞体位于上、下舌咽神经节	上舌咽神经节：包括了介导耳后皮肤感觉的初级感觉神经元。这些细胞的中枢突加入三叉神经脊束和三叉神经脊束核 下舌咽神经节：包含内脏传入纤维的细胞体。传递咽鼓管、舌后1/3、扁桃体和上咽的触觉与痛、温觉
舌咽神经次级神经元	穿过延髓中线，上升到丘脑腹后核 第三级神经元投射到中央后回	同样的途径也可能传递触觉和压力觉，对呕吐反射至关重要

舌咽神经（CN-Ⅸ）：一般感觉（续）

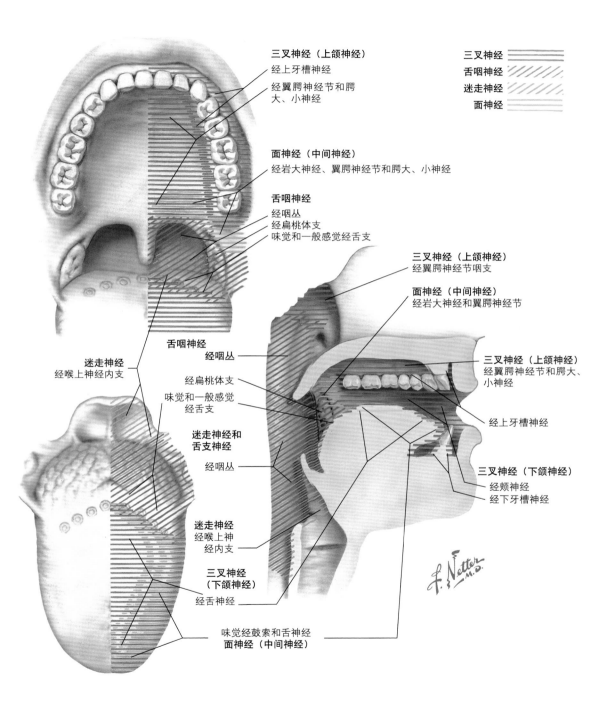

三叉神经（上颌神经）
经上牙槽神经
经翼腭神经节和腭
大、小神经

面神经（中间神经）
经岩大神经、翼腭神经节和腭大、小神经

舌咽神经
经咽丛
经扁桃体支
味觉和一般感觉经舌支

迷走神经
经喉上神经内支

舌咽神经
经咽丛
经扁桃体支
味觉和一般感觉
经舌支

迷走神经和
舌支神经
经咽丛

迷走神经
经喉上神
经内支

三叉神经
（下颌神经）
经舌神经

味觉经鼓索和舌神经
面神经（中间神经）

三叉神经
舌咽神经
迷走神经
面神经

三叉神经（上颌神经）
经翼腭神经节咽支

面神经（中间神经）
经岩大神经和翼腭神经节

三叉神经（上颌神经）
经翼腭神经节和腭大、
小神经

经上牙槽神经

三叉神经（下颌神经）
经颊神经
经下牙槽神经

迷走神经（CN-X）

结构	解剖要点	功能意义
迷走神经	从延髓发出数个细小神经根，然后汇成2根，经颈静脉孔出颅 在颈部，迷走神经位于颈内静脉和颈内动脉之间	鳃运动——咽部横纹肌（舌腭肌）、喉、软腭肌肉（除腭帆张肌和茎突咽肌） 内脏运动——咽、喉、胸、腹腔内脏平滑肌及腺体 一般感觉——耳后、外耳道皮肤、外鼓膜的感觉 一般内脏感觉——由内脏神经纤维传入 特殊内脏感觉——由会厌周围的味蕾传入
上（颈静脉部）、下（结节部）迷走神经节	迷走神经的两个感觉神经节，位于颈静脉孔的神经上 下节有与副神经相伴行的疑核纤维加入	上（颈静脉部）神经节包含发出一般感觉传入纤维的细胞 下（结节部）神经节包含发出一般和特殊内脏感觉传入纤维的细胞
背侧运动核	迷走神经的节前交感神经细胞体，接受来自下丘脑、嗅觉系统、网状结构、孤束核的神经传入	迷走神经的分泌中心（内脏运动）发出副交感节前纤维至节后细胞，后者支配胸腹腔所有内脏，最远可到左结肠（脾）曲
孤束核	内脏感觉传入孤束核，投射到网状结构、下丘脑和丘脑	头端（味觉核）接收从面神经和舌咽神经传递的味觉（特殊内脏感觉） 尾部主要接受迷走神经的一般内脏传入
喉返神经和喉内神经	喉内、外部共同形成喉上神经，加入迷走神经向上走行，至迷走神经下神经节	喉内神经——喉（远达声带）的内脏感觉传入 喉外神经——环甲肌的运动 喉返神经——所有喉部肌肉的运动（除了环甲肌），来自声带下方喉头和上段气管黏膜的内脏感觉传入
耳支	进入迷走神经上神经节	传递耳部感觉

迷走神经（CN-X）（续）

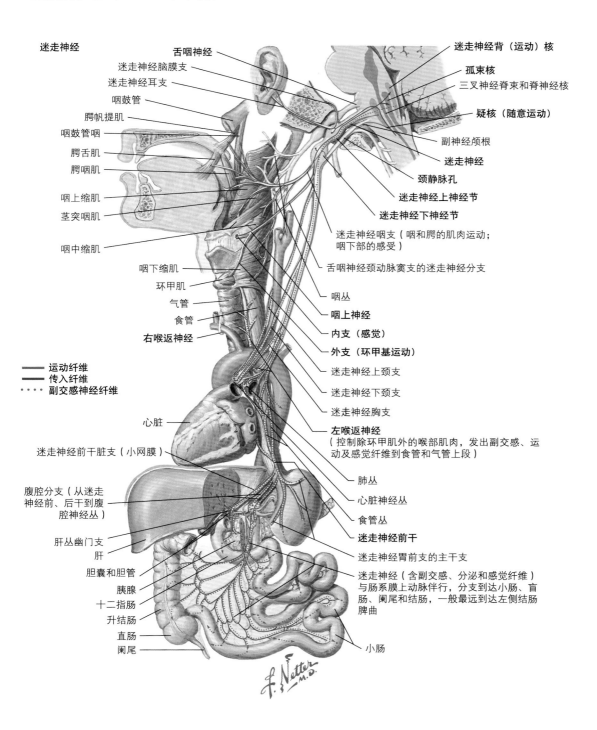

迷走神经

舌咽神经

迷走神经脑膜支

迷走神经耳支

咽鼓管

腭帆提肌

咽鼓管咽

腭舌肌

腭咽肌

咽上缩肌

茎突咽肌

咽中缩肌

咽下缩肌

环甲肌

气管

食管

右喉返神经

—— 运动纤维

—— 传入纤维

‥‥‥ 副交感神经纤维

心脏

迷走神经前干脏支（小网膜）

腹腔分支（从迷走神经前、后干到腹腔神经丛）

肝丛幽门支

肝

胆囊和胆管

胰腺

十二指肠

升结肠

直肠

阑尾

迷走神经背（运动）核

孤束核

三叉神经脊束和脊神经核

疑核（随意运动）

副神经颅根

迷走神经

颈静脉孔

迷走神经上神经节

迷走神经下神经节

迷走神经咽支（咽和腭的肌肉运动；咽下部的感受）

舌咽神经颈动脉窦支的迷走神经分支

咽丛

咽上神经

内支（感觉）

外支（环甲基运动）

迷走神经上颈支

迷走神经下颈支

迷走神经胸支

左喉返神经
（控制除环甲肌外的喉部肌肉，发出副交感、运动及感觉纤维到食管和气管上段）

肺丛

心脏神经丛

食管丛

迷走神经前干

迷走神经胃前支的主干支

迷走神经（含副交感、分泌和感觉纤维）与肠系膜上动脉伴行，分支到达小肠、盲肠、阑尾和结肠，一般最远到达左侧结肠脾曲

小肠

副神经（CN-XI）

结构	解剖要点	功能意义
副神经	副神经有颅根和脊髓根（均为运动神经），相伴进入颈静脉孔	控制斜方肌和胸锁乳突肌（SCM）
脊髓根	下运动神经元位于脊髓节段 C_{1-5} 轴突通过枕骨大孔上行，出颈静脉孔，到达支配的肌肉	根治性颈癌手术通常需要切除颈部淋巴结。因为它们与副神经密切相关，这种神经损伤是常见的，导致肩下垂，头转向正常侧（SCM）
颅根	胞体位于疑核尾侧部 轴突加入副神经的脊神经根 通过颈静脉孔，和迷走神经共同组成喉返神经的运动支	可能参与了运动神经元病、小儿麻痹、延髓空洞症

副神经（CN-XI）（续）

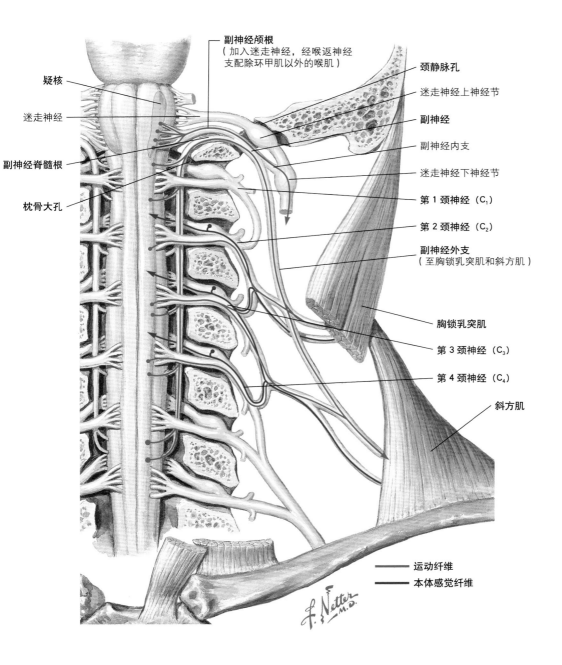

疑核

迷走神经

副神经脊髓根

枕骨大孔

副神经颅根
（加入迷走神经，经喉返神经
支配除环甲肌以外的喉肌）

颈静脉孔

迷走神经上神经节

副神经

副神经内支

迷走神经下神经节

第 1 颈神经（C$_1$）

第 2 颈神经（C$_2$）

副神经外支
（至胸锁乳突肌和斜方肌）

胸锁乳突肌

第 3 颈神经（C$_3$）

第 4 颈神经（C$_4$）

斜方肌

—— 运动纤维

—— 本体感觉纤维

舌下神经（CN-XII）

结构	解剖要点	功能意义
舌下神经	皮质延髓纤维下降至对侧舌下神经核	控制所有舌肌的运动，除了迷走神经支配的舌腭肌
舌下神经	轴突于橄榄和锥体之间出脑（橄榄前沟），数个小神经根混合成一个神经根，通过舌下神经孔（枕髁前）出颅	神经完全中断导致同侧舌侧瘫痪，伴有萎缩和肌肉 肌束震颤（下运动神经元病变）
舌下神经	在外侧向下走行在颈内动脉和颈内静脉之间，呈袢绕过舌骨前下方，支配舌	颈部手术偶尔受损 少数情况下，颈动脉瘤可能会压迫舌下神经

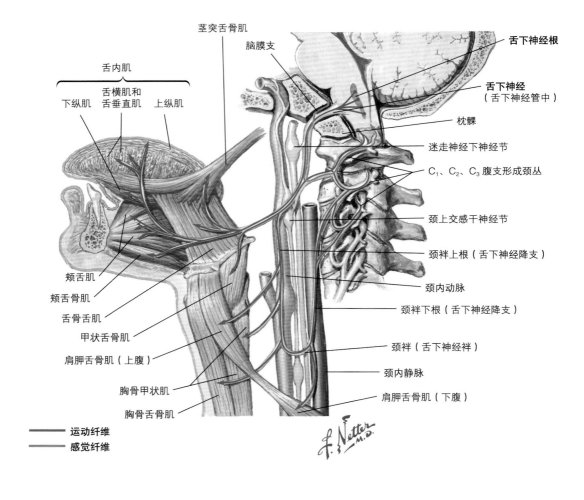

运动纤维
感觉纤维

第十五章
主要的感觉和运动传导通路

脊髓通路

脊髓的白质分为后索（位于每一脊髓横断面图的顶部）、前索（位于每一脊髓横断面图的底部）和侧索（位于每一脊髓横断面图的双侧）。每一脊髓横断面的白质均包含多种神经纤维束。

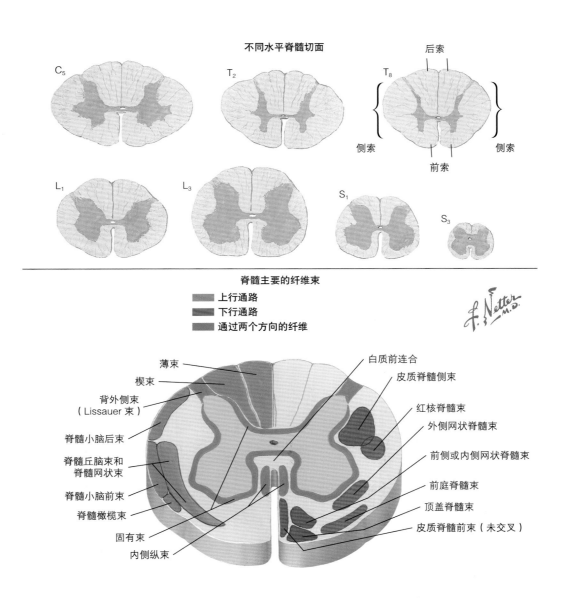

不同水平脊髓切面

脊髓主要的纤维束

■ 上行通路
■ 下行通路
■ 通过两个方向的纤维

脊髓灰质的细胞构筑

结构	解剖要点	功能意义
灰质	断面呈蝴蝶形状 可分为背角、中间带和腹角	灰质内含有许多神经元的胞体（例如位于灰质前角的下运动神经元） 在肌萎缩性脊髓侧索硬化症患者中，这些神经细胞会出现退化
背角	由于颈膨大和腰膨大节段灰质内分布有与上肢和下肢相联系的神经元，因此背角比较发达	是主要感觉的处理区
中央灰质	在脊髓的 $T_1{\sim}L_2$ 和 S_{2-4} 节段可以看到侧角	含有交感（$T_1{\sim}L_2$）和副交感（S_{2-4}）的节前神经元
腹角	由于颈膨大和腰膨大节段灰质内分布有与上肢和下肢相联系的神经元，因此腹角也比较发达	前角细胞（下运动神经元）位于此区
Rexed 板层	是一种脊髓灰质细胞构筑的分类系统	是目前描述脊髓神经元分组最准确和应用最广泛的方法
Clark 背核	细胞柱位于Ⅶ层的内侧部分 该核周界清晰，始于 C_8 水平 发出轴突进入同侧的脊髓小脑后束	接受除头颈以外所有后根神经纤维的侧支投射 与腿和躯干下部的功能相关

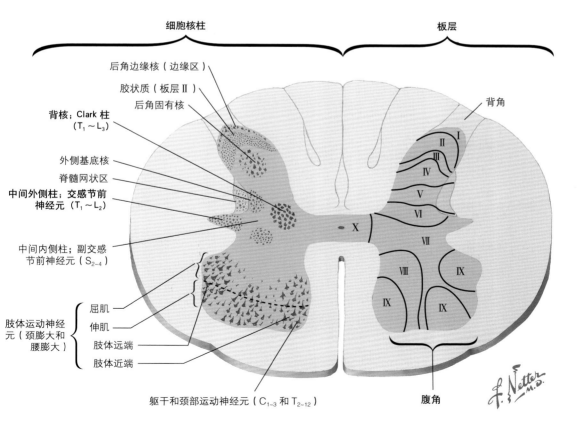

奈特简明神经解剖图谱 **239**

脊髓平面：颈

第 2 颈髓节段

薄束
楔束
背外侧束（Lissauer 区）
脊髓小脑后束
脊髓小脑吻侧束
皮质脊髓侧束
红核脊髓束
脊髓小脑前束
前外侧系统（脊髓丘脑束和脊髓网状束）
网状脊髓外侧束（延髓）
前庭脊髓外侧束
网状脊髓内侧束
皮质脊髓前束
内侧纵束（前庭脊髓内侧束、间质脊髓束和顶盖脊髓束）
白质前连合

胶状质
后角固有核
脊髓副神经核
前角

第 7 颈髓节段

薄束
楔束
背外侧束（Lissauer 区）
脊髓小脑后束
脊髓小脑吻侧束
皮质脊髓侧束
红核脊髓束
脊髓小脑前束
前外侧系统（脊髓丘脑束和脊髓网状束）
网状脊髓外侧束（延髓）
前庭脊髓外侧束
网状脊髓内侧束
白质前连合
内侧纵束
皮质脊髓前束

I
II
III
IV
V
VI
VII
IX
IX
VIII
X

下行的单胺类轴突（去甲肾上腺素能、色胺类）
丘脑及脑干下行至脊髓的纤维
边缘区
胶状质
后角固有核
中央灰质
前角下运动神经元

J. Perkins
MS, MFA

脊髓平面：胸

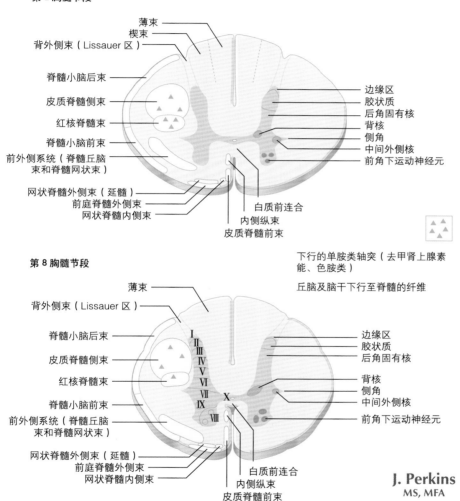

第 2 胸髓节段

薄束
楔束
背外侧束（Lissauer 区）
脊髓小脑后束
皮质脊髓侧束
红核脊髓束
脊髓小脑前束
前外侧系统（脊髓丘脑束和脊髓网状束）
网状脊髓外侧束（延髓）
前庭脊髓外侧束
网状脊髓内侧束

边缘区
胶状质
后角固有核
背核
侧角
中间外侧核
前角下运动神经元
白质前连合
内侧纵束
皮质脊髓前束

下行的单胺类轴突（去甲肾上腺素能、色胺类）

丘脑及脑干下行至脊髓的纤维

第 8 胸髓节段

薄束
背外侧束（Lissauer 区）
脊髓小脑后束
皮质脊髓侧束
红核脊髓束
脊髓小脑前束
前外侧系统（脊髓丘脑束和脊髓网状束）
网状脊髓外侧束（延髓）
前庭脊髓外侧束
网状脊髓内侧束

I
II
III
IV
V
VI
VII
IX
VIII
X

边缘区
胶状质
后角固有核
背核
侧角
中间外侧核
前角下运动神经元
白质前连合
内侧纵束
皮质脊髓前束

J. Perkins
MS, MFA

脊髓平面：腰

第 1 腰髓节段

薄束

背外侧束（Lissauer 区）

脊髓小脑后束
皮质脊髓侧束
红核脊髓束
脊髓小脑前束
前外侧系统（脊髓丘脑
束和脊髓网状束）

网状脊髓外侧束（延髓）
前庭脊髓外侧束
网状脊髓内侧束

边缘区
胶状质
后角固有核
背核
侧角
中间外侧核
前角下运动神经元

白质前连合
内侧纵束
皮质脊髓前束

下行的单胺类轴突（去甲肾上腺素
能、色胺类）

丘脑及脑干下行至脊髓的纤维

第 3 腰髓节段

薄束

背外侧束（Lissauer 区）

脊髓小脑后束
皮质脊髓侧束
红核脊髓束

脊髓小脑前束
前外侧系统（脊髓丘脑
束和脊髓网状束）

I II III
IV
V
VI
VII
IX VIII
IX IX
X

边缘区
胶状质
后角固有核

背核

前角下运动神经元

网状脊髓外侧束（延髓）
前庭脊髓外侧束
网状脊髓内侧束

白质前连合
内侧纵束
皮质脊髓前束

J. Perkins
MS, MFA

脊髓平面：骶

第 1 骶髓节段

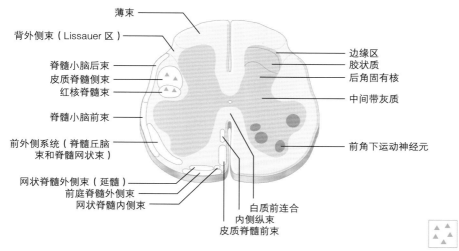

薄束

背外侧束（Lissauer 区）

脊髓小脑后束
皮质脊髓侧束
红核脊髓束

脊髓小脑前束

前外侧系统（脊髓丘脑
束和脊髓网状束）

网状脊髓外侧束（延髓）
前庭脊髓外侧束
网状脊髓内侧束

边缘区
胶状质
后角固有核

中间带灰质

前角下运动神经元

白质前连合
内侧纵束
皮质脊髓前束

下行的单胺类轴突（去甲肾上腺素
能、色胺类）

丘脑及脑干下行至脊髓的纤维

第 3 骶髓节段

薄束

背外侧束（Lissauer 区）

I II
III
IV
V
VII VI X
IX VIII
IX IX

脊髓小脑后束
皮质脊髓侧束
红核脊髓束

脊髓小脑前束

前外侧系统（脊髓丘脑
束和脊髓网状束）

网状脊髓外侧束（延髓）
前庭脊髓外侧束
网状脊髓内侧束

边缘区
胶状质
后角固有核

骶副交感神经核

前角下运动神经元

白质前连合
内侧纵束
皮质脊髓前束

J. Perkins
MS, MFA

大脑皮质传出通路

Brodmann 分区	神经纤维投射至	解剖要点
4 区和 6 区（运动皮质和运动前区皮质）	基底神经节（尾状核、壳核） 丘脑：腹前核（VA）、腹外侧核（VL） 红核 脑桥核 运动性脑神经核（双侧） 脊髓前角	皮质纹状体投射 皮质丘脑投射 皮质红核投射 皮质脑桥投射 双侧的皮质延髓束 大部分对侧的皮质脊髓束
3 区、1 区和 2 区（感觉皮质）	次级感觉神经核 丘脑	调节内侧丘系的投射
8 区（额眼区）	上丘 脑干的水平（脑桥旁正中网状结构）和垂直凝视中心 Cajal 间位核	协调眼球的随意运动和相关联的头部活动

大脑皮质传出通路（续）

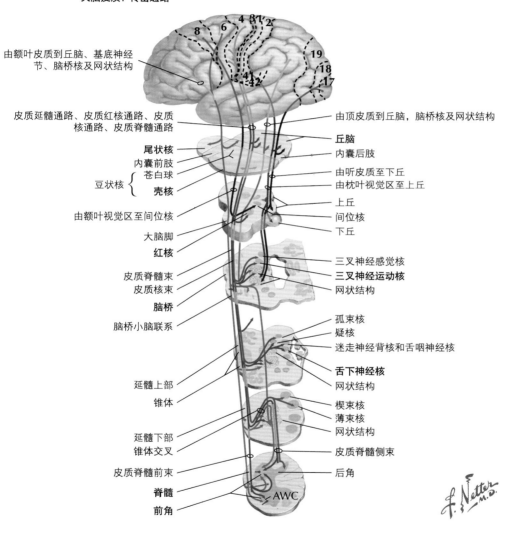

大脑皮质：传出通路

由额叶皮质到丘脑、基底神经
节、脑桥核及网状结构

皮质延髓通路、皮质红核通路、皮质
核通路、皮质脊髓通路

尾状核
内囊前肢
苍白球
壳核
豆状核

由额叶视觉区至间位核

大脑脚

红核

皮质脊髓束
皮质核束

脑桥

脑桥小脑联系

延髓上部
锥体

延髓下部
锥体交叉

皮质脊髓前束

脊髓
前角

由顶皮质到丘脑，脑桥核及网状结构
丘脑
内囊后肢

由听皮质至下丘
由枕叶视觉区至上丘

上丘
间位核
下丘

三叉神经感觉核
三叉神经运动核
网状结构

孤束核
疑核
迷走神经背核和舌咽神经核
舌下神经核
网状结构

楔束核
薄束核
网状结构

皮质脊髓侧束

后角

AWC

皮质延髓通路

结构	解剖要点	功能意义
皮质延髓束	主要起源于中央前回和中央后回	投射至感觉性中继核、网状结构和一些特定的脑神经运动核
感觉性中继核	包括： • 薄束核 • 楔束核 • 三叉神经感觉核 • 孤束核	将外周的感觉信息传递至更高一级的皮质中枢
皮质网状纤维	投射至双侧： • 延髓巨细胞网状核 • 脑桥嘴侧网状核	在唤醒和清醒状态的保持中起重要作用
皮质延髓束纤维投射至运动性脑神经	大部分投射至双侧： • 喉肌 • 咽肌 • 腭肌 • 咀嚼肌 • 眼外肌 • 上面部肌肉（此处肌肉不受一侧皮质延髓束单独支配）	双侧皮质延髓束病损后会引起假性延髓麻痹 症状主要包括咀嚼无力、吞咽困难、呼吸困难、发声障碍，无肌肉萎缩

皮质延髓通路（续）

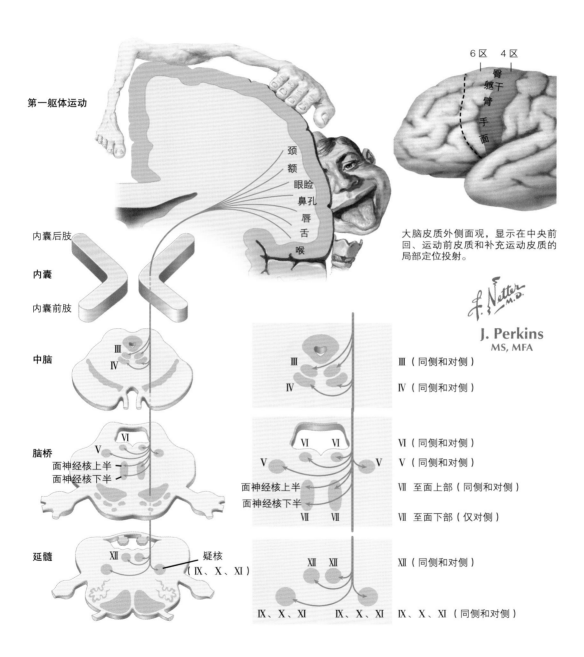

第一躯体运动

颈
额
眼睑
鼻孔
唇
舌
喉

6区 4区

臀
躯干
臂
手
面

大脑皮质外侧面观，显示在中央前回、运动前皮质和补充运动皮质的局部定位投射。

J. Perkins
MS, MFA

内囊后肢

内囊

内囊前肢

中脑

III
IV

III （同侧和对侧）

IV （同侧和对侧）

脑桥

VI
V
面神经核上半
面神经核下半

VI VI   VI （同侧和对侧）

V   V   V （同侧和对侧）

面神经核上半   VII 至面上部（同侧和对侧）

面神经核下半

VII VII   VII 至面下部（仅对侧）

延髓

XII
疑核
（IX、X、XI）

XII XII   XII （同侧和对侧）

IX、X、XI   IX、X、XI   IX、X、XI （同侧和对侧）

皮质脊髓束

解剖要点	功能意义
起源于第一躯体运动皮质（4区）、运动前皮质（6区）、中央后回（3a区、3b区、1区、2区）和顶叶皮质（5区）	人类最大的神经下行传导系统，其神经纤维数量 >1 000 000 70% 的神经纤维是有髓纤维
穿过放射冠、内囊、大脑脚、脑桥基底部和延髓锥体	这些部位的小穿支血管堵塞会导致腔隙性脑梗死，可引起对侧轻偏瘫
90% 的皮质脊髓束在锥体交叉处交叉，至对侧皮质脊髓侧束下行 皮质脊髓侧束与同侧脊髓灰质前角细胞形成突触	锥体部位的梗死和肿瘤会引起同侧舌麻痹，对侧轻偏瘫
10% 的皮质脊髓束不交叉下行 大部分不交叉的皮质脊髓束下行延续为皮质脊髓前束，在颈椎节段交叉至对侧，与对侧前角细胞形成突触，支配臂部和颈部肌肉	在临床上，很难明确诊断皮质脊髓前束损伤

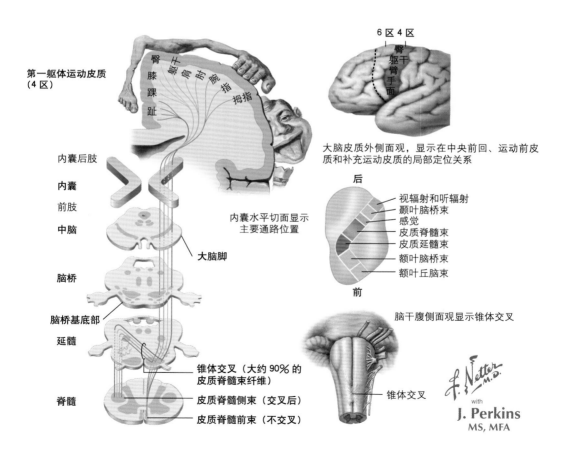

第一躯体运动皮质（4区）

内囊后肢
内囊
前肢
中脑
脑桥
脑桥基底部
延髓
脊髓

大脑脚

锥体交叉（大约90%的皮质脊髓束纤维）
皮质脊髓侧束（交叉后）
皮质脊髓前束（不交叉）

内囊水平切面显示主要通路位置

6区 4区
臀 躯干 肩 肘 腕 指 拇指 面

大脑皮质外侧面观，显示在中央前回、运动前皮质和补充运动皮质的局部定位关系

后
视辐射和听辐射
颞叶脑桥束
感觉
皮质脊髓束
皮质延髓束
额叶脑桥束
额叶丘脑束
前

脑干腹侧面观显示锥体交叉

锥体交叉

红核脊髓束

解剖要点	功能意义
起源于红核内的神经细胞，其纤维在被盖腹侧交叉至对侧	红核损伤会导致红核震颤（翼摆性震颤）
在皮质脊髓侧束的前方下行 纤维终于脊髓前角细胞	控制屈肌群的肌张力

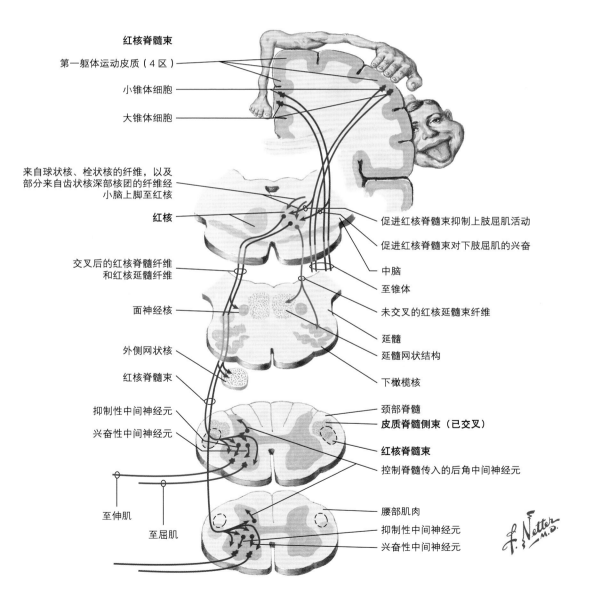

红核脊髓束

第一躯体运动皮质（4区）

小锥体细胞

大锥体细胞

来自球状核、栓状核的纤维，以及部分来自齿状核深部核团的纤维经小脑上脚至红核

红核

交叉后的红核脊髓纤维和红核延髓纤维

面神经核

外侧网状核

红核脊髓束

抑制性中间神经元

兴奋性中间神经元

至伸肌

至屈肌

促进红核脊髓束抑制上肢屈肌活动

促进红核脊髓束对下肢屈肌的兴奋

中脑

至锥体

未交叉的红核延髓束纤维

延髓

延髓网状结构

下橄榄核

颈部脊髓

皮质脊髓侧束（已交叉）

红核脊髓束

控制脊髓传入的后角中间神经元

腰部肌肉

抑制性中间神经元

兴奋性中间神经元

前庭脊髓束

前庭脊髓束和网状脊髓束共同控制肌张力和姿势。

结构	解剖要点	功能意义
前庭脊髓外侧束	起自前庭脊髓外侧核 纤维下行于同侧脊髓侧索前部 终止于同侧脊髓前角细胞	与伸肌相联系，控制肌张力，维持体位和平衡
前庭脊髓内侧束	起自前庭内侧核	主要投射至脊髓颈段，对控制颈部和躯干的运动 神经元起抑制作用

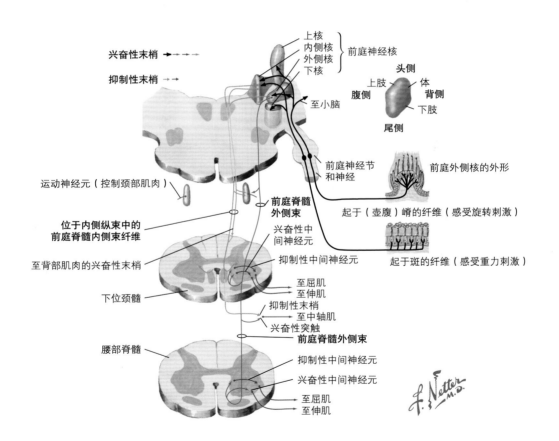

网状脊髓和皮质网状通路

结构	解剖要点	功能意义
脑桥网状脊髓束	在同侧下行 起自脑桥内侧网状结构的神经元（脑桥核尾部和头部）	显著易化伸肌，有强化前庭脊髓外侧束的作用，调节肌张力和姿势
延髓网状脊髓束	在双侧下行 起自延髓网状巨细胞核	显著易化屈肌，具有强化皮质脊髓束和红核脊髓束的作用，调节肌张力和姿势

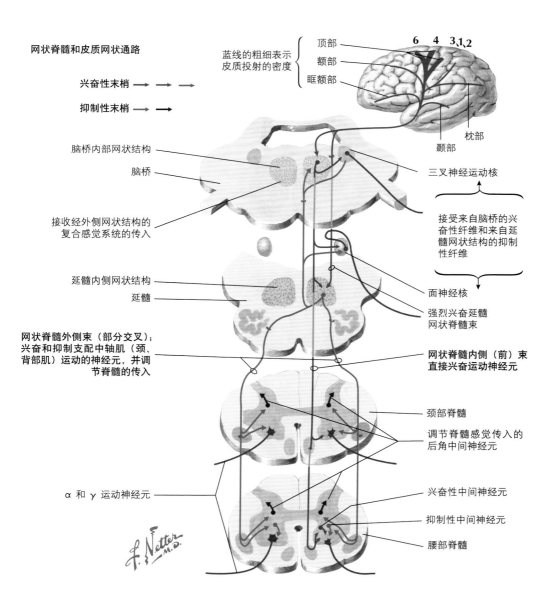

网状脊髓和皮质网状通路

兴奋性末梢 ⟶ ⟶ ⟶

抑制性末梢 ⟶ ⟶

蓝线的粗细表示皮质投射的密度

顶部
额部
眶额部
6 4 3 1 2

枕部
颞部

脑桥内部网状结构

脑桥

三叉神经运动核

接受来自脑桥的兴奋性纤维和来自延髓网状结构的抑制性纤维

接收经外侧网状结构的复合感觉系统的传入

延髓内侧网状结构

延髓

面神经核

强烈兴奋延髓网状脊髓束

网状脊髓外侧束（部分交叉）；兴奋和抑制支配中轴肌（颈、背部肌）运动的神经元，并调节脊髓的传入

网状脊髓内侧（前）束直接兴奋运动神经元

颈部脊髓

调节脊髓感觉传入的后角中间神经元

α 和 γ 运动神经元

兴奋性中间神经元

抑制性中间神经元

腰部脊髓

顶盖脊髓束和内侧纵束

结构	解剖要点	功能意义
顶盖脊髓束	起自上丘 在被盖部交叉至对侧内侧纵束下行 大部分终止于脊髓上 4 个节段	与调节反射和视觉跟踪有关，并根据视觉传入信息调整头颈运动
中介脊髓束	起自 Cajal 间位核 在同侧内侧纵束下行	终止于脊髓下运动神经元，支配躯干中轴肌的旋转运动

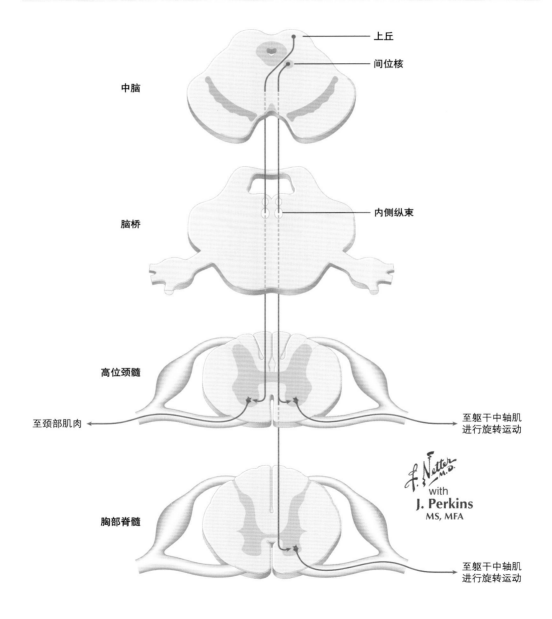

脊髓的上行传导通路

结构	解剖要点	功能意义
无髓鞘和小髓鞘轴突	终止于脊髓的板层 I 和 V	脊髓丘脑束由此起源
有髓轴突	至脊髓后柱上行	传导振动觉和位置觉

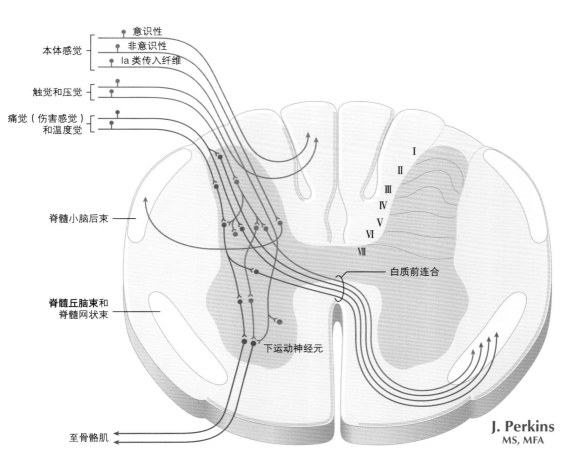

本体感觉 意识性 非意识性 Ia 类传入纤维

触觉和压觉

痛觉（伤害感觉）和温度觉

I II III IV V VI VII

脊髓小脑后束

白质前连合

脊髓丘脑束和 脊髓网状束

下运动神经元

至骨骼肌

J. Perkins
MS, MFA

背侧柱系统

结构	解剖要点	功能意义
有髓轴突	进入脊髓后索，来自下肢的冲动经薄束上传（后索内侧），来自上肢的冲动经楔束上传（后索外侧），到延髓薄束核和楔束核	传导触觉、压觉、振动觉 背侧柱系统损伤（维生素 B_{12} 缺乏、多发性硬化症）会导致共济失调
第二级神经元	薄束核和楔束核的神经元发出轴突越过正中线，形成内弓状纤维 交叉后的纤维上行形成内侧丘系 内侧丘系上行投射至丘脑腹后外侧核	传导触觉、压觉、振动觉 丘脑梗死会导致对侧肢体麻痹 会导致对侧肢体疼痛综合征
第三级神经元	丘脑腹后外侧核发出纤维经内囊后肢，终于感觉皮质	皮质梗死会导致皮质觉丧失，包括皮肤书写觉、实体觉

背侧柱系统（续）

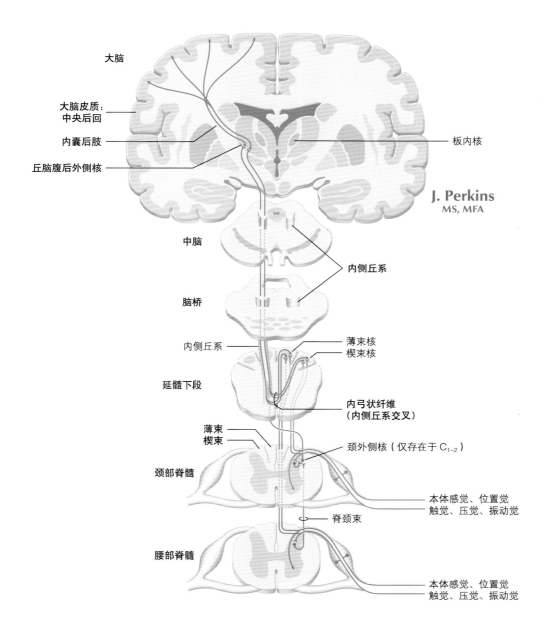

大脑

大脑皮质：
中央后回

内囊后肢

丘脑腹后外侧核

板内核

J. Perkins
MS, MFA

中脑

内侧丘系

脑桥

内侧丘系

薄束核
楔束核

延髓下段

内弓状纤维
（内侧丘系交叉）

薄束
楔束

颈外侧核（仅存在于 $C_{1\sim2}$）

颈部脊髓

本体感觉、位置觉
触觉、压觉、振动觉

脊颈束

腰部脊髓

本体感觉、位置觉
触觉、压觉、振动觉

脊髓丘脑束和脊髓网状束

- 由于神经纤维会上升或下降 1 个脊髓节段再交叉至对侧，因此单侧脊髓丘脑束受损会导致低于病变 1 个脊髓节段以下的对侧肢体痛、温觉丧失。
- 单侧的脊髓病变不会显著影响肛门 – 生殖器区域感觉。

结构	解剖要点	功能意义
外周痛、温觉感受器	经中枢轴突进入 Lissauer 束	小纤维神经病变会导致足部疼痛
板层 I 、IV 和 V 的神经元	发出轴突经白质前连合交叉至对侧	脊髓中央水管扩张会影响这些纤维，导致相应节段部位出现痛、温觉丧失
脊髓丘脑束	至对侧形成脊髓丘脑束上行 背外侧纤维定位于下半身，腹内侧纤维定位于上肢和颈部	此传导束被压迫会影响病变下几个节段相应部位的痛、温觉
脊髓网状束	伴随脊髓丘脑束一起上行 投射至脑干网状结构、丘脑和皮质	对慢性疼痛和剧烈疼痛的相关信息进行处理

脊髓丘脑束和脊髓网状束（续）

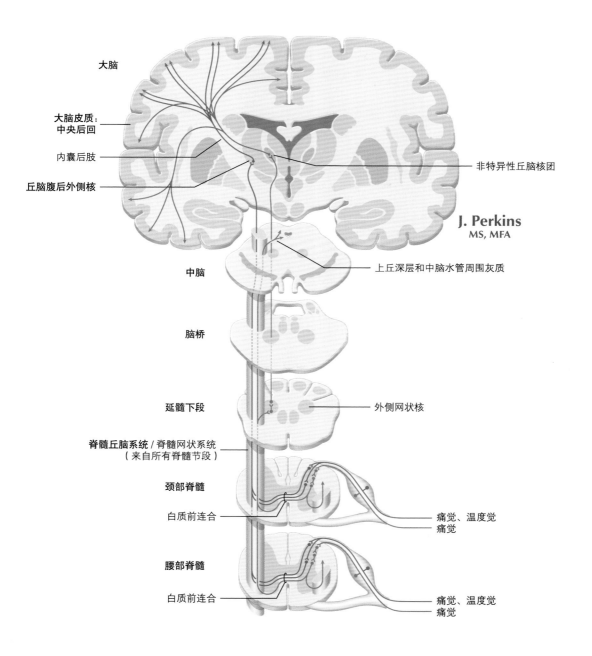

大脑

大脑皮质：
中央后回

内囊后肢

丘脑腹后外侧核

非特异性丘脑核团

J. Perkins
MS, MFA

中脑

上丘深层和中脑水管周围灰质

脑桥

延髓下段

外侧网状核

脊髓丘脑系统 / 脊髓网状系统
（来自所有脊髓节段）

颈部脊髓

白质前连合

痛觉、温度觉
痛觉

腰部脊髓

白质前连合

痛觉、温度觉
痛觉

脊髓小脑通路

- 脊髓小脑后束和楔小脑束均在同侧上升。
- 脊髓小脑前束左右交叉两次，一次在白质前连合，一次在小脑，最终投射至同侧小脑。

结构	解剖要点	功能意义
脊髓小脑前束	经白质前连合交叉至对侧，上升至小脑上脚（结合臂） 在小脑内再次交叉至对侧小脑皮质	来自下半身 Golgi 腱器官的冲动，经 I b 纤维传入脊髓，并形成脊髓小脑前束 来自上半身 Golgi 腱器官的冲动，经 I b 纤维传入脊髓后，经脊髓小脑吻侧束上传
脊髓小脑后束	纤维投射至同侧的 Clarke 柱 从 Clarke 柱发出的轴突仍在同侧侧索上升形成脊髓小脑后束 上升经小脑下脚进入小脑	来自 T_6 以下肌梭、Golgi 腱器官的冲动，经 I a、I b 和 II 类纤维传入脊髓 来自上半身肌梭、Golgi 腱器官的冲动，也经 I a、I b 和 II 类纤维传入脊髓后，经楔小脑束上传
楔小脑束	颈部背根纤维投射至同侧楔束副核 从楔束副核第二级神经元发出的纤维形成楔小脑束 在同侧侧索上行，与脊髓小脑后束一起进入小脑	C_8 节段以上没有 Clarke 柱，由楔束副核代替 来自下半身的冲动经脊髓小脑后束上传

脊髓小脑通路（续）

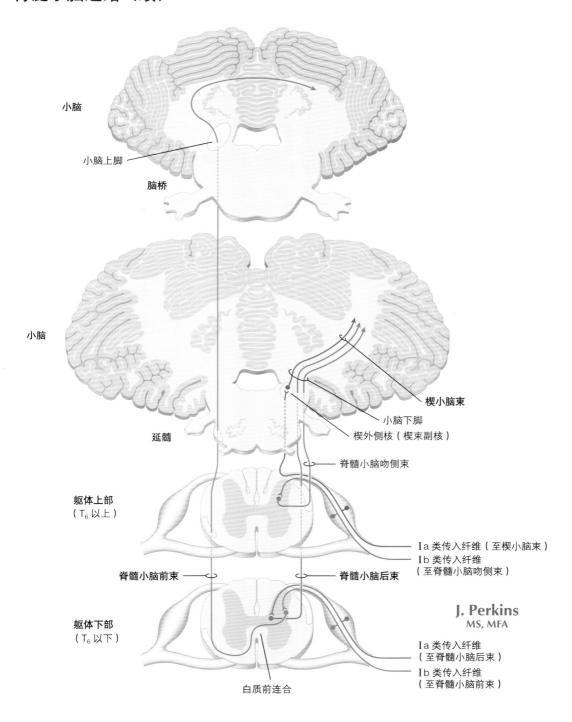

小脑

小脑上脚

脑桥

小脑

延髓

楔小脑束

小脑下脚

楔外侧核（楔束副核）

脊髓小脑吻侧束

躯体上部
（T₆ 以上）

Ia 类传入纤维（至楔小脑束）
Ib 类传入纤维
（至脊髓小脑吻侧束）

脊髓小脑前束

脊髓小脑后束

J. Perkins
MS, MFA

躯体下部
（T₆ 以下）

Ia 类传入纤维
（至脊髓小脑后束）
Ib 类传入纤维
（至脊髓小脑前束）

白质前连合

脊髓小脑的突触通路

初级躯体感觉轴突传递来自以下的感觉信息：

• 肌梭。

• Golgi 腱器官。

• 触压觉感受器。

结构	解剖要点	功能意义
脊髓小脑前、后束	纤维经后根进入脊髓 传递信息至同侧小脑	传递 T_6 以下的感觉信息
脊髓小脑吻侧束和楔外侧束	纤维经后根进入脊髓 传递信息至同侧小脑	传递 T_6 以上的感觉信息

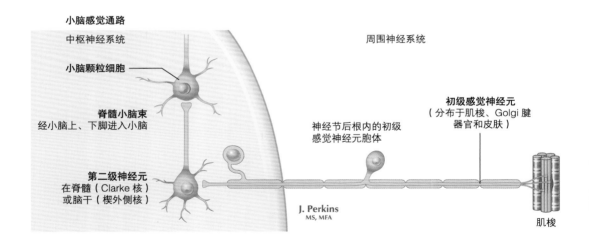

小脑感觉通路

中枢神经系统

周围神经系统

小脑颗粒细胞

脊髓小脑束
经小脑上、下脚进入小脑

第二级神经元
在脊髓（Clarke 核）
或脑干（楔外侧核）

神经节后根内的初级
感觉神经元胞体

初级感觉神经元
（分布于肌梭、Golgi 腱
器官和皮肤）

J. Perkins
MS, MFA

肌梭

中缝核和 5- 羟色胺通路

- 5- 羟色胺至中枢神经系统的主要来源。
- 对睡眠和觉醒起重要作用。

结构	解剖要点
中缝背核	发出纤维上行投射至黑质、外侧膝状体、梨状叶（前内侧颞叶）、嗅球、杏仁核复合体 发出纤维下行投射至蓝斑和围绕小脑上脚的臂旁核
脑桥中缝中央上核	发出纤维上行投射至脚间核、乳头体、海马结构 发出纤维下行投射至小脑（经小脑中脚）、蓝斑、脑桥网状结构
脑桥中缝核	发出纤维投射至脑干和脊髓
中缝大核	发出纤维经背侧纵束投射至迷走神经运动背核、孤束核、三叉神经脊束核、脊髓（胶状质）
中缝苍白核和隐核	发出纤维投射至脊髓

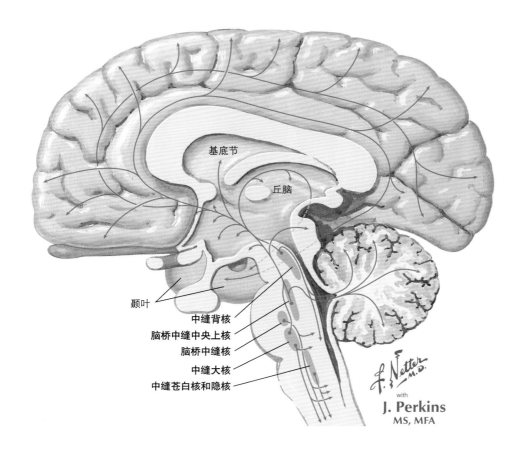

基底节

丘脑

颞叶

中缝背核
脑桥中缝中央上核
脑桥中缝核
中缝大核
中缝苍白核和隐核

with

J. Perkins
MS, MFA

蓝斑（去甲肾上腺素能通路）

- 提供中枢神经系统中的大部分去甲肾上腺素能神经支配。
- 推测在调节呼吸和快动眼睡眠中起重要作用。

结构	解剖要点
蓝斑（色素核）	是脑桥上部的小核团，位于第四脑室上部的室周灰质附近
下行通路	纤维在前索和侧索内下行，大部分不交叉至对侧，终于脊髓灰质的前角，中间带和后角的腹侧部分
上行通路	纤维上行经过中脑、内侧纵束的外侧和中央灰质的腹外侧 在间脑的尾侧，纤维进入前脑内侧束，经过乳头体脚，投至并穿过下丘脑的外侧 纤维与前连合吻侧相连续，广泛投射于间脑和端脑 髓纹纤维向尾侧投射，至丘脑中线 髓纹纤维还投射至杏仁核复合体 大部分的吻侧纤维是由前脑内侧束至外囊、额皮质的纤维组成

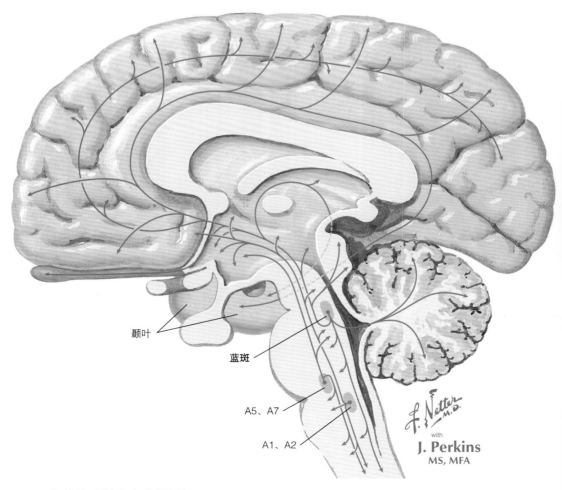

颞叶

蓝斑

A5、A7

A1、A2

with

J. Perkins
MS, MFA

第十六章
网状结构

概述

- 脑干中，除了明显的脑神经核、中继核和长的纤维束外，尚有大小不等的神经元团块和神经纤维弥散分布，组成网状结构。它自延髓锥体交叉上方，向上延伸至中脑吻侧，并与丘脑底部的未定带和丘脑核团相续。
- 网状结构中，神经纤维相互交织排列呈网状，神经核团散在嵌于其中。
- 网状结构的神经元可被多种刺激信息激活，发挥广泛的调节作用。它们参与调节的生理功能包括：感觉、疼痛和躲避反应、条件反射和习服、觉醒、复杂动机、快速眼动睡眠、眼球运动、呼吸、运动。

结构	解剖要点	功能意义
外侧核群	包括： • 位于延髓的外侧网状核 • 位于延髓和脑桥的小细胞网状核 • 位于脑桥和中脑的臂旁核和脚桥核 • 位于中脑的楔形核和下楔形核	调节躯体运动和内脏活动
内侧核群	包括： • 位于延髓的巨细胞网状核 • 位于脑桥的脑桥尾侧网状核和脑桥吻侧网状核	下行纤维参与调节运动功能，上行纤维参与调节意识和觉醒状态
中缝核群	包括： • 位于延髓的中缝隐核和中缝苍白核 • 位于延髓和脑桥的中缝大核 • 位于中脑的中缝背核和中央上核	尾侧核团参与痛觉机制，吻侧核团参与调节睡眠、觉醒和警戒反应

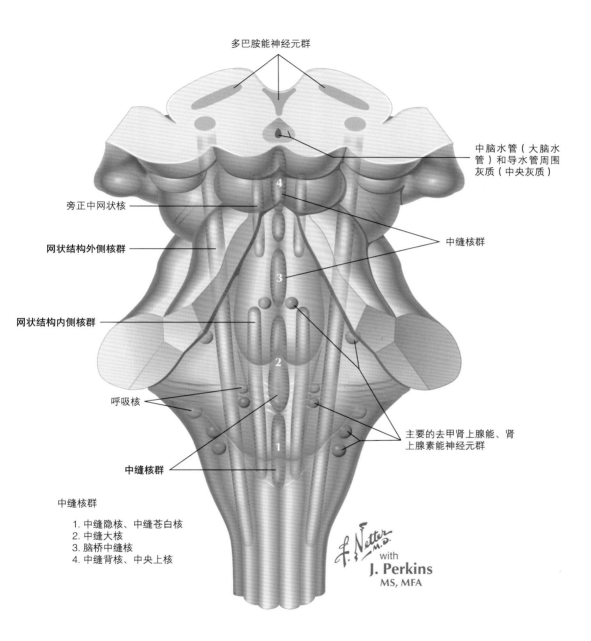

概述（续）

多巴胺能神经元群

中脑水管（大脑水管）和导水管周围灰质（中央灰质）

旁正中网状核

中缝核群

网状结构外侧核群

网状结构内侧核群

呼吸核

主要的去甲肾上腺能、肾上腺素能神经元群

中缝核群

中缝核群

1. 中缝隐核、中缝苍白核
2. 中缝大核
3. 脑桥中缝核
4. 中缝背核、中央上核

网状结构的核团

结构	功能意义
巨细胞网状核	其轴突参与组成网状脊髓束，调节脊髓下运动神经元
脑桥旁正中网状结构（PPRF）	眼球水平侧视中枢
中缝核群	吻侧核团参与组成网状上行激活系统，参与调节睡眠、觉醒和警戒反应
蓝斑	发出上行去甲肾上腺素能纤维，参与调节注意力、情绪、睡眠－觉醒状态

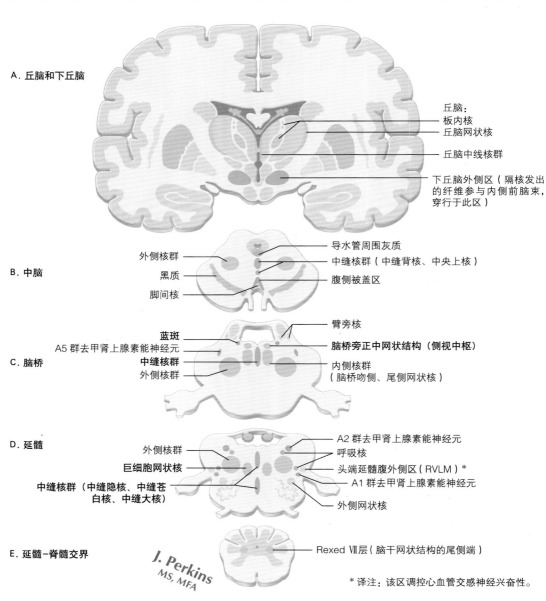

A. 丘脑和下丘脑

丘脑：
板内核
丘脑网状核

丘脑中线核群

下丘脑外侧区（隔核发出的纤维参与内侧前脑束，穿行于此区）

B. 中脑

外侧核群
黑质
脚间核

导水管周围灰质
中缝核群（中缝背核、中央上核）
腹侧被盖区

C. 脑桥

蓝斑
A5 群去甲肾上腺素能神经元
中缝核群
外侧核群

臂旁核
脑桥旁正中网状结构（侧视中枢）
内侧核群（脑桥吻侧、尾侧网状核）

D. 延髓

外侧核群
巨细胞网状核
中缝核群（中缝隐核、中缝苍白核、中缝大核）

A2 群去甲肾上腺素能神经元
呼吸核
头端延髓腹外侧区（RVLM）*
A1 群去甲肾上腺素能神经元
外侧网状核

E. 延髓－脊髓交界

Rexed Ⅶ层（脑干网状结构的尾侧端）

J. Perkins
MS, MFA

* 译注：该区调控心血管交感神经兴奋性。

网状结构主要的传入和传出纤维

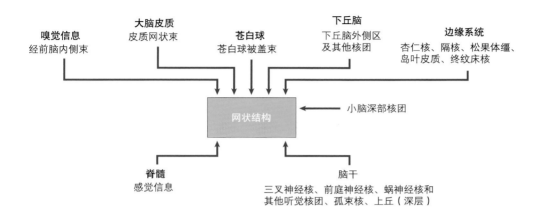

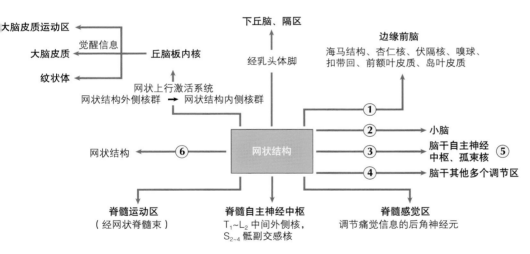

J. Perkins
MS, MFA

对睡眠-觉醒周期的调控

结构	解剖要点	功能意义
最后区	延髓背侧，第四脑室闩的吻侧	参与诱导睡眠，另外此区也包含引起呕吐反射的化学感受器（呕吐中枢）
下丘脑视交叉上核	视交叉背侧，靠近第三脑室腹侧	此区受损可致睡眠–觉醒周期消失
下丘脑视前区	第三脑室吻侧端的室周灰质	接受脑啡肽和内啡肽能的神经纤维，这些神经肽可诱导睡眠
Meynert 基底核	位于前穿质深部的吻侧	阿尔茨海默病（AD）时，此区的胆碱能神经元明显减少

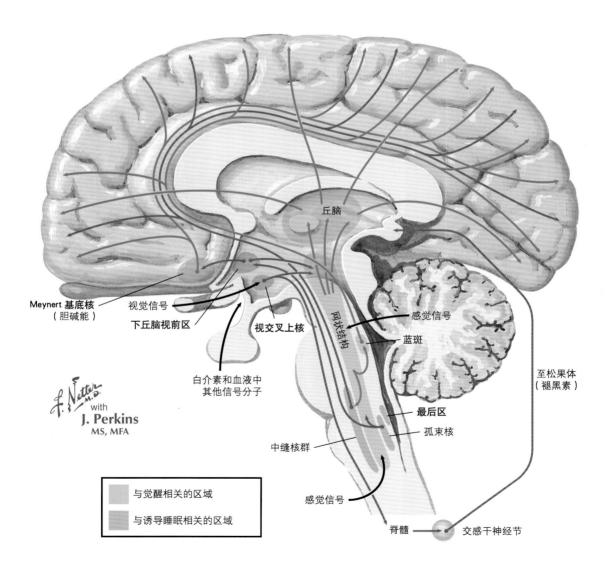

去甲肾上腺素能通路

结构	解剖要点	功能意义
蓝斑	发出 3 条主要的上行通路： • 中央被盖束 • 背侧纵束 • 内侧前脑束	上行纤维参与调节睡眠 – 觉醒状态、选择性注意、情绪
A1~A7 群神经元（被盖外侧去甲肾上腺素能系统）	脑桥和延髓中散在分布的去甲肾上腺能神经元群	至脊髓和脑干的纤维调节交感神经兴奋性；至间脑和端脑的纤维调节睡眠 – 觉醒周期

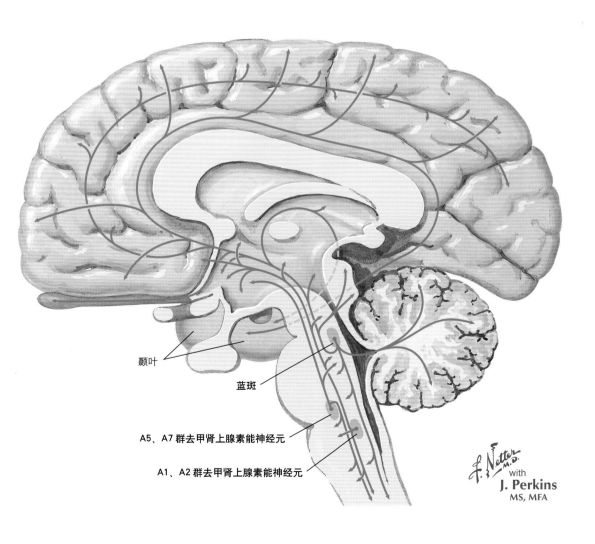

颞叶

蓝斑

A5、A7 群去甲肾上腺素能神经元

A1、A2 群去甲肾上腺素能神经元

5-羟色胺能通路

结构	解剖要点	功能意义
B1~B7 群 5- 羟色胺能神经元	位于延髓、脑桥和中脑中缝核群的 5- 羟色胺能神经元	对多种生理活动具有广泛的调节作用，如睡眠、攻击行为、神经内分泌
中缝背核	发出纤维投射至整个前脑	该区异常可引起多种精神行为障碍，如抑郁症、焦虑症、强迫症
脑桥中缝核、中缝大核、中缝苍白核、中缝隐核	发出纤维投射至小脑、延髓、脊髓	抑制脊髓后角神经元，调节脊髓丘脑束传递痛觉信号

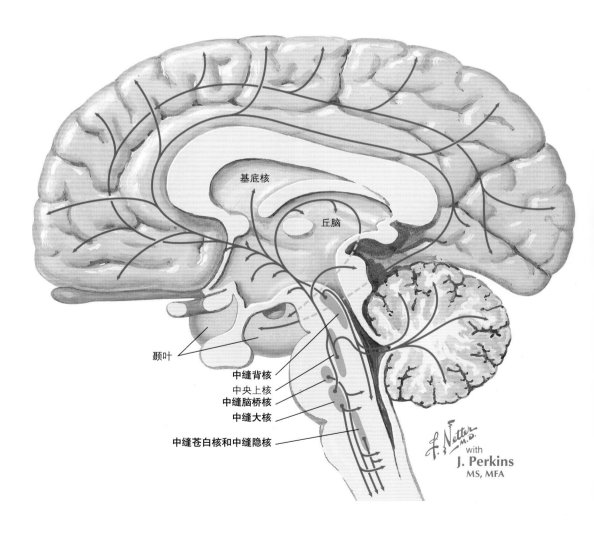

基底核

丘脑

颞叶

中缝背核
中央上核
中缝脑桥核
中缝大核
中缝苍白核和中缝隐核

中枢胆碱能通路

结构	解剖要点	功能意义
脑干被盖部的胆碱能神经元群	包括脚桥网状核和邻近的背侧被盖核	参与调节觉醒和运动等生理过程；进展性核上性麻痹时，脚桥网状核受损
Meynert 基底核	位于基底前脑	发出纤维投射至几乎所有的大脑皮质区
内侧隔核	位于胼胝体嘴的下方，前连合的吻侧	边缘系统和间脑借此相互沟通。小鼠该结构受损时会出现易激惹、活动增多

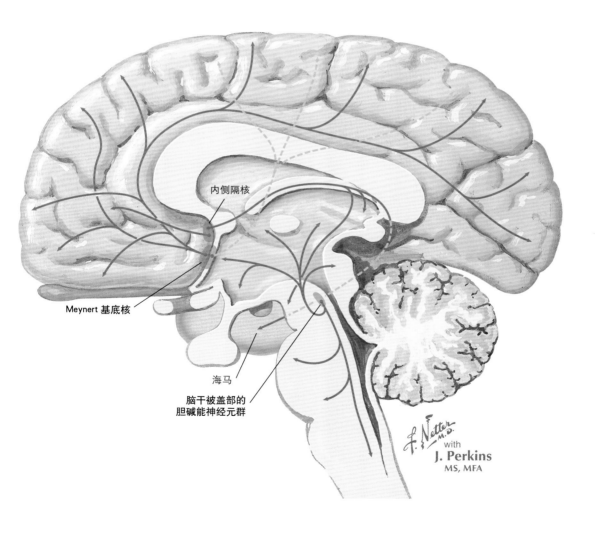

内侧隔核

Meynert 基底核

海马

脑干被盖部的
胆碱能神经元群

with
J. Perkins
MS, MFA

第十七章
周围神经系统：上肢

颈神经根的解剖

- 颈神经的根丝从脊髓前外侧沟和后外侧沟发出，分别组成前根和后根。
- 颈神经前根和后根在背根节远端的椎间孔合并成一条短的神经干。
- 第 1 至第 7 颈神经经同序数椎骨上方穿出椎管。
- 第 8 颈神经在第 7 颈椎和第 1 胸椎之间穿出椎管，第 1 胸神经在第 1 胸椎和第 2 胸椎之间穿出椎管。
- 颈神经干穿出椎间孔后立即分为前支和后支（第 1 颈神经没有后支）。
- 颈神经后支分布至皮肤和椎旁肌（第 1 颈神经没有皮支）。
- 第 2 颈神经的后支延续为枕大神经。
- 第 1 至第 4 颈神经的前支组成颈丛。
- 第 5 至第 8 颈神经的前支组成臂丛。

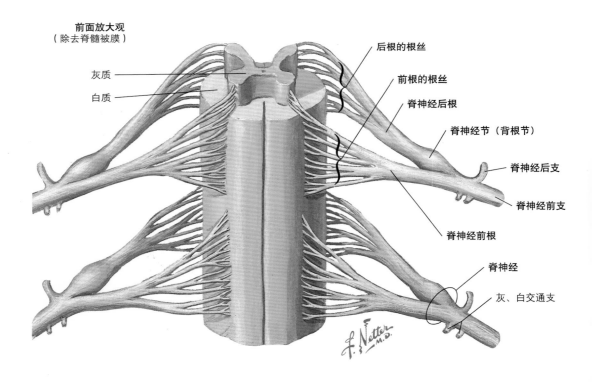

前面放大观
（除去脊髓被膜）

灰质
白质

后根的根丝
前根的根丝
脊神经后根
脊神经节（背根节）
脊神经后支
脊神经前支
脊神经前根
脊神经
灰、白交通支

颈神经根的解剖（续）

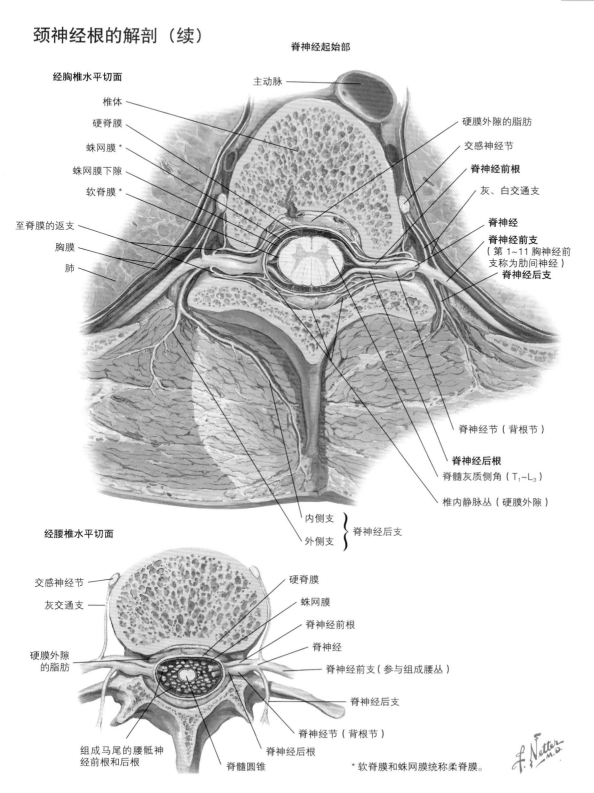

经胸椎水平切面

脊神经起始部

椎体
硬脊膜
蛛网膜 *
蛛网膜下隙
软脊膜 *
至脊膜的返支
胸膜
肺

主动脉

硬膜外隙的脂肪
交感神经节
脊神经前根
灰、白交通支
脊神经
脊神经前支
（第 1~11 胸神经前支称为肋间神经）
脊神经后支

脊神经节（背根节）
脊神经后根
脊髓灰质侧角（T_1~L_3）
椎内静脉丛（硬膜外隙）

内侧支
外侧支 } 脊神经后支

经腰椎水平切面

交感神经节
灰交通支
硬膜外隙的脂肪

硬脊膜
蛛网膜
脊神经前根
脊神经
脊神经前支（参与组成腰丛）
脊神经后支
脊神经节（背根节）

组成马尾的腰骶神经前根和后根
脊神经后根
脊髓圆锥

* 软脊膜和蛛网膜统称柔脊膜。

颈椎间盘突出综合征

椎间盘	受累的神经根	肌肉无力	感觉减退	腱反射减弱
C_{3-4}	C_4	无	"肩章"样分布	无
C_{4-5}	C_5	菱形肌、冈上肌、冈下肌、三角肌、肱二头肌、肱桡肌	三角肌表面的皮肤	肱二头肌腱反射、肱桡肌腱反射
C_{5-6}	C_6	上述第5颈神经支配的肌肉，以及桡侧腕长伸肌、旋后肌（ECRL）、旋前圆肌	拇指	肱二头肌腱反射、肱桡肌腱反射
C_{6-7}	C_7	肱三头肌、腕伸肌和指伸肌、桡侧腕屈肌（FCR）、旋前圆肌	中指	肱三头肌腱反射
$C_7 \sim T_1$	C_8	上文第7颈神经支配的肌肉，以及指屈肌、尺侧腕屈肌（FCU）、手固有肌	环指、小指和小鱼际区	肱三头肌腱反射、屈指反射
T_{1-2}	T_1	手固有肌	肘内侧	屈指反射

　　神经根病很少引起整个皮节的感觉消失。神经根病引起感觉异常的范围比皮节的范围更局限，可作为识别受累神经根的特征。

颈椎间盘突出综合征（续）

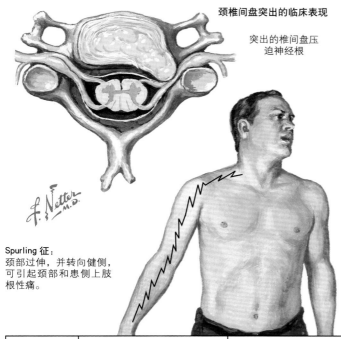

颈椎间盘突出的临床表现

突出的椎间盘压迫神经根

Spurling 征：
颈部过伸，并转向健侧，可引起颈部和患侧上肢根性痛。

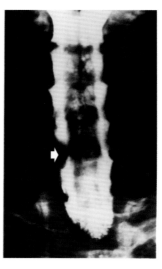

脊髓造影（前后位）显示 C_{6-7} 节段硬膜外充盈缺损，提示相应节段椎间盘突出。

受累的神经根	肌肉无力	腱反射异常	感觉减退
C_5	三角肌	无	
C_6	肱二头肌	肱二头肌腱反射 减弱或消失	
C_7	肱三头肌	肱三头肌腱反射 减弱或消失	
C_8	骨间肌	霍纳综合征	

颈丛

　　颈丛发出 4 支皮神经，它们均从胸锁乳突肌后缘浅出：

- 耳大神经（自 C_{2-3}）：分布于下颌角、腮腺、乳突及耳廓表面的皮肤。
- 枕小神经（自 C_{2-3}）：分布于枕部外侧及耳廓内侧的皮肤。
- 锁骨上神经（自 C_{3-4}）。
- 颈横神经（自 C_{2-3}）：分布于下颌角与胸骨之间颈前部和颈外侧部的皮肤。

　　颈丛也发出一些肌支：

- 膈神经（自 C_{3-5}）：支配膈肌。
- 至副神经的分支：颈丛发出一些分支，上行经枕骨大孔加入副神经（CN-XI），与舌咽神经（CN-IX）和迷走神经（CN-X）一起经颈静脉孔出颅，支配斜方肌和胸锁乳突肌。
- 支配肩胛提肌的分支（自 C_{3-4}）：肩胛提肌上提肩胛骨内侧缘，使肩后张。
- 另有若干支配邻近肌肉的短分支。

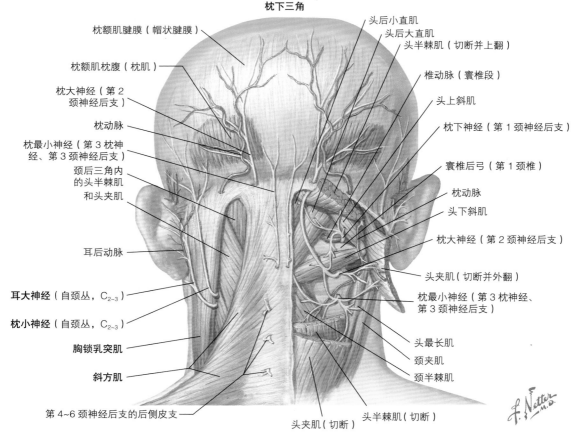

枕下三角

枕额肌腱膜（帽状腱膜）
枕额肌枕腹（枕肌）
枕大神经（第 2 颈神经后支）
枕动脉
枕最小神经（第 3 枕神经、第 3 颈神经后支）
颈后三角内的头半棘肌和头夹肌
耳后动脉
耳大神经（自颈丛，C_{2-3}）
枕小神经（自颈丛，C_{2-3}）
胸锁乳突肌
斜方肌
第 4~6 颈神经后支的后侧皮支

头后小直肌
头后大直肌
头半棘肌（切断并上翻）
椎动脉（寰椎段）
头上斜肌
枕下神经（第 1 颈神经后支）
寰椎后弓（第 1 颈椎）
枕动脉
头下斜肌
枕大神经（第 2 颈神经后支）
头夹肌（切断并外翻）
枕最小神经（第 3 枕神经、第 3 颈神经后支）
头最长肌
颈夹肌
颈半棘肌
头夹肌（切断）
头半棘肌（切断）

颈丛（续）

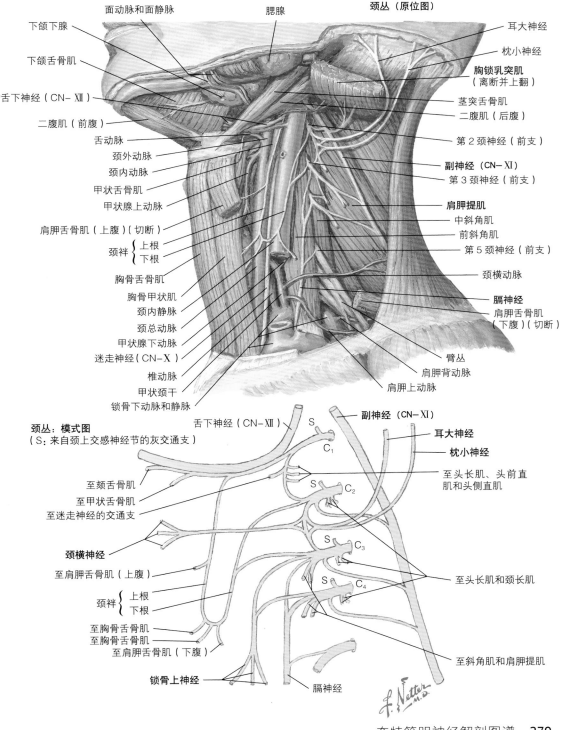

颈丛（原位图）

面动脉和面静脉 — 腮腺 — 耳大神经
下颌下腺 — 枕小神经
下颌舌骨肌 — **胸锁乳突肌**（离断并上翻）
舌下神经（CN-XII） — 茎突舌骨肌
二腹肌（前腹） — 二腹肌（后腹）
舌动脉 — 第2颈神经（前支）
颈外动脉 — **副神经（CN-XI）**
颈内动脉 — 第3颈神经（前支）
甲状舌骨肌 — **肩胛提肌**
甲状腺上动脉 — 中斜角肌
肩胛舌骨肌（上腹）（切断） — 前斜角肌
颈袢 { 上根 下根 } — 第5颈神经（前支）
胸骨舌骨肌 — 颈横动脉
胸骨甲状肌 — **膈神经**
颈内静脉 — 肩胛舌骨肌（下腹）（切断）
颈总动脉
甲状腺下动脉
迷走神经（CN-X）
椎动脉 — 臂丛
甲状颈干 — 肩胛背动脉
锁骨下动脉和静脉 — 肩胛上动脉

颈丛：模式图
（S：来自颈上交感神经节的灰交通支）

舌下神经（CN-XII） — **副神经（CN-XI）**
— **耳大神经**
— **枕小神经**
至颏舌骨肌 — 至头长肌、头前直肌和头侧直肌
至甲状舌骨肌
至迷走神经的交通支
颈横神经
至肩胛舌骨肌（上腹） — 至头长肌和颈长肌
颈袢 { 上根 下根 }
至胸骨舌骨肌
至胸骨舌骨肌
至肩胛舌骨肌（下腹） — 至斜角肌和肩胛提肌
锁骨上神经 — 膈神经

f. Netter

臂丛的组成

臂丛的神经	起源的神经根	支配的肌肉	感觉分布区
上干			
肩胛上神经	C_{5-6}	冈上肌（外展肩关节，主要为前 $15°$）、冈下肌（外旋肩关节）	无
至锁骨下肌的分支	C_{5-6}	锁骨下肌（下拉锁骨，并在肩关节运动时保持锁骨稳定）	无
外侧束			
胸外侧神经	C_{5-7}	胸大肌的上部	无
肌皮神经	C_{5-6}	屈肘的肌群：肱二头肌、喙肱肌、肱肌	前臂外侧面
正中神经外侧根	C_{5-6}（部分 C_7 纤维经臂丛中干加入正中神经外侧根）	旋前圆肌、桡侧腕屈肌	手掌桡侧 2/3 皮肤、桡侧 3 个半手指的背面、中远节及掌面皮肤
后束			
胸背神经	C_{6-8}	背阔肌	无
肩胛下神经的上支	C_{5-6}	肩胛下肌	无
肩胛下神经的下支	C_{5-6}	肩胛下肌、大圆肌	无
腋神经	C_{5-6}	三角肌、小圆肌	三角肌表面的部分皮肤
桡神经	C_{5-8}	桡侧全部肌肉	手掌桡侧半皮肤、桡侧两个半手指的近节指背皮肤
内侧束			
胸内侧神经	$C_8 \sim T_1$	胸大肌下部、胸小肌	无
臂内侧皮神经	$C_8 \sim T_1$	无	上臂内侧面
前臂内侧皮神经	$C_8 \sim T_1$	无	前臂内侧面
尺神经	$C_8 \sim T_1$	尺侧全部肌肉	手掌尺侧 1/3 和手背尺侧半皮肤、尺侧一个半手指掌面和背面皮肤、中指桡侧半和环指尺侧半近节指背皮肤
正中神经内侧根	$C_8 \sim T_1$	指浅屈肌（FDS）、拇长屈肌（FPL）、指深屈肌（FDP）（示指和中指）蚓状肌、拇对掌肌、拇短展肌、拇短屈肌（浅头）	无

臂丛的组成（续）

注：本图显示了臂丛常见的模式，但也存在变异。例如前置性臂丛有较多来自 C$_4$ 神经根的纤维，而没有 T$_1$ 纤维；后置性臂丛有来自 T$_2$ 神经根的纤维，而没有 C$_5$ 纤维

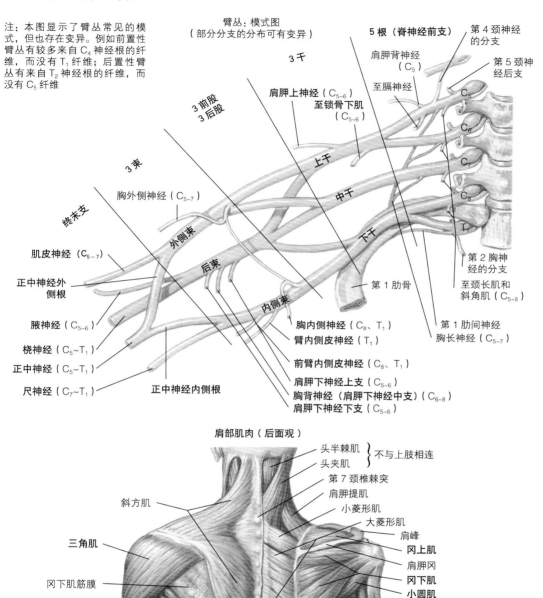

臂丛：模式图
（部分分支的分布可有变异）

5 根（脊神经前支）

3 干

3 前股
3 后股

3 束

终末支

肩胛背神经（C$_5$）

至膈神经

第 4 颈神经的分支

第 5 颈神经后支

肩胛上神经（C$_{5~6}$）

至锁骨下肌（C$_{5~6}$）

上干

中干

下干

第 1 肋骨

第 2 胸神经的分支

至颈长肌和斜角肌（C$_{5~8}$）

第 1 肋间神经

胸长神经（C$_{5~7}$）

胸外侧神经（C$_{5~7}$）

外侧束

后束

内侧束

肌皮神经（C$_{5~7}$）

正中神经外侧根

腋神经（C$_{5~6}$）

桡神经（C$_5$~T$_1$）

正中神经（C$_5$~T$_1$）

尺神经（C$_7$~T$_1$）

正中神经内侧根

胸内侧神经（C$_8$、T$_1$）

臂内侧皮神经（T$_1$）

前臂内侧皮神经（C$_8$、T$_1$）

肩胛下神经上支（C$_{5~6}$）

胸背神经（肩胛下神经中支）（C$_{6~8}$）

肩胛下神经下支（C$_{5~6}$）

肩部肌肉（后面观）

头半棘肌
头夹肌　}　不与上肢相连

第 7 颈椎棘突

肩胛提肌

小菱形肌

大菱形肌

肩峰

冈上肌

肩胛冈

冈下肌

小圆肌

大圆肌

背阔肌

长头
外侧头　}　肱三头肌

第 12 胸椎棘突

斜方肌

三角肌

冈下肌筋膜

听诊三角

臂丛

臂丛由第 5~8 颈神经前支和第 1 胸神经前支的纤维交织而成。

- 第 5、6 颈神经前支组合成臂丛上干。
- 第 7 颈神经前支延续成臂丛中干。
- 第 8 颈神经前支和第 1 胸神经前支组合成臂丛下干。

臂丛的每个干在走行中各分成前股和后股。

- 上、中、下干的后股组合成臂丛后束。
- 上干和中干的前股组合成臂丛外侧束。
- 下干的前股延续成臂丛内侧束。

在颈部，臂丛走行于前斜角肌和内斜角肌之间、第 1 肋的上方。

- 臂丛在胸锁乳突肌下部的后方浅出。
- 之后，臂丛在锁骨后方、第 1 肋的上方，行向外下进入腋窝。
- 第 1 胸神经前支和臂丛下干走行于肺尖部胸膜的上方，因此下干经第 1 肋进入腋窝时形成切迹。

肩胛背神经起于第 5 颈神经前支，支配菱形肌（上提并内收肩胛骨内侧缘）。
膈神经起于第 3~5 颈神经前支，支配膈肌。
胸长神经起于第 5~7 颈神经前支，支配前锯肌。

臂丛（续）

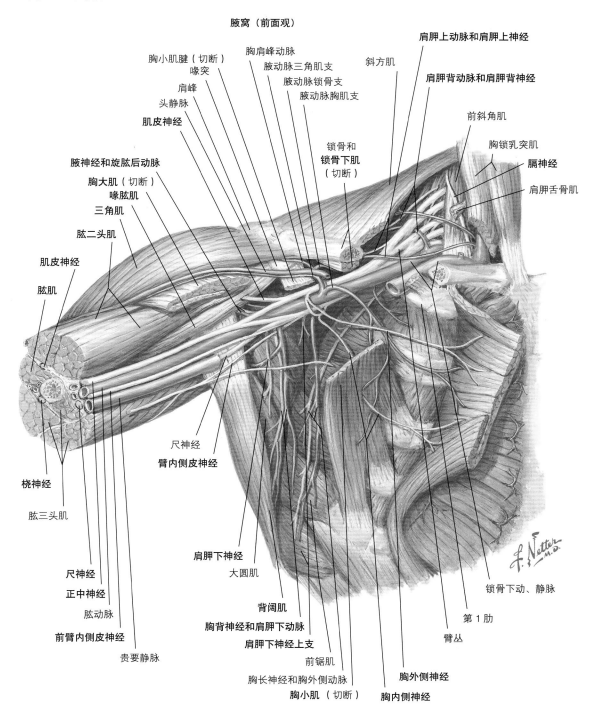

腋窝（前面观）

胸小肌腱（切断）
喙突
肩峰
头静脉
肌皮神经
胸肩峰动脉
腋动脉三角肌支
腋动脉锁骨支
腋动脉胸肌支
斜方肌
肩胛上动脉和肩胛上神经
肩胛背动脉和肩胛背神经
前斜角肌
胸锁乳突肌
膈神经
肩胛舌骨肌

腋神经和旋肱后动脉
胸大肌（切断）
喙肱肌
三角肌
肱二头肌
锁骨和
锁骨下肌
（切断）

肌皮神经
肱肌

桡神经
肱三头肌

尺神经
臂内侧皮神经

尺神经
正中神经
肱动脉
前臂内侧皮神经
贵要静脉

肩胛下神经
大圆肌

背阔肌
胸背神经和肩胛下动脉
肩胛下神经上支
前锯肌
胸长神经和胸外侧动脉
胸小肌（切断）

胸内侧神经

胸外侧神经

锁骨下动、静脉
第1肋
臂丛

臂丛神经病

引起臂丛神经病的原因包括：外伤、肿瘤侵袭、放射损伤、急性臂丛神经病（臂丛神经炎、神经痛性肌萎缩、Parsonage-Turner 综合征）、颈肋畸形压迫（见下文"胸廓出口综合征"）、遗传性压力易感性周围神经病。

臂丛不同部位损伤时累及的肌肉	
上干	冈上肌、冈下肌、三角肌、肱二头肌、肱桡肌（BR）
中干	背阔肌、上肢桡侧肌群（肱桡肌除外）、旋前圆肌、桡侧腕屈肌（FCR）
下干	手固有肌、尺侧腕屈肌（FCU）、指浅屈肌（FDS）、拇长屈肌（FPL）、指深屈肌（FDP）
外侧束	肱二头肌、桡侧腕屈肌（FCR）、旋前圆肌
后束	上肢桡侧肌群、三角肌、背阔肌
内侧束	手固有肌、尺侧腕屈肌（FCU）、指深屈肌（FDP）、拇长屈肌（FPL）

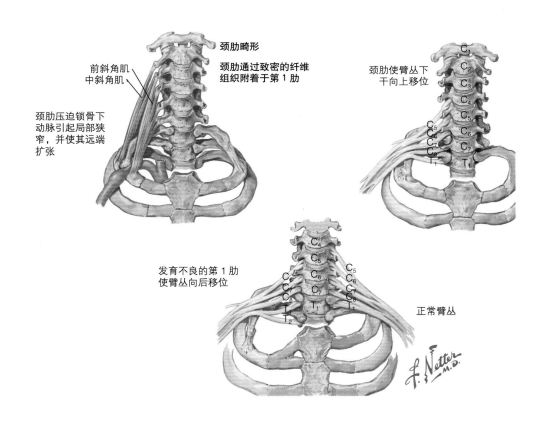

颈肋畸形

颈肋通过致密的纤维组织附着于第 1 肋

前斜角肌
中斜角肌

颈肋压迫锁骨下动脉引起局部狭窄，并使其远端扩张

颈肋使臂丛下干向上移位

C_1
C_2
C_3
C_4
C_5
C_6
C_5
C_6
C_7
C_8
T_1

发育不良的第 1 肋使臂丛向后移位

C_4
C_5
C_6
C_7
C_5
C_6
C_7
C_8
C_8
T_1
T_1
T_2

正常臂丛

胸廓出口综合征

结构	解剖要点	临床意义
胸廓出口	胸廓出口包括上斜角肌和中斜角肌的下部、第1肋、锁骨。臂丛，锁骨下动、静脉走行于其中。另外有肺尖从其下方伸入	胸廓出口综合征（TOS）： • 锁骨下动脉受压（动脉型TOS） • 锁骨下静脉受压（静脉型TOS） • 臂丛受压（神经型TOS）：发育不完全的颈肋或纤维组织压迫臂丛下干（臂丛下干神经病） • 以上情况的组合 临床症状： • 手部肌肉无力和萎缩 • 前臂和手内侧皮肤感觉减退 • 上肢疼痛（较少见）

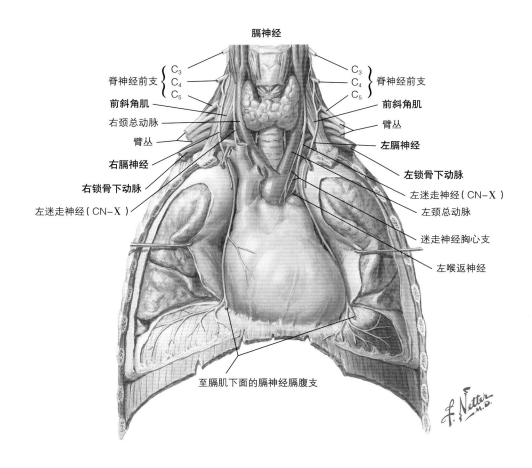

膈神经

脊神经前支 { C₃ C₄ C₅

前斜角肌
右颈总动脉
臂丛
右膈神经
右锁骨下动脉
左迷走神经（CN-X）

C₃ C₄ C₅ } 脊神经前支

前斜角肌
臂丛
左膈神经
左锁骨下动脉
左迷走神经（CN-X）
左颈总动脉
迷走神经胸心支
左喉返神经

至膈肌下面的膈神经膈腹支

臂丛的分支

神经	起源的神经根	支配的肌肉	走行	损伤的表现
胸长神经	第5~7颈神经前支	前锯肌	沿胸前外侧壁下行，分支分布于前锯肌及其肌齿	"翼状肩"（肩胛骨内侧缘翘起）

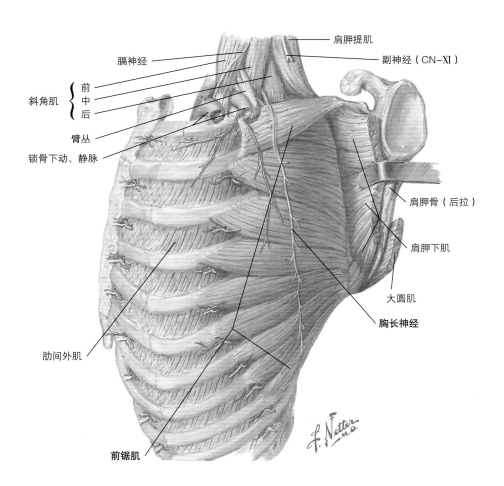

臂丛的分支（续）

神经	起源的神经根	支配的肌肉	走行	损伤的表现
胸背神经	第 6~8 颈神经前支（经臂丛后束）	背阔肌	沿肩胛骨外侧缘下行，分支分布于背阔肌	肩关节后伸、内收无力

腹壁（后外侧观）

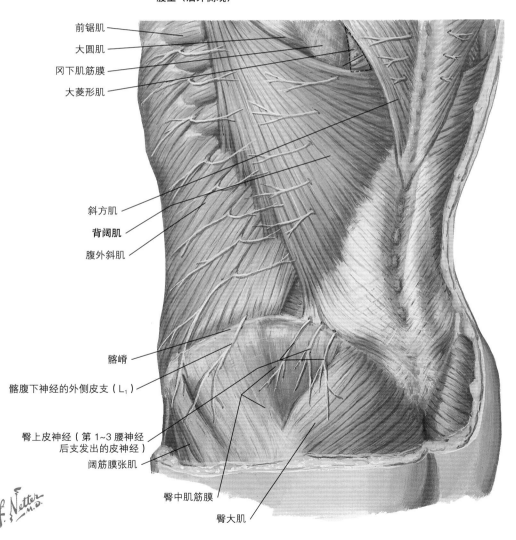

前锯肌
大圆肌
冈下肌筋膜
大菱形肌

斜方肌
背阔肌
腹外斜肌

髂嵴
髂腹下神经的外侧皮支（L₁）

臀上皮神经（第 1~3 腰神经后支发出的皮神经）
阔筋膜张肌
臀中肌筋膜
臀大肌

臂丛的分支（续）

神经	起源的神经根	支配的肌肉	走行	损伤的表现
肩胛上神经	第5~6颈神经前支（经臂丛上干）	冈上肌、冈下肌	在斜方肌下方，经肩胛上切迹进入冈上窝，绕肩胛冈转入冈下窝	冈上肌和冈下肌无力和萎缩。冈上肌无力影响肩关节外展（主要影响外展动作的前15°），冈下肌无力影响肩关节外旋
腋神经	第5~6颈神经前支（经臂丛后束）	三角肌及其表面的部分皮肤	在肩关节下方，绕肱骨后侧及外侧面，从深部进入三角肌	三角肌无力和萎缩，影响肩关节外展

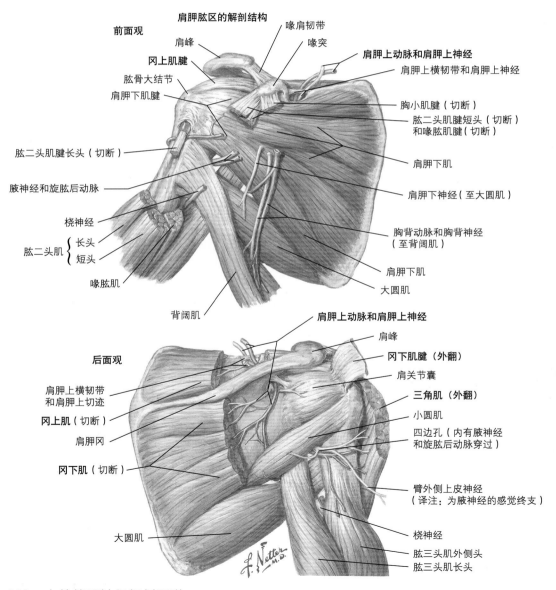

肩胛肱区的解剖结构

前面观

喙肩韧带
肩峰
喙突
冈上肌腱
肱骨大结节
肩胛下肌腱
肩胛上动脉和肩胛上神经
肩胛上横韧带和肩胛上神经
胸小肌腱（切断）
肱二头肌腱短头（切断）和喙肱肌腱（切断）
肩胛下肌
肱二头肌腱长头（切断）
腋神经和旋肱后动脉
桡神经
肩胛下神经（至大圆肌）
胸背动脉和胸背神经（至背阔肌）
肱二头肌 { 长头 短头 }
肩胛下肌
喙肱肌
大圆肌
背阔肌

后面观

肩胛上动脉和肩胛上神经
肩峰
冈下肌腱（外翻）
肩关节囊
肩胛上横韧带和肩胛上切迹
冈上肌（切断）
肩胛冈
冈下肌（切断）
三角肌（外翻）
小圆肌
四边孔（内有腋神经和旋肱后动脉穿过）
臂外侧上皮神经（译注：为腋神经的感觉终支）
桡神经
肱三头肌外侧头
肱三头肌长头
大圆肌

正中神经（手腕近端）

起源的神经根	$C_5~T_1$
行经的臂丛神经干	臂丛上、中、下干
行经的臂丛神经股	臂丛上、中、下干的前股
行经的臂丛神经束	臂丛内侧束和外侧束
在腋窝与手腕之间的走行	来自臂丛内侧束和外侧束的神经纤维汇合成正中神经主干（见第 281 页图），经腋窝外侧壁行至上臂内侧。在肘部，于肱二头肌腱和肱动脉的内侧出肘窝下行。行程中，在肱二头肌腱膜下方，以及旋前圆肌的肱骨头和尺骨头之间易受卡压引起临床症状。在前臂，先后经指浅屈肌腱弓下方和指浅、深屈肌之间下行至腕部。在腕部，经屈肌支持带深行至手掌（此处是正中神经卡压最常见的部位）
支配的肌肉及其功能	在肘上方没有分支 在肘部及前臂发出分支支配： • 旋前圆肌：屈肘、使前臂旋前 • 桡侧腕屈肌（FCR）：屈腕、使腕外展 • 指浅屈肌（FDS）：屈第 2~5 指的近侧指骨间关节 在前臂发出骨间前神经，支配： • 拇长屈肌（FPL）：屈拇指的指间关节 * • 指深屈肌（FDP）桡侧半：屈示指和中指的远侧指骨间关节 * • 旋前方肌：使前臂旋前 *
感觉属支及其分布区	在腕上方无感觉神经分布。正中神经在腕上方发出手掌支，分布于鱼际皮肤
损伤的原因	正中神经损伤可见于： • 腋窝：拐杖等支持物压迫，肩关节前脱位 • 上臂：睡眠时长时间体位固定，刀伤，止血带压迫，肱骨骨折 • 肘部：肱骨髁上韧带压迫，肘关节脱位，注射时针刺伤 • 旋前圆肌：引起旋前圆肌综合征，表现为旋前圆肌远端的正中神经支配肌肉无力 • 骨间前神经病：桡骨骨折，纤维组织带压迫 • 腕管综合征（详见下文）
损伤的表现	骨间前神经病时，屈示指远侧指骨间关节的指深屈肌（FDP 2）无力，屈拇指指间关节的拇长屈肌（FPL）无力，出现"O"形征。正中神经在肘部损伤可引起第 1~4 指屈曲无力或不灵活，并可出现 Tinel 征。正中神经在手腕及手腕近端损伤时可引起相应的感觉症状

* 正中神经从旋前圆肌的两个头之间浅出时发出骨间前神经，后者支配拇长屈肌、至示指和中指的指深屈肌、旋前方肌

正中神经（手腕近端）（续）

上肢的动脉和神经（前面观）

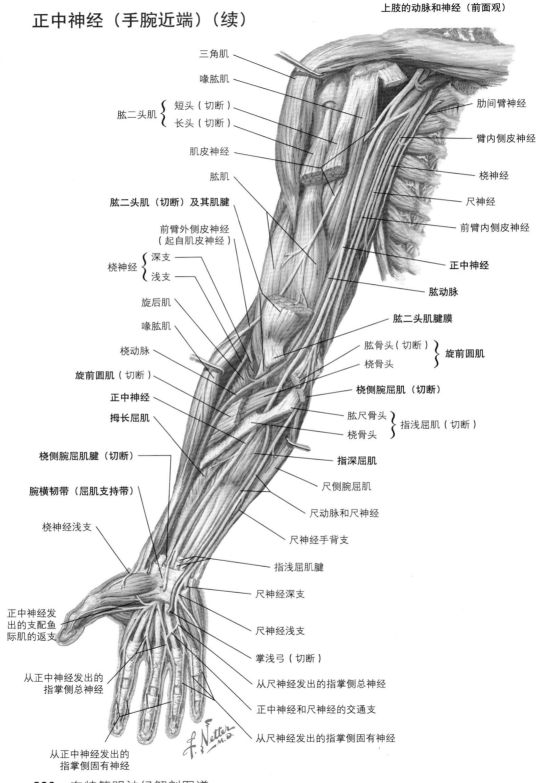

三角肌
喙肱肌
肱二头肌 { 短头（切断）
长头（切断）
肌皮神经
肱肌
肱二头肌（切断）及其肌腱
前臂外侧皮神经（起自肌皮神经）
桡神经 { 深支
浅支
旋后肌
喙肱肌
桡动脉
旋前圆肌（切断）
正中神经
拇长屈肌
桡侧腕屈肌腱（切断）
腕横韧带（屈肌支持带）
桡神经浅支
正中神经发出的支配鱼际肌的返支
从正中神经发出的指掌侧总神经
从正中神经发出的指掌侧固有神经

肋间臂神经
臂内侧皮神经
桡神经
尺神经
前臂内侧皮神经
正中神经
肱动脉
肱二头肌腱膜
肱骨头（切断）} 旋前圆肌
桡骨头
桡侧腕屈肌（切断）
肱尺骨头 } 指浅屈肌（切断）
桡骨头
指深屈肌
尺侧腕屈肌
尺动脉和尺神经
尺神经手背支
指浅屈肌腱
尺神经深支
尺神经浅支
掌浅弓（切断）
从尺神经发出的指掌侧总神经
正中神经和尺神经的交通支
从尺神经发出的指掌侧固有神经

正中神经（手腕近端）（续）

正中神经（前面观）

注：只显示由正中神经支配的肌肉

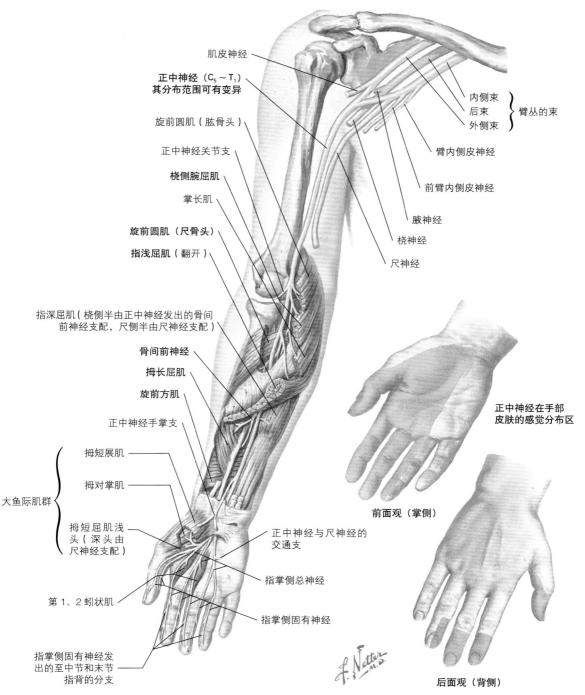

肌皮神经

正中神经（C₅～T₁）
其分布范围可有变异

旋前圆肌（肱骨头）

正中神经关节支

桡侧腕屈肌

掌长肌

旋前圆肌（尺骨头）

指浅屈肌（翻开）

指深屈肌（桡侧半由正中神经发出的骨间
前神经支配，尺侧半由尺神经支配）

骨间前神经

拇长屈肌

旋前方肌

正中神经手掌支

拇短展肌

拇对掌肌

大鱼际肌群

拇短屈肌浅
头（深头由
尺神经支配）

第 1、2 蚓状肌

指掌侧固有神经发
出的至中节和末节
指背的分支

内侧束
后束
外侧束

臂丛的束

臂内侧皮神经

前臂内侧皮神经

腋神经

桡神经

尺神经

正中神经在手部
皮肤的感觉分布区

正中神经与尺神经的
交通支

指掌侧总神经

指掌侧固有神经

前面观（掌侧）

后面观（背侧）

正中神经（手腕远端）

在手部的走行	经腕管进入手掌 在腕管远端，发出 2 个主要分支：正中神经外侧支和内侧支 外侧支依次发出指掌侧总神经和指掌侧固有神经，分布于拇指和示指桡侧的皮肤 内侧支依次发出指掌侧总神经和指掌侧固有神经，分布于示指尺侧、中指两侧和环指桡侧的皮肤
支配的肌肉及其功能	正中神经外侧支的起始部发出返支，支配鱼际肌 拇短展肌：起于腕掌关节，止于拇指近节指骨底部，外展拇指 拇对掌肌：使拇指对掌（掌指关节向内、向前） 拇短屈肌：屈拇指的掌指关节 第 1、2 蚓状肌：屈掌指关节，伸指间关节（示指和中指）
感觉属支及其分布区	桡侧三个半手指掌面及与其相续的手掌桡侧 2/3 皮肤，桡侧三个半手指背面中远节的皮肤在拇指仅分布于远节指背皮肤
损伤的原因	腕管综合征
损伤的表现	疼痛及感觉减退，夜间更明显；甩手常可缓解症状，手腕劳动可加重症状；女性发病率是男性的 3 倍；优势侧手常先受累，常进展至双侧受累
鉴别诊断	第 6 或第 7 颈神经病胸廓出口综合征

为便于记忆，正中神经支配的手固有肌可缩写为 LOAF：

• Lumbricals（蚓状肌）。

• Opponens pollicis（拇对掌肌）。

• Abductor pollicis brevis（拇短展肌）。

• Flexor pollicis brevis（拇短屈肌）。

正中神经（手腕远端）（续）

腕部的屈肌腱、动脉和神经（掌侧观）

掌长肌腱

正中神经

桡侧腕屈肌腱

拇长屈肌腱及其腱鞘（桡侧囊）

腕掌侧韧带（翻开）

腱鞘（滑膜层）

腕横韧带（屈肌支持带）

大多角骨

第 1 掌骨

拇对掌肌

拇短展肌
（翻开）

拇短屈肌
（翻开）

拇收肌

指浅屈肌腱和指深屈肌腱

屈肌总腱鞘（尺侧囊）

尺动脉
尺神经
尺侧腕屈肌腱

小指展肌

小指短屈肌

小指对掌肌

掌浅弓（动脉）

蚓状肌

正中神经（手腕远端）（续）

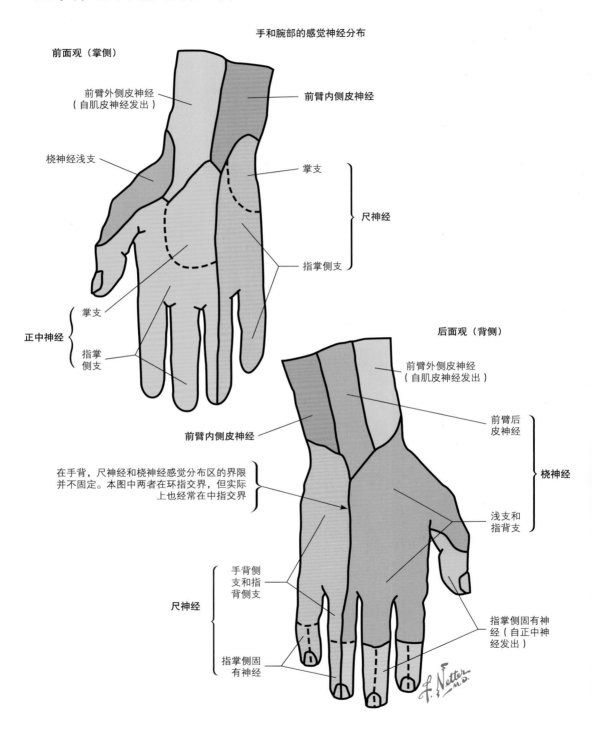

手和腕部的感觉神经分布

前面观（掌侧）

前臂外侧皮神经
（自肌皮神经发出）

前臂内侧皮神经

桡神经浅支

掌支

尺神经

指掌侧支

正中神经

掌支

指掌侧支

后面观（背侧）

前臂外侧皮神经
（自肌皮神经发出）

前臂内侧皮神经

前臂后皮神经

桡神经

在手背，尺神经和桡神经感觉分布区的界限并不固定。本图中两者在环指交界，但实际上也经常在中指交界

浅支和指背支

手背侧支和指背侧支

尺神经

指掌侧固有神经

指掌侧固有神经（自正中神经发出）

尺神经（手腕近端）

起源的神经根	C_8~T_1
行经的臂丛神经干	臂丛下干
行经的臂丛神经股	臂丛下干前股
行经的臂丛神经束	臂丛内侧束
在腋窝与手腕间的走行	尺神经从臂丛内侧束发出后，穿过腋窝外侧壁，沿上臂内侧下行，至肱骨内上髁后方的尺神经沟 在前臂，尺神经先后于尺侧腕屈肌（FCU）腱膜的深面，尺侧腕屈肌和指深屈肌之间下行 在腕部，尺神经经豌豆骨和钩骨钩之间的 Guyon 管进入手掌
支配的肌肉及其功能	尺神经在肘以上没有分支 尺神经在前臂发出 2 个分支，分别支配： • 尺侧腕屈肌（FCU）——屈腕、使腕内收 • 指深屈肌（FDP）——屈第 2~5 指的远侧指骨间关节
感觉属支及其分布区	尺神经手掌支（于前臂中部发出，进入手掌时不经过 Guyon 管），分布于手掌尺侧 1/3 的皮肤 尺神经手背支（于腕上 5 cm 处发出，蜿蜒绕至手背），分布于手背尺侧半、尺侧一个半手指掌面和背面的皮肤
损伤的原因	陈旧性腕部骨折——迟发性尺神经麻痹 肘关节急性外伤引起的骨折、脱位 肘部外力损伤 肘部软组织占位压迫：神经鞘瘤、脂肪瘤、表皮样囊肿
损伤的表现	尺神经在手和手指分布区感觉减退 肘部或手部尺侧半疼痛，或前臂弥散性疼痛 手指无力或不灵活 在尺神经损伤处可引出 Tinel 征 手掌和手背尺侧缘感觉丧失 "爪形手"畸形
解剖要点	尺神经在腕上方只支配 2 条肌肉：尺侧腕屈肌（FCU）和指深屈肌（FDP）尺侧半（至环指和小指） 尺神经所有的运动纤维均起源于 C_8~T_1 神经根

尺神经（手腕近端）（续）

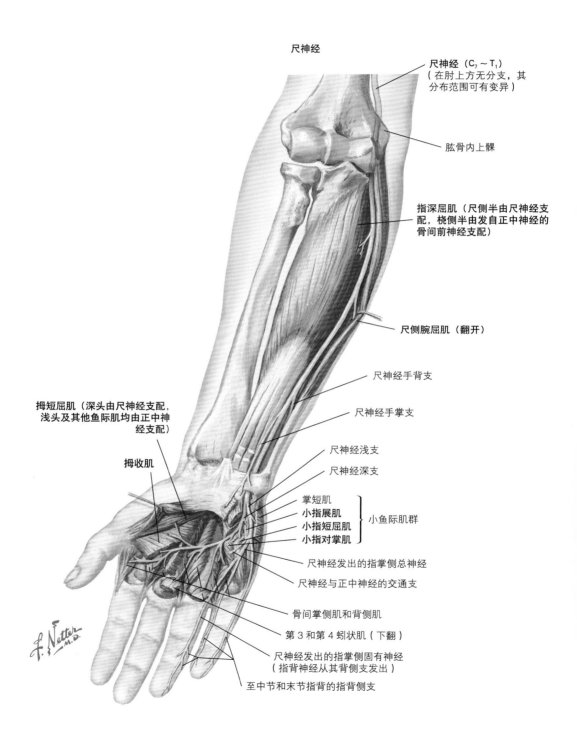

尺神经

尺神经（C$_7$～T$_1$）（在肘上方无分支，其分布范围可有变异）

肱骨内上髁

指深屈肌（尺侧半由尺神经支配，桡侧半由发自正中神经的骨间前神经支配）

尺侧腕屈肌（翻开）

尺神经手背支

尺神经手掌支

拇短屈肌（深头由尺神经支配，浅头及其他鱼际肌均由正中神经支配）

拇收肌

尺神经浅支

尺神经深支

掌短肌

小指展肌

小指短屈肌

小指对掌肌

小鱼际肌群

尺神经发出的指掌侧总神经

尺神经与正中神经的交通支

骨间掌侧肌和背侧肌

第3和第4蚓状肌（下翻）

尺神经发出的指掌侧固有神经（指背神经从其背侧支发出）

至中节和末节指背的指背侧支

尺神经（手腕远端）

尺神经在手部 的走行	经 Guyon 管进入手掌（豌豆骨和钩骨钩之间） 在 Guyon 管远端，发出支配掌短肌的分支后，分成浅支和深支 浅支主要为感觉神经，分布于手掌远端的尺侧；浅支终末分为一条指掌侧总神经和一条指 　掌侧固有神经，分布于小指和环指尺侧半掌面和背面的皮肤 深支为纯运动神经，发出支配小指对掌肌的分支后，在屈肌腱深面向桡侧走行，途中发出 　分支支配小鱼际肌、全部骨间肌、第 3 和第 4 蚓状肌 尺神经终于鱼际，在此发出分支支配拇收肌、拇短屈肌深头（尺侧头）
支配的肌肉 及其功能	小指对掌肌稍旋转小指掌指关节，使小指对掌 小指展肌在腕掌关节外展小指 小指屈肌在腕掌关节屈小指 骨间背侧肌使 2、4、5 指远离中指 骨间掌侧肌使 2、4、5 指靠拢中指 第 3、4 蚓状肌屈环指和小指的掌指关节，伸环指和小指的指骨间关节 拇收肌在腕掌关节和掌指关节内收拇指 拇短屈肌（FPB）深头（尺侧头）屈拇指的掌指关节
感觉属支 及其分布区	浅支分布于手掌远端的尺侧，并分出 3 条指掌侧固有神经分布于小指和环指尺侧半掌面和 　背面的皮肤
损伤的原因	Guyon 管受压 发出支配小鱼际肌的分支后，尺神经深支远端在手掌受压
损伤的表现	尺神经支配的手固有肌萎缩和无力（不同的损伤部位可有不同的临床表现） 尺神经分布区感觉减退（不同的损伤部位可有不同的临床表现）
鉴别诊断	尺神经在肘部损伤 肌萎缩侧索硬化 第 8 颈神经和第 1 胸神经根病

尺神经（手腕远端）（续）

手固有肌（掌面观）

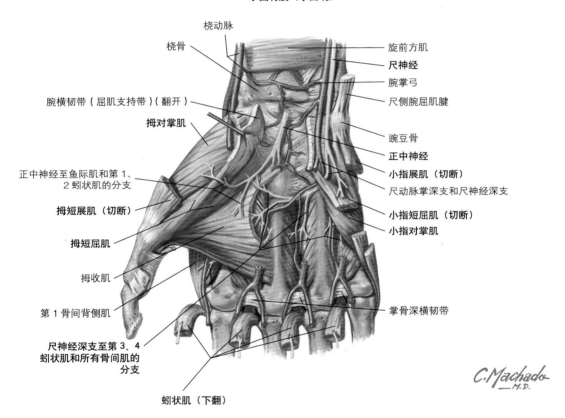

桡动脉

桡骨

旋前方肌

尺神经

腕掌弓

尺侧腕屈肌腱

腕横韧带（屈肌支持带）（翻开）

拇对掌肌

豌豆骨

正中神经

正中神经至鱼际肌和第1、
2 蚓状肌的分支

小指展肌（切断）

尺动脉掌深支和尺神经深支

拇短展肌（切断）

小指短屈肌（切断）

拇短屈肌

小指对掌肌

拇收肌

第1骨间背侧肌

掌骨深横韧带

尺神经深支至第3、4
蚓状肌和所有骨间肌的
分支

蚓状肌（下翻）

C.Machado
M.D.

桡神经

起源的神经根	C_5~T_1
行经的臂丛神经干	臂丛上、中、下干
行经的臂丛神经股	臂丛上干、中干、下干的后股
行经的臂丛神经束	臂丛后束
在腋窝与肘部之间的走行	先行于肱骨内侧，之后在三角肌附着处的下方，沿桡神经沟绕至肱骨外侧 经肱二头肌和肱桡肌之间进入前臂，分为浅支和深支 浅支为感觉神经，深支为运动神经（又称骨间后神经）
支配的肌肉及其功能	在肘上方发出分支支配： • 肱三头肌，伸肘关节 • 肱桡肌，前臂处于中间位时屈肘关节 • 桡侧腕长、短伸肌，伸腕、使腕外展 在肘关节，桡神经分出浅支和深支。浅支为感觉神经，分布于桡侧三个半手指指背及与其相续的手背皮肤；深支为运动神经，又称骨间后神经，发出分支支配 • 旋后肌，使前臂旋后 • 指伸肌，伸 2~5 指 • 小指伸肌，伸小指 • 尺侧腕伸肌，伸腕、使腕内收 • 拇长展肌，在腕掌关节外展拇指 • 拇长伸肌，在指间关节伸拇指 • 拇短伸肌，在腕掌关节伸拇指 • 示指伸肌，伸示指
感觉属支及其分布区	臂后皮神经在桡神经沟上部发出，分布于臂后区的皮肤 臂外侧下皮神经在桡神经沟下部发出，分布于三角肌下方的臂下外侧部皮肤 前臂后皮神经在桡神经沟下部发出，分布于前臂后面的皮肤
损伤的原因	腋窝：拐杖等支持物压迫 上肢：肱骨骨折、止血带压迫、注射时针刺伤、肌肉高强度收缩 "星期六夜晚麻痹"（译注：周末夜不归宿，胳膊搭在躺椅靠背上休息，至第二天早晨出现桡神经麻痹） 旋后肌综合征：骨间后神经受累，出现伸指无力
损伤的表现	桡神经沟处损伤时，出现"垂腕" 骨间后神经损伤时，出现伸指无力
鉴别诊断	第 7 颈神经根病 臂丛后束损伤

桡神经（续）

桡神经在上臂的走行及肩后部的神经支配（后面观）

后面观

肩胛背神经（C₅）

冈上肌

肩胛上神经（C₅₋₆）

肩胛提肌（同时也受第3、4颈神经的分支支配）

三角肌

小圆肌

腋神经（C₅₋₆）

臂外侧上皮神经

小菱形肌

桡神经（C₅₋₈、T₁）（其分布范围可有变异）

大菱形肌

臂外侧下皮神经

前臂后皮神经

冈下肌

臂外侧肌间隔

大圆肌

肱肌（外侧部）（肱肌其余部分由肌皮神经支配）

下肩胛下神经（C₅₋₆）

臂后皮神经（桡神经在腋部的分支）

肱三头肌 { 长头 外侧头 内侧头 }

肱桡肌

肱三头肌腱

桡侧腕长伸肌

肱骨内上髁

鹰嘴

桡侧腕短伸肌

肘肌

指伸肌

尺侧腕伸肌

with
C.Machado M.D.

桡神经（续）

桡神经在前臂的走行（后面观）其分布范围可有变异

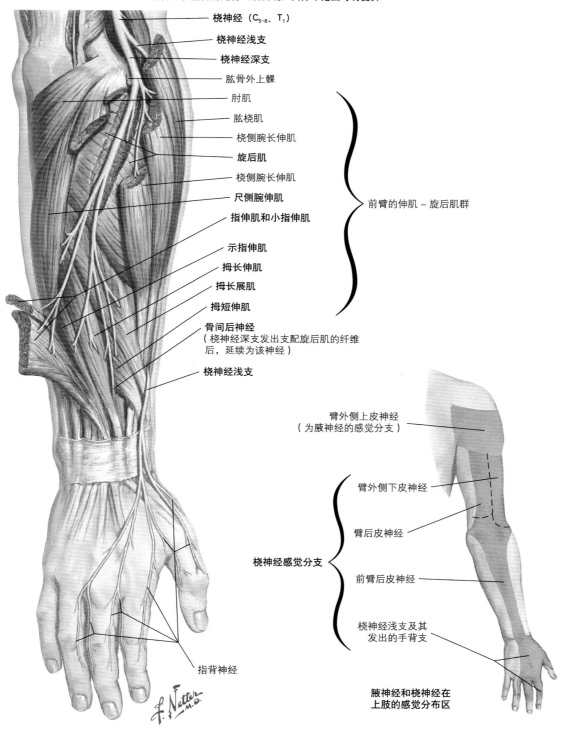

桡神经（C~5-8~、T~1~）

桡神经浅支

桡神经深支

肱骨外上髁

肘肌

肱桡肌

桡侧腕长伸肌

旋后肌

桡侧腕长伸肌

尺侧腕伸肌

指伸肌和小指伸肌

示指伸肌

拇长伸肌

拇长展肌

拇短伸肌

骨间后神经
（桡神经深支发出支配旋后肌的纤维
后，延续为该神经）

桡神经浅支

前臂的伸肌–旋后肌群

臂外侧上皮神经
（为腋神经的感觉分支）

臂外侧下皮神经

臂后皮神经

前臂后皮神经

桡神经浅支及其
发出的手背支

桡神经感觉分支

指背神经

腋神经和桡神经在
上肢的感觉分布区

骨间后神经

起源的神经根	C₆₋₈
行经的臂丛神经干	臂丛上、中、下干
行经的臂丛神经股	臂丛上、中、下干的后股
行经的臂丛神经束	臂丛后束
在前臂的走行	经旋后肌绕向桡骨颈背外侧 在 Frohse 弓下方进入旋后肌（译注：Frohse 弓为旋后肌表面的纤维组织），之后走行于旋 　后肌浅层和深层之间 出旋后肌后，走行于前臂浅、深层伸肌群之间；终于腕关节背面
支配的肌肉及其功能	旋后肌：使前臂旋后 指伸肌：伸 2~5 指 小指伸肌：伸小指 尺侧腕伸肌：伸腕、使腕内收 拇长展肌：在腕掌关节外展拇指 拇长伸肌：在指间关节伸拇指 拇短伸肌：在腕掌关节伸拇指 示指伸肌：伸示指
感觉属支及其分布区	无
损伤的原因	桡骨骨折或脱位 软组织占位压迫 前臂撕裂伤 特发性桡神经病
损伤的表现	伸指无力（垂指），无垂腕征 感觉正常
鉴别诊断	至拇指或其他四指的伸肌腱断裂（见于类风湿性关节炎等） 网球肘

骨间后神经（续）

前臂深层肌肉（后面观）

尺神经

肱骨内上髁

肱三头肌腱（切断）

尺骨鹰嘴

肘肌

尺侧腕屈肌

尺骨

拇长伸肌

示指伸肌

尺侧腕伸肌腱（切断）

小指伸肌腱（切断）

指伸肌腱（切断）

伸肌支持带（数字代表6个纤维管）

第5掌骨

外侧肌间隔

肱桡肌

桡侧腕长伸肌

肱骨外上髁

总伸肌腱（部分切断）

桡侧腕短伸肌

旋后肌

桡神经深支

旋前圆肌（附着于桡骨外侧）

桡骨

骨间后神经

拇长展肌

拇短伸肌

桡侧腕短伸肌腱
桡侧腕长伸肌腱

6 5 4 3 2 1

第1掌骨

第2掌骨

第1骨间背侧肌

桡神经浅支

起源的神经根	C_6
行经的臂丛神经干	臂丛上干
行经的臂丛神经股	臂丛上干后股
行经的臂丛神经束	臂丛后束
在肘与手之间的走行	在旋后肌浅面走行 在前臂下 1/3，沿桡骨外侧下行 行至手腕背外侧发出数支指背神经
支配的肌肉及其功能	无
感觉属支及其分布区	发出数支指背神经，分布于桡侧两个半手指的指背及与其相续的手背皮肤
损伤的原因	手铐、绷带等压迫手腕
损伤的表现	分布区的感觉障碍，可伴灼性神经痛

桡神经浅支（续）

前臂中层肌肉（前面观）

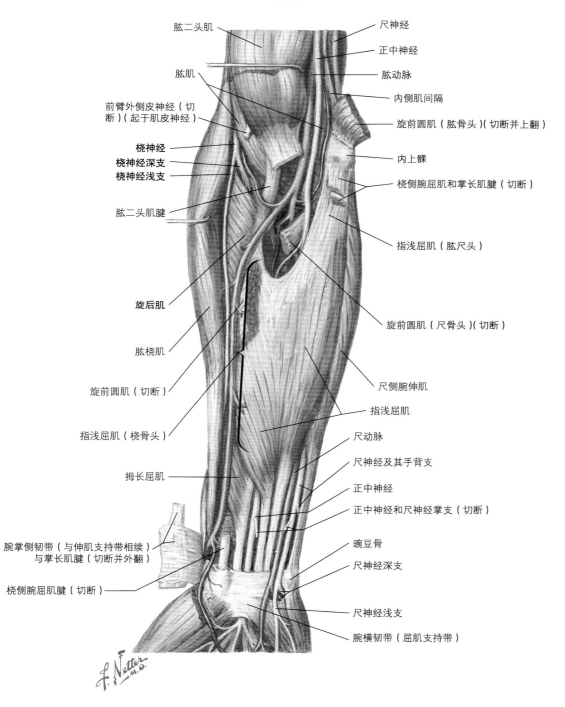

肱二头肌

肱肌

前臂外侧皮神经（切断）（起于肌皮神经）

桡神经
桡神经深支
桡神经浅支

肱二头肌腱

旋后肌

肱桡肌

旋前圆肌（切断）

指浅屈肌（桡骨头）

拇长屈肌

腕掌侧韧带（与伸肌支持带相续）与掌长肌腱（切断并外翻）

桡侧腕屈肌腱（切断）

尺神经

正中神经

肱动脉

内侧肌间隔

旋前圆肌（肱骨头）（切断并上翻）

内上髁

桡侧腕屈肌和掌长肌腱（切断）

指浅屈肌（肱尺头）

旋前圆肌（尺骨头）（切断）

尺侧腕伸肌

指浅屈肌

尺动脉

尺神经及其手背支

正中神经

正中神经和尺神经掌支（切断）

豌豆骨

尺神经深支

尺神经浅支

腕横韧带（屈肌支持带）

肌皮神经

起源的神经根	C_{5-6}
行经的臂丛神经干	臂丛上干
行经的臂丛神经股	臂丛上干前股
行经的臂丛神经束	臂丛外侧束
走行	自臂丛外侧束发出后，向外侧穿喙肱肌，在上臂沿肱二头肌与肱肌之间下行，至肘关节前方行于肱二头肌腱外侧，延续为前臂外侧皮神经
支配的肌肉及其功能	肱二头肌：屈肘关节，使前臂旋后 喙肱肌：屈肩关节 肱肌：屈肘关节
感觉属支及其分布区	前臂外侧皮神经，分布于肘与腕之间的前臂外侧
损伤的原因	肩关节脱位 肌肉高强度收缩 全麻后 臂丛神经炎 (Parsonage–Turner 综合征)
损伤的表现	肱二头肌无力、萎缩，引起屈肘无力；前臂桡侧麻木
鉴别诊断	肱二头肌腱断裂 第 6 颈神经根病

肌皮神经（续）

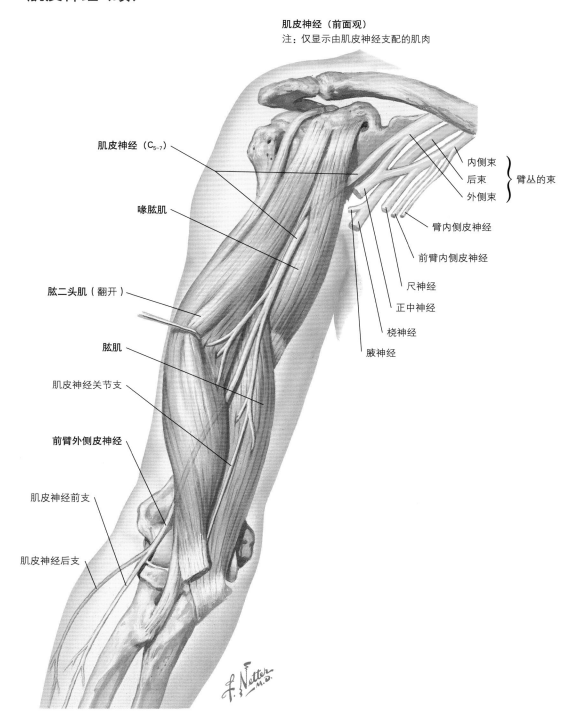

肌皮神经（前面观）
注：仅显示由肌皮神经支配的肌肉

肌皮神经（C$_{5-7}$）

内侧束
后束 ｝臂丛的束
外侧束

臂内侧皮神经

前臂内侧皮神经

喙肱肌

尺神经

正中神经

肱二头肌（翻开）

桡神经

肱肌

腋神经

肌皮神经关节支

前臂外侧皮神经

肌皮神经前支

肌皮神经后支

前臂外侧皮神经

神经根	起源于第 5 颈神经前支，行经臂丛上干，从臂丛外侧束发出
分布区	肘与腕之间的前臂外侧皮肤
走行	肌皮神经在肘部行于肱二头肌腱外侧，跨过头静脉后，延续为前臂外侧皮神经
损伤的表现	静脉穿刺时可损伤该神经，引起前臂桡侧麻木

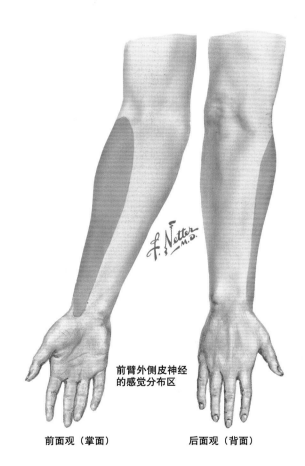

前臂外侧皮神经
的感觉分布区

前面观（掌面）　　　后面观（背面）

第十八章
周围神经系统： 下肢

腰、骶神经根的解剖

- 腰神经根和骶神经根从脊髓圆锥发出，向外下方走行，经椎间孔出椎管。
- 腰神经前根和后根在背根节远端的椎间孔合并，成为腰神经干。
- 腰神经根经同序数椎体椎弓根的下方、椎间盘平面的上方穿出椎管，例如，第 4 腰神经根在第 4 腰椎椎弓根的下方、$L_{4/5}$ 椎间盘的上方穿出椎管。因此，突出的腰椎间盘会压迫下方相邻节段的神经根，例如，$L_{4/5}$ 椎间盘突出会压迫第 5 腰神经根。
- 腰神经干穿出椎管后立即分为前支和后支。
- 腰神经前支加入腰丛，后支支配相应节段的皮肤和椎旁肌。
- 骶神经的前根和后根在椎管内合并，成为骶神经干。
- 骶神经干在椎管内分为前支和后支。
- 骶神经前支经骶前孔出椎管，加入骶丛。
- 骶神经后支经骶后孔出椎管，支配相应节段的皮肤和椎旁肌。

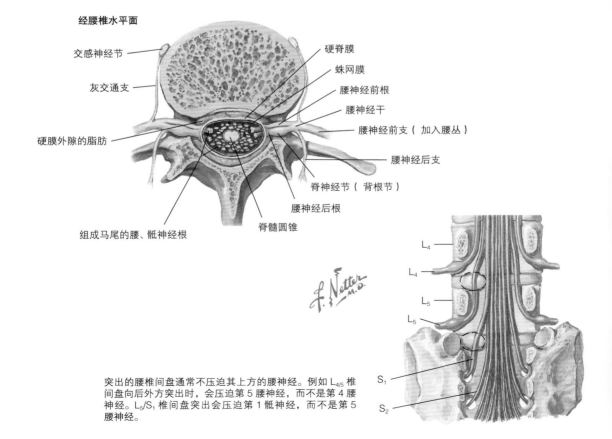

经腰椎水平面

交感神经节

灰交通支

硬膜外隙的脂肪

组成马尾的腰、骶神经根

脊髓圆锥

腰神经后根

脊神经节（背根节）

腰神经后支

腰神经前支（加入腰丛）

腰神经干

腰神经前根

蛛网膜

硬脊膜

L₄

L₄

L₅

L₅

S₁

S₂

突出的腰椎间盘通常不压迫其上方的腰神经。例如 $L_{4/5}$ 椎间盘向后外方突出时，会压迫第 5 腰神经，而不是第 4 腰神经。L_5/S_1 椎间盘突出会压迫第 1 骶神经，而不是第 5 腰神经。

腰、骶神经根的解剖（续）

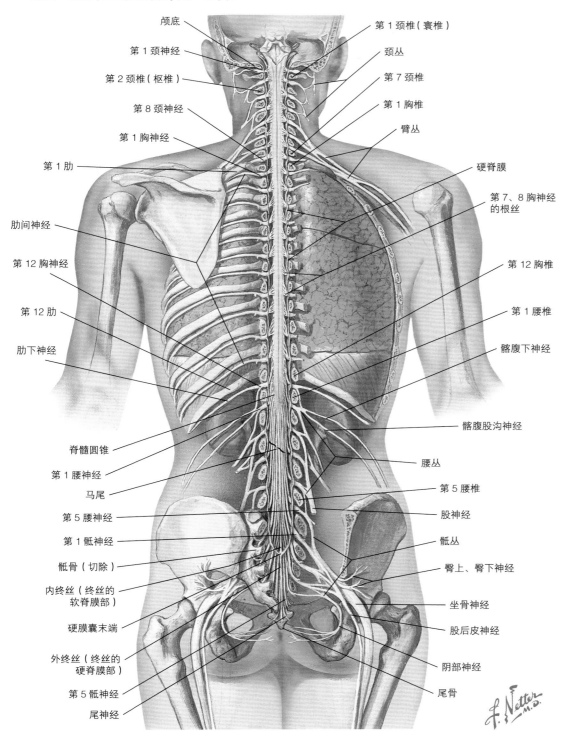

颅底
第 1 颈神经
第 2 颈椎 (枢椎)
第 8 颈神经
第 1 胸神经
第 1 肋
肋间神经
第 12 胸神经
第 12 肋
肋下神经
脊髓圆锥
第 1 腰神经
马尾
第 5 腰神经
第 1 骶神经
骶骨（切除）
内终丝 (终丝的
软脊膜部)
硬膜囊末端
外终丝 (终丝的
硬脊膜部)
第 5 骶神经
尾神经

第 1 颈椎 (寰椎)
颈丛
第 7 颈椎
第 1 胸椎
臂丛
硬脊膜
第 7、8 胸神经
的根丝
第 12 胸椎
第 1 腰椎
髂腹下神经
髂腹股沟神经
腰丛
第 5 腰椎
股神经
骶丛
臀上、臀下神经
坐骨神经
股后皮神经
阴部神经
尾骨

腰、骶神经根的解剖（续）

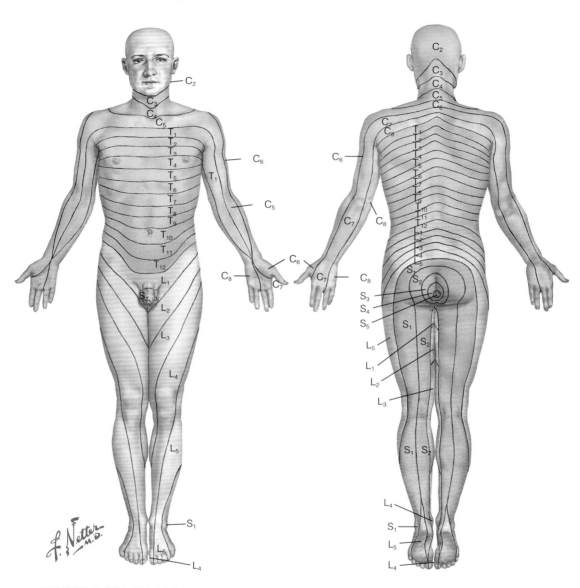

重要的脊神经感觉分布区（皮节）

C_5	锁骨
$C_{5,6,7}$	上肢外侧
C_8, T_1	上肢内侧
C_6	拇指
$C_{6,7,8}$	手
C_8	环指和小指
T_4	乳头平面

T_{10}	脐平面
T_{12}	腹股沟区
$L_{1,2,3,4}$	下肢前面和内侧
$L_{4,5}$, S_1	足
L_4	踇趾内侧
$S_{1,2}$, L_5	下肢后面和外侧
S_1	足和小趾外侧缘
$S_{2,3,4}$	会阴

腰、骶神经根病
（腰、骶神经的节段性分布）

受累的神经根	腱反射消失	感觉减退	肌肉无力	疼痛	主要的鉴别诊断
L_2	无	大腿前上方	髋关节屈曲	大腿前部	股神经病
L_3	膝腱反射	膝关节前部	髋关节屈曲、内收，膝关节伸直	膝关节前部	股神经病、闭孔神经病
L_4	膝腱反射	小腿内侧	膝关节伸直，踝关节背屈	小腿内侧	股神经病、闭孔神经病、腓总神经病
L_5	无	小腿外侧、足背、足内侧	踝关节内翻、背屈，蹈趾背屈	小腿外侧、足背内侧、臀部及大腿后部	腓总神经病
S_1	跟腱反射	足底、足外侧	踝关节跖屈，膝关节屈曲，髋关节外展	足底外侧、臀部及大腿后部	胫神经病

腰、骶神经根病
（腰、骶神经的节段性分布）（续）

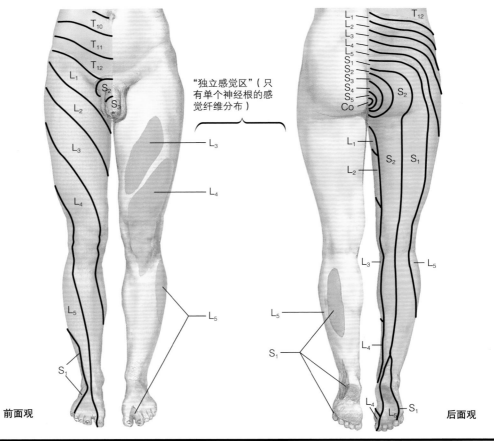

"独立感觉区"（只有单个神经根的感觉纤维分布）

前面观

后面观

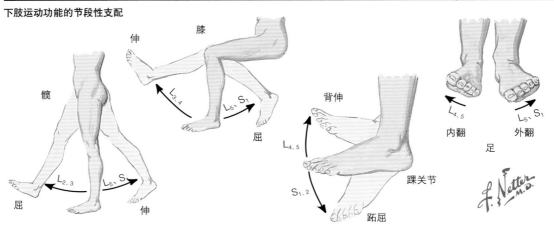

下肢运动功能的节段性支配

腰、骶丛的神经

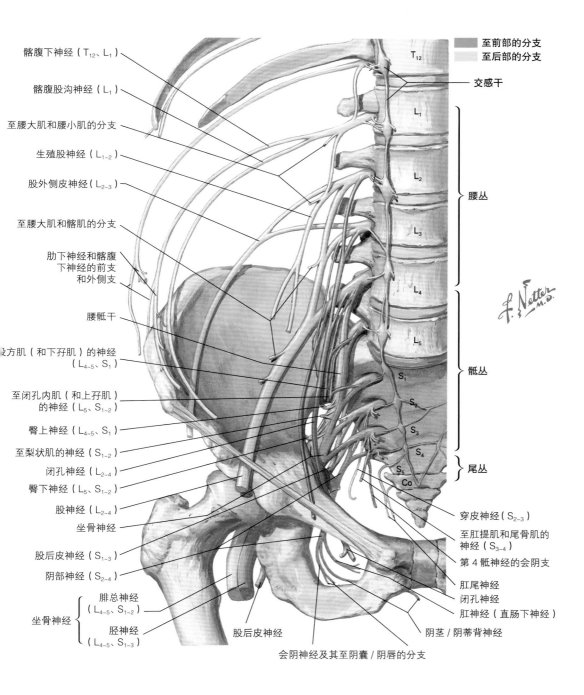

髂腹下神经（T_{12}、L_1）

髂腹股沟神经（L_1）

至腰大肌和腰小肌的分支

生殖股神经（L_{1-2}）

股外侧皮神经（L_{2-3}）

至腰大肌和髂肌的分支

肋下神经和髂腹下神经的前支和外侧支

腰骶干

至方肌（和下孖肌）的神经（L_{4-5}、S_1）

至闭孔内肌（和上孖肌）的神经（L_5、S_{1-2}）

臀上神经（L_{4-5}、S_1）

至梨状肌的神经（S_{1-2}）

闭孔神经（L_{2-4}）

臀下神经（L_5、S_{1-2}）

股神经（L_{2-4}）

坐骨神经

股后皮神经（S_{1-3}）

阴部神经（S_{2-4}）

坐骨神经 { 腓总神经（L_{4-5}、S_{1-2}）
胫神经（L_{4-5}、S_{1-3}）

股后皮神经

会阴神经及其至阴囊/阴唇的分支

至前部的分支
至后部的分支

T_{12}

交感干

L_1

L_2

腰丛

L_3

L_4

L_5

S_1

骶丛

S_2

S_3

S_4

尾丛

S_5
Co

穿皮神经（S_{2-3}）

至肛提肌和尾骨肌的神经（S_{3-4}）

第4骶神经的会阴支

肛尾神经

闭孔神经

肛神经（直肠下神经）

阴茎/阴蒂背神经

腰丛

腰丛的神经	起源的 神经根	支配的肌肉及其功能	感觉分布区
髂腹下神经	L$_1$	腹横肌、腹内斜肌（参与构成腹壁）	耻骨以上的臀内侧
髂腹股沟神经	L$_1$	无	大腿内侧上部、生殖器
生殖股神经	L$_{1-2}$	提睾肌	生殖器及股三角表面的皮肤
股外侧皮神经	L$_{2-3}$	无	大腿外侧
股神经	L$_{2-4}$	腰大肌、耻骨肌（屈髋） 髂肌（屈曲和内旋髋关节） 股四头肌（伸膝） 缝匠肌（使髋关节屈曲、外展和外旋） 膝关节肌（伸膝时使滑膜囊回缩）	大腿内侧前部。其终末支为隐神经，分布于小腿内侧皮肤
闭孔神经	L$_{2-4}$	长收肌、短收肌、大收肌（内收髋关节） 股薄肌（内收髋关节） 闭孔外肌（外旋髋关节） 外斜肌（参与构成腹壁）	大腿内侧下部
副闭孔神经 （常有变异）	L$_{2-4}$	腰大肌（屈髋）	无
腰骶干	L$_{4-5}$	参与构成骶丛	无

腰丛（续）

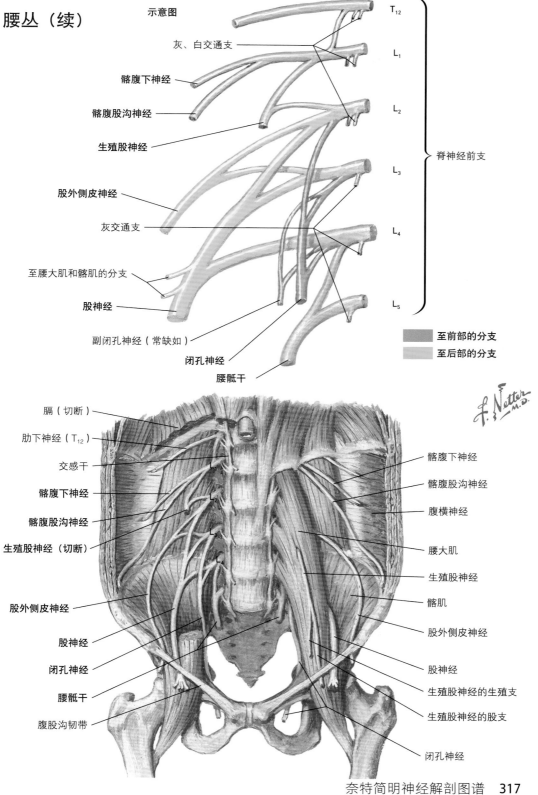

示意图

灰、白交通支

髂腹下神经

髂腹股沟神经

生殖股神经

股外侧皮神经

灰交通支

至腰大肌和髂肌的分支

股神经

副闭孔神经（常缺如）

闭孔神经

腰骶干

T₁₂
L₁
L₂
L₃
L₄
L₅

脊神经前支

至前部的分支
至后部的分支

膈（切断）

肋下神经（T₁₂）

交感干

髂腹下神经

髂腹股沟神经

生殖股神经（切断）

股外侧皮神经

股神经

闭孔神经

腰骶干

腹股沟韧带

髂腹下神经

髂腹股沟神经

腹横神经

腰大肌

生殖股神经

髂肌

股外侧皮神经

股神经

生殖股神经的生殖支

生殖股神经的股支

闭孔神经

骶丛

骶丛的神经	起源的神经根	支配的肌肉及其功能	感觉分布区
坐骨神经	$L_4 \sim S_3$	主干：腘绳肌群（大腿后部肌群，屈膝） 胫神经（详见第330页） 腓总神经（详见第328页）	主干无感觉属支。胫神经和腓总神经的感觉属支分布于除内侧面之外小腿的皮肤
至股方肌的神经	$L_4 \sim S_1$	股方肌（外旋髋关节） 下孖肌（外旋髋关节）	无
至闭孔内肌的神经	$L_5 \sim S_2$	闭孔内肌（外旋髋关节） 上孖肌（外旋髋关节）	无
阴部神经	S_{2-4}	会阴神经，支配： • 球海绵体肌（控制排尿、射精） • 坐骨海绵体肌（控制排尿、射精） • 尿道括约肌（控制排尿、射精） • 尿生殖膈（参与组成盆底）	会阴
		直肠下神经（肛神经） 支配肛门外括约肌（控制排便）	肛周皮肤
		阴茎/阴蒂背神经（无支配肌肉）	阴茎/阴蒂
至尾部的神经	S_{3-4}	尾骨肌（参与组成盆底） 肛提肌（参与组成盆底）	无
臀上神经	$L_4 \sim S_1$	臀中肌（外展髋关节） 臀小肌（外展髋关节） 阔筋膜张肌（外展并外旋髋关节）	无
臀下神经	$L_5 \sim S_2$	臀大肌（伸髋）	无
至梨状肌的神经	S_2	梨状肌（外旋髋关节）	无
股后皮神经	S_{1-3}	无	大腿后部

骶丛（续）

示意图

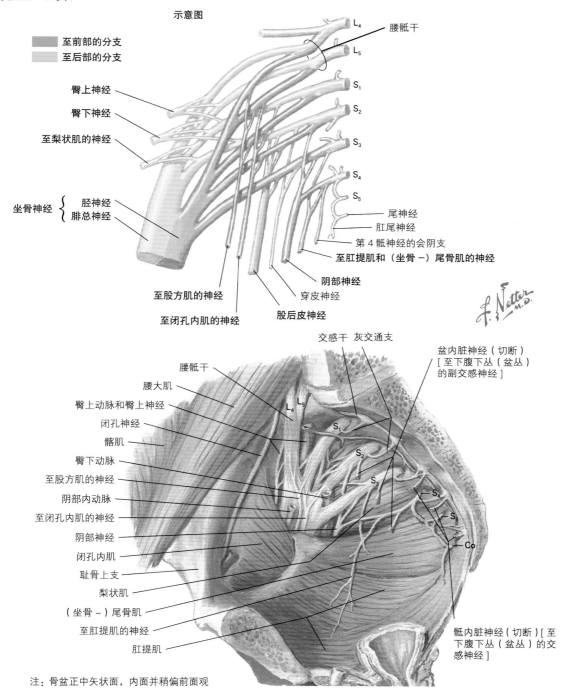

至前部的分支
至后部的分支

L_4
腰骶干
L_5
S_1
S_2
S_3
S_4
S_5

臀上神经
臀下神经
至梨状肌的神经

坐骨神经 { 胫神经
腓总神经 }

尾神经
肛尾神经
第4骶神经的会阴支
至肛提肌和（坐骨－）尾骨肌的神经
阴部神经
穿皮神经

至股方肌的神经
股后皮神经
至闭孔内肌的神经

交感干 灰交通支
盆内脏神经（切断）[至下腹下丛（盆丛）的副交感神经]

腰骶干
腰大肌
臀上动脉和臀上神经
闭孔神经
髂肌
臀下动脉
至股方肌的神经
阴部内动脉
至闭孔内肌的神经
阴部神经
闭孔内肌
耻骨上支
梨状肌
（坐骨－）尾骨肌
至肛提肌的神经
肛提肌

L_4 L_5
S_1
S_2
S_3
S_4
S_5
Co

骶内脏神经（切断）[至下腹下丛（盆丛）的交感神经]

注：骨盆正中矢状面，内面并稍偏前面观

闭孔神经

起源的神经根	$L_2 \sim L_4$
走行	从腰大肌外侧缘穿出，沿其下行，经闭孔浅出至大腿内侧部
支配的肌肉及其功能	长收肌（内收髋关节） 短收肌（内收髋关节） 大收肌（内收髋关节） 股薄肌（外旋髋关节） 闭孔外肌（外旋髋关节） 外斜肌（参与组成腹壁）
感觉分布区	大腿内侧下部的小块皮肤
损伤的原因	很少发生损伤。如果损伤，可能由于： • 盆骨骨折 • 髋关节置换术 • 闭孔疝 • 盆部占位 • 分娩
损功的表现	髋关节内收无力，大腿内侧局灶性感觉异常和（或）麻木
鉴别诊断	腰丛或第 3、4 腰神经损伤也可累及股四头肌，引起伸膝无力、膝腱反射减弱或消失

闭孔神经（续）

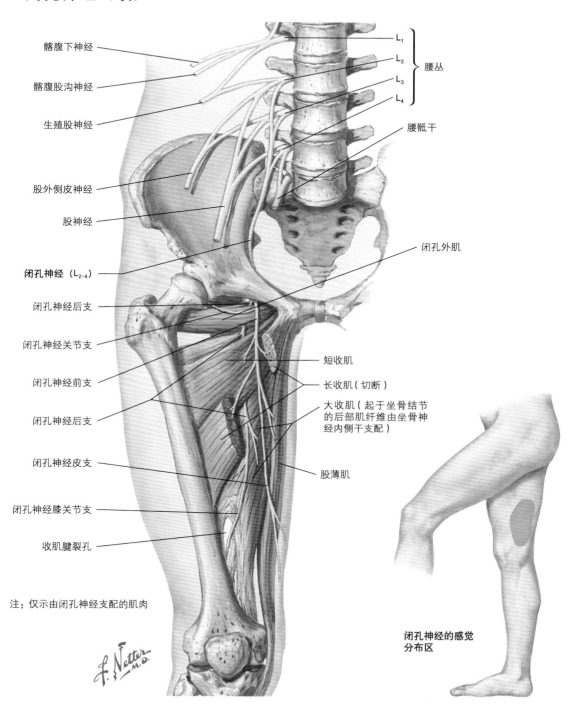

髂腹下神经

髂腹股沟神经

生殖股神经

股外侧皮神经

股神经

闭孔神经（L₂₋₄）

闭孔神经后支

闭孔神经关节支

闭孔神经前支

闭孔神经后支

闭孔神经皮支

闭孔神经膝关节支

收肌腱裂孔

L₁
L₂
L₃
L₄
} 腰丛

腰骶干

闭孔外肌

短收肌

长收肌（切断）

大收肌（起于坐骨结节的后部肌纤维由坐骨神经内侧干支配）

股薄肌

注：仅示由闭孔神经支配的肌肉

闭孔神经的感觉分布区

股神经

起源的神经根	L$_{2-4}$
走行	自腰大肌外侧缘发出 在腰大肌与髂肌之间下行 于腹股沟韧带深面，在股动脉和股静脉的外侧与其伴行，途中发出分支支配大腿前部诸肌 终支（隐神经）在股四头肌中下行，经收肌管从膝关节上方浅出，之后沿小腿内侧下行，穿过内踝，终于足内侧缘
支配的肌肉及其功能	腰大肌、耻骨肌（屈髋） 髂肌（使髋关节屈曲并内旋） 股四头肌群（伸膝）： • 股直肌 • 股外侧肌 • 股中间肌 • 股内侧肌 缝匠肌（使髋关节屈曲、外展、旋外） 膝关节肌（伸膝时使滑膜囊回缩）
感觉属支及其分布区	经股神经前皮支分布于大腿前内侧，经隐神经髌骨下支分布于膝关节内侧，经隐神经终末支分布于内踝
损伤的原因	损伤可由于： • 盆腔及腹股沟疝、髋关节手术 • 股动脉插管 • 分娩（截石位） • 髂肌周围血肿 • 糖尿病常引起腰丛神经病，其中股神经可能单独受累 • 隐神经可能在膝关节（关节镜时）和小腿（静脉曲张手术）受到损伤
损伤的表现	运动症状/体征主要为伸膝无力，膝腱反射减弱或消失。感觉减退的范围不固定，但通常包括大腿前内侧和小腿内侧
鉴别诊断	第3、4腰神经根病或腰丛神经病也可引起髋关节内收及屈曲无力（髂腰肌主要由腰丛上部分支支配）

股神经（续）

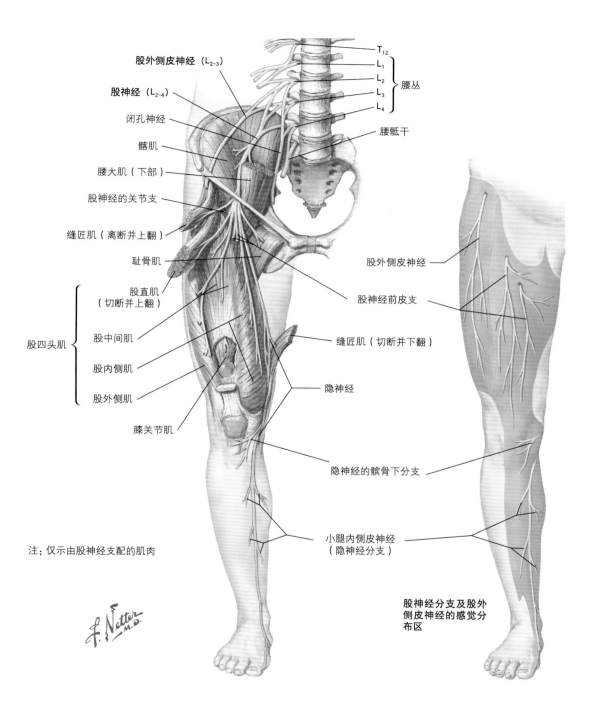

股外侧皮神经（L₂₋₃）

股神经（L₂₋₄）

闭孔神经

髂肌

腰大肌（下部）

股神经的关节支

缝匠肌（离断并上翻）

耻骨肌

股直肌（切断并上翻）

股中间肌

股内侧肌

股外侧肌

股四头肌

膝关节肌

注：仅示由股神经支配的肌肉

T₁₂
L₁
L₂
L₃
L₄
腰丛

腰骶干

股外侧皮神经

股神经前皮支

缝匠肌（切断并下翻）

隐神经

隐神经的髌骨下分支

小腿内侧皮神经（隐神经分支）

股神经分支及股外侧皮神经的感觉分布区

股外侧皮神经

起源的神经根	L_2、L_3
走行	走行相对不固定： • 从腰大肌外侧缘穿出，横过髂肌表面 • 在腹股沟韧带深面的外侧部越过该韧带 • 也可能经髂前上棘或其周围区域下行 • 横过缝匠肌上部 • 止于若干终末皮支
支配的肌肉及其功能	无（为纯感觉神经）
感觉分布区	大腿外侧
损伤的原因	损伤可由于腹膜后、髂窝、腹股沟区手术，以及较紧的衣服或束带压迫。但也经常找不到明确原因
损伤的表现	感觉异常性股痛，表现为大腿外侧疼痛和麻木，通常麻木较疼痛的范围小，不伴肌肉无力
鉴别诊断	第2腰神经根病可引起大腿上部前外侧麻木、屈髋无力 腰丛神经病可引起较大范围的麻木和肢体无力 股神经病可引起大腿前部及小腿内侧麻木、伸膝无力、膝腱反射减弱

股外侧皮神经（续）

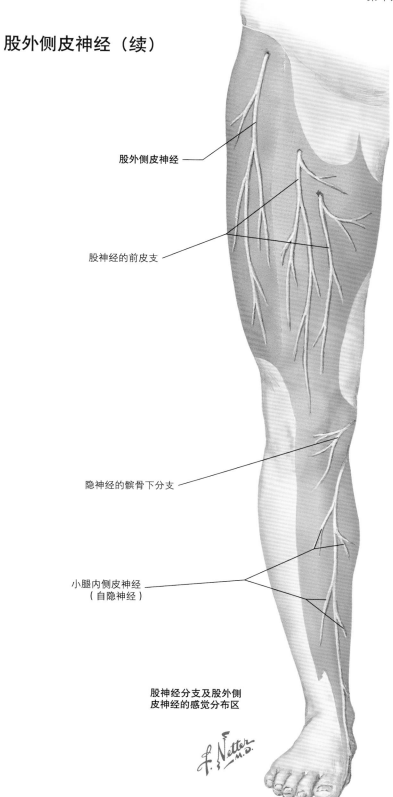

股外侧皮神经

股神经的前皮支

隐神经的髌骨下分支

小腿内侧皮神经
（自隐神经）

**股神经分支及股外侧
皮神经的感觉分布区**

坐骨神经

起源的神经根	$L_{4\text{-}5}$（腰骶干）、$S_1 \sim S_3$
走行	由腰骶干和上部骶神经根组成 沿骨盆内侧壁下行，经坐骨大孔出骨盆 在梨状肌下方，坐骨结节和股骨大转子之间走行 在腘窝上方分为胫神经（内侧干）和腓总神经（外侧干）
支配的肌肉及 其功能	半腱肌（由内侧干支配） 半膜肌（由内侧干支配） 股二头肌长头（由内侧干支配） 股二头肌短头（由外侧干支配） 大收肌（起于坐骨结节的后部肌纤维，伸髋关节） 坐骨神经的终支（胫神经和腓总神经）支配膝关节以下所有肌肉
感觉属支及其分布区	坐骨神经干无感觉属支。胫神经和腓总神经的感觉纤维分布于小腿和足的大部分皮肤
损伤的原因	髋关节外伤/骨折、髋关节手术 坐骨神经长时间受压 臀部血肿 臀部注射时的针刺伤 大腿血肿 股骨骨折
损伤的表现	近端（臀部）损伤时表现为屈膝无力 膝关节以下所有肌肉均可出现肌力下降，但受累的范围和程度可有不同，其中腓总神经支 配的肌肉受累比胫神经支配的肌肉更常见。坐骨神经病的表现可与腓总神经病表现类似
鉴别诊断	与腰骶丛神经病鉴别困难 骶丛神经病常累及阴部神经和股后皮神经 腰骶神经根病常出现背痛 骨盆和大腿的 CT 或 MRI 检查对排除血肿有帮助 肌电图检查有助于定位病灶

坐骨神经（续）

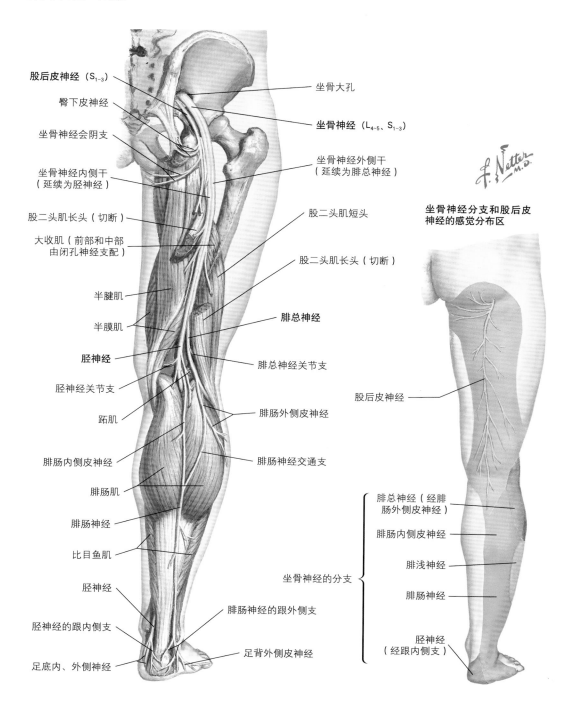

股后皮神经（S$_{1\sim3}$）

臀下皮神经

坐骨神经会阴支

坐骨神经内侧干
（延续为胫神经）

股二头肌长头（切断）

大收肌（前部和中部
由闭孔神经支配）

半腱肌

半膜肌

胫神经

胫神经关节支

跖肌

腓肠内侧皮神经

腓肠肌

腓肠神经

比目鱼肌

胫神经

胫神经的跟内侧支

足底内、外侧神经

坐骨大孔

坐骨神经（L$_{4\sim5}$、S$_{1\sim3}$）

坐骨神经外侧干
（延续为腓总神经）

股二头肌短头

股二头肌长头（切断）

腓总神经

腓总神经关节支

腓肠外侧皮神经

腓肠神经交通支

坐骨神经的分支

腓肠神经的跟外侧支

足背外侧皮神经

坐骨神经分支和股后皮
神经的感觉分布区

股后皮神经

腓总神经（经腓
肠外侧皮神经）

腓肠内侧皮神经

腓浅神经

腓肠神经

胫神经
（经跟内侧支）

腓总神经

起源的神经根	L₄、L₅、S₁、S₂
走行	坐骨神经在大腿远端分成两大终支，其中外侧干延续为腓总神经 腓总神经在皮下较表浅的位置，绕腓骨颈向前外方下行，穿过腓骨长肌及该肌参与组成的腓管 腓总神经在小腿上段分为腓浅神经和腓深神经 其中腓浅神经在小腿外侧沿腓骨下行，腓深神经在胫骨前肌和趾长屈肌间下行
支配的肌肉及其功能	腓深神经： • 腓骨前肌（使足背屈） • 踇长伸肌（背屈踇趾） • 趾长伸肌（背屈第2~5趾） • 第三腓骨肌（使足背屈和外翻） • 踇短伸肌（背屈踇趾） • 趾短伸肌（其余四趾背屈） 腓浅神经： • 腓骨长肌（使足外翻） • 腓骨短肌（使足外翻） • 第三腓骨肌（使足外翻）
感觉属支及其分布区	经腓肠外侧皮神经分布于小腿近端外侧面 经腓浅神经分布于小腿外侧面远端和足背 经腓深神经分布于足背第1、2趾间的皮肤
损伤的原因	腓总神经损伤最常见于外力侧方压迫腓骨颈。其他常见的原因包括： • 习惯性"跷二郎腿" • 麻醉、昏迷及长时间固定睡姿 • 小腿石膏固定 • 长时间下蹲
损伤的表现	足背屈无力引起"足下垂"，表现为跨阈步态 足外翻无力 完全损伤时引起小腿外侧和足背感觉消失 仅腓深神经损伤时引起足下垂和足背第1、2趾间麻木
鉴别诊断	第5腰神经根病 腰骶干受压（较难鉴别） 坐骨神经病

腓总神经（续）

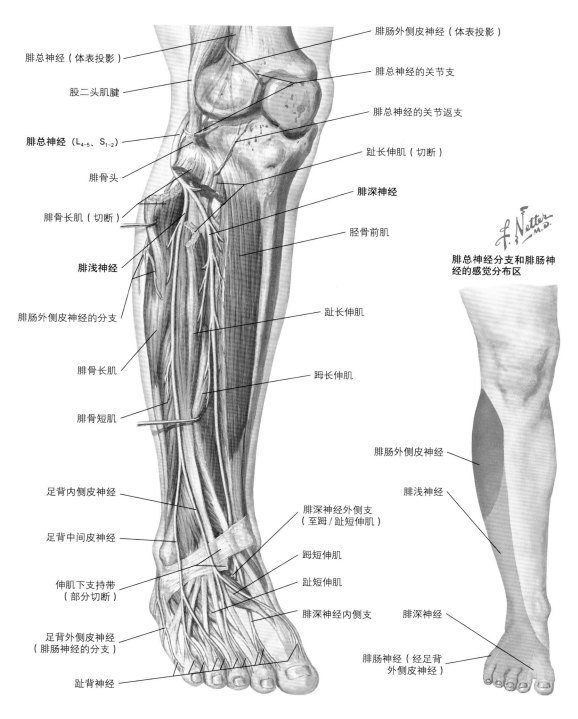

腓总神经（体表投影）

股二头肌腱

腓总神经（L$_{4-5}$、S$_{1-2}$）

腓骨头

腓骨长肌（切断）

腓浅神经

腓肠外侧皮神经的分支

腓骨长肌

腓骨短肌

足背内侧皮神经

足背中间皮神经

伸肌下支持带（部分切断）

足背外侧皮神经（腓肠神经的分支）

趾背神经

腓肠外侧皮神经（体表投影）

腓总神经的关节支

腓总神经的关节返支

趾长伸肌（切断）

腓深神经

胫骨前肌

趾长伸肌

蹈长伸肌

腓深神经外侧支（至蹈/趾短伸肌）

蹈短伸肌

趾短伸肌

腓深神经内侧支

腓总神经分支和腓肠神经的感觉分布区

腓肠外侧皮神经

腓浅神经

腓深神经

腓肠神经（经足背外侧皮神经）

胫神经

起源的神经根	L_5、S_1、S_2
走行	坐骨神经在大腿远端分成两大终支，其中内侧干延续为胫神经 在腓肠肌的长头和短头之间穿过腘窝 在小腿于比目鱼肌深面下行 在踝管分为足底内侧神经和足底外侧神经两终支
支配的肌肉 及其功能	比目鱼肌（使足跖屈） 腓肠肌（使足跖屈） 跖肌（使足跖屈） 腘肌（屈膝关节） 胫骨后肌（使足内翻） 姆长屈肌（屈姆趾） 趾长屈肌（屈第 2~5 趾） 通过两终支，支配足底所有肌肉 足底内侧神经： • 姆展肌（姆趾外展） • 姆短屈肌（屈姆趾） • 趾短屈肌（屈第 2~5 趾） • 第 1 蚓状肌（屈跖趾关节，伸趾骨间关节） 足底外侧神经： • 小趾展肌（外展小趾） • 足底方肌（屈第 2~5 趾） • 第 2~4 蚓状肌（屈跖趾关节，伸趾骨间关节） • 姆展肌（外展姆趾） • 小趾短屈肌（屈小趾） • 骨间背侧肌（外展第 2~4 趾） • 骨间足底肌（内收第 3~5 趾）
感觉属支及其分布区	经腓肠内侧皮神经和腓肠神经分布于小腿下部后外侧面的皮肤。经跟内侧支和足底内、外侧神经分布于足底大部分区域的皮肤
损伤的原因	腘窝囊肿压迫 足和踝关节创伤可损伤胫神经远端 跗管综合征
损伤的表现	足跖屈和内翻无力，屈趾无力；跟腱反射减弱或消失；腓肠神经，跟内侧支和足底内、外侧神经分布区麻木或刺痛
鉴别诊断	第 1、2 骶神经病；有时与坐骨神经部分损伤难以鉴别

胫神经（续）

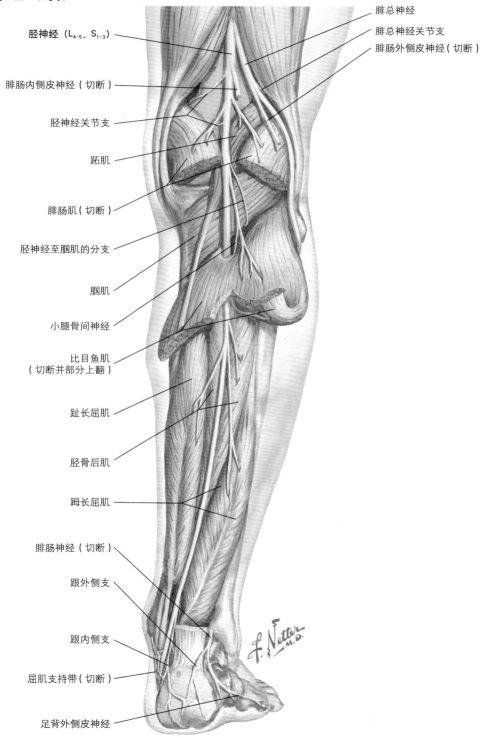

胫神经（L$_{4-5}$、S$_{1-3}$）

腓肠内侧皮神经（切断）

胫神经关节支

跖肌

腓肠肌（切断）

胫神经至腘肌的分支

腘肌

小腿骨间神经

比目鱼肌
（切断并部分上翻）

趾长屈肌

胫骨后肌

踇长屈肌

腓肠神经（切断）

跟外侧支

跟内侧支

屈肌支持带（切断）

足背外侧皮神经

腓总神经

腓总神经关节支

腓肠外侧皮神经（切断）

足底内、外侧神经和足的感觉神经分布

起源的神经根	L_4、L_5、S_1、S_2
走行	在跟腱内侧的跗管，胫神经分为足底内侧神经和足底外侧神经两终支，进入足底
支配的肌肉及其功能	足底内侧神经： • 姆展肌（外展姆趾） • 趾短屈肌（屈第 2~5 趾） • 第 1 蚓状肌（屈跖趾关节，伸趾骨间关节） • 姆短屈肌（屈姆趾） 足底外侧神经： • 小趾展肌（外展小趾） • 足底方肌（屈第 2~5 趾） • 第 2~4 蚓状肌（屈跖趾关节，伸趾骨间关节） • 姆收肌（内收姆趾） • 小趾短屈肌（屈小趾） • 骨间背侧肌（外展第 3~5 趾） • 骨间足底肌（内收第 3~5 趾）
感觉属支及其分布区	足底内、外侧神经分布于足底前 2/3 的大部分区域的皮肤 胫神经的跟内侧支分布于足底后 1/3 大部分区域的皮肤
损伤的原因	足底内、外侧神经可在跗管处受损，原因包括： • 外部压迫，石膏固定或穿过紧的鞋时 • 脚踝创伤 • 内分泌系统疾病（甲状腺功能减退、肢端肥大症）
损伤的表现	跗管综合征：脚部疼痛、感觉异常、足底外侧神经和（或）内侧神经分布区感觉缺失 由于短屈肌临床意义远没有长屈肌重要，神经损伤后肌肉无力可不明显

足底内、外侧神经和足的感觉神经分布（续）

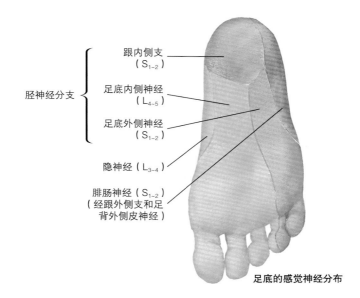

胫神经分支 {
跟内侧支
（ S₁~₂ ）
足底内侧神经
（ L₄~₅ ）
足底外侧神经
（ S₁~₂ ）
}

隐神经（ L₃~₄ ）

腓肠神经（ S₁~₂ ）
（ 经跟外侧支和足
背外侧皮神经 ）

足底的感觉神经分布

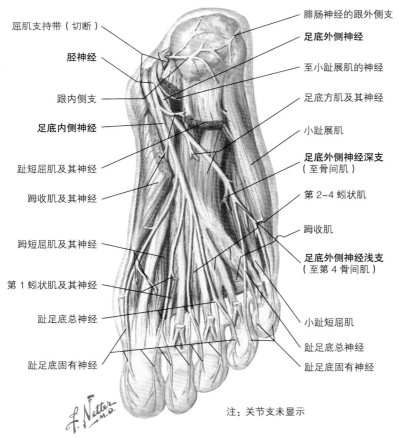

屈肌支持带（切断）

胫神经

跟内侧支

足底内侧神经

趾短屈肌及其神经

踇收肌及其神经

踇短屈肌及其神经

第 1 蚓状肌及其神经

趾足底总神经

趾足底固有神经

腓肠神经的跟外侧支

足底外侧神经

至小趾展肌的神经

足底方肌及其神经

小趾展肌

足底外侧神经深支
（ 至骨间肌 ）

第 2~4 蚓状肌

踇收肌

足底外侧神经浅支
（ 至第 4 骨间肌 ）

小趾短屈肌

趾足底总神经

趾足底固有神经

注：关节支未显示

奈特简明神经解剖图谱　**333**

第十九章
自主神经系统

自主神经系统概况

结构	解剖要点	功能意义
自主神经系统周围部	两级神经元： • 节前神经元 • 节后神经元	支配内脏器官活动
副交感神经节前神经元	位于脑干的动眼神经副核、上/下泌涎核、舌咽神经核、迷走神经背核和脊髓（S_{2-4}节段的骶副交感核）	迷走神经包含了全身最多的副交感神经节前纤维
交感神经节前神经元	位于脊髓 T_1~L_2 节段的中间外侧核，发出的纤维进入交感干，终止于椎前节和椎旁节	因中间外侧核的存在，相应脊髓节段在水平切面上具有特征性的形态
副交感神经节后神经元	位于所支配器官壁的壁内神经节（译注：或所支配器官附近的壁旁神经节）	神经递质：乙酰胆碱
交感神经节后神经元	位于交感干内（椎旁神经节）或各椎前节	神经递质：去甲肾上腺素（汗腺例外，其神经递质为乙酰胆碱）

交感和副交感神经节前神经元的神经递质均为乙酰胆碱。

自主神经系统概况（续）

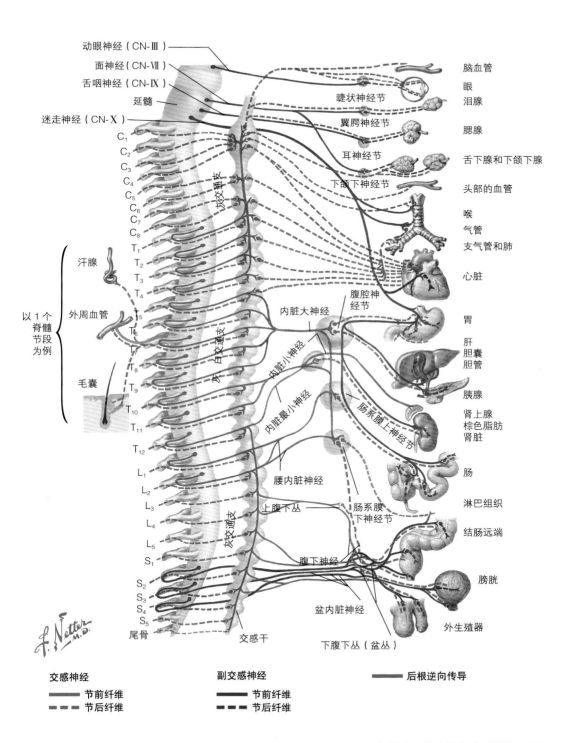

动眼神经（CN-Ⅲ）
面神经（CN-Ⅶ）
舌咽神经（CN-Ⅸ）
延髓
迷走神经（CN-Ⅹ）

C₁
C₂
C₃
C₄
C₅
C₆
C₇
C₈
T₁
T₂
T₃
T₄
T₅
T₆
T₇
T₈
T₉
T₁₀
T₁₁
T₁₂
L₁
L₂
L₃
L₄
L₅
S₁
S₂
S₃
S₄
S₅
尾骨

以1个脊髓节段为例

汗腺
外周血管
毛囊

灰交通支
灰、白交通支
灰交通支
交感干

睫状神经节
翼腭神经节
耳神经节
下颌下神经节

内脏大神经
内脏小神经
内脏最小神经
腰内脏神经
上腹下丛
腹下神经
盆内脏神经
下腹下丛（盆丛）

腹腔神经节
肠系膜上神经节
肠系膜下神经节

脑血管
眼
泪腺
腮腺
舌下腺和下颌下腺
头部的血管
喉
气管
支气管和肺
心脏
胃
肝
胆囊
胆管
胰腺
肾上腺
棕色脂肪
肾脏
肠
淋巴组织
结肠远端
膀胱
外生殖器

交感神经
—— 节前纤维
----- 节后纤维

副交感神经
—— 节前纤维
----- 节后纤维

—— 后根逆向传导

脑干的副交感神经核：概况

结构	解剖要点	功能意义
动眼神经副核（Edinger–Westphal 核）	副交感节前神经元，发出的纤维在睫状神经节换元	支配睫状肌（调节反射）和瞳孔括约肌（瞳孔缩小）
上泌涎核	发出的纤维加入面神经，在翼腭神经节和下颌下神经节换元	促进泪腺和鼻黏膜腺体的分泌
下泌涎核	发出的纤维加入舌咽神经，在耳神经节换元	促进腮腺分泌
迷走神经背核	发出的纤维在胸、腹腔脏器的壁内神经节和壁旁神经节换元	支配胸、腹腔脏器

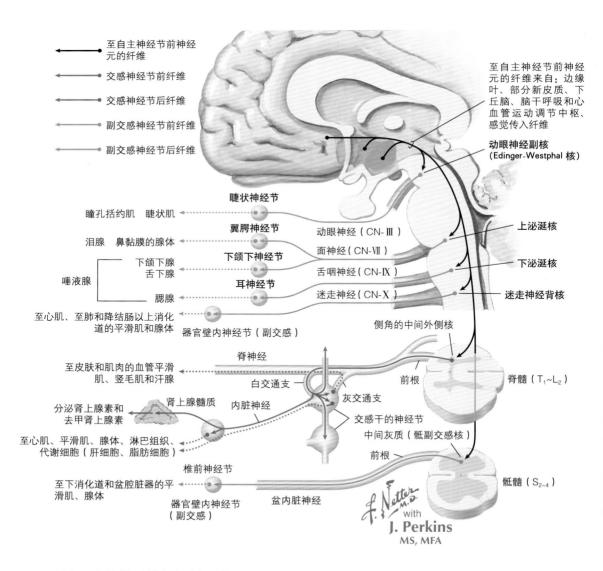

眼的自主神经

结构	解剖要点	功能意义
睫状神经节（副交感）	发出睫状短神经至睫状体和虹膜	调节反射，使瞳孔缩小
颈上神经节（交感）	节前纤维来自脊髓 $T_{1,2}$ 节段的中间外侧核（睫脊中枢）。节后纤维经颈内动脉丛至眼球，经颈外动脉丛至面部的汗腺	使瞳孔开大，支配眼睑的 Müller 肌，支配同侧面部的汗腺

- 瞳孔对光反射：光线刺激视网膜产生的视觉信息经视神经、视束向后传递。部分纤维终止于上丘和顶盖前区，在此换元后，发出纤维经后连合加入双侧动眼神经副核。后者再发出副交感纤维加入双侧动眼神经，使瞳孔缩小。

- 霍纳综合征（Horner's syndrome）：包括瞳孔缩小，上睑下垂、面部无汗，由支配瞳孔开大肌的交感通路受损引起。只有颈动脉分叉近端的交感通路受损时才出现面部无汗，因为支配面部汗腺的纤维随颈外动脉走行。

眼的自主神经（续）

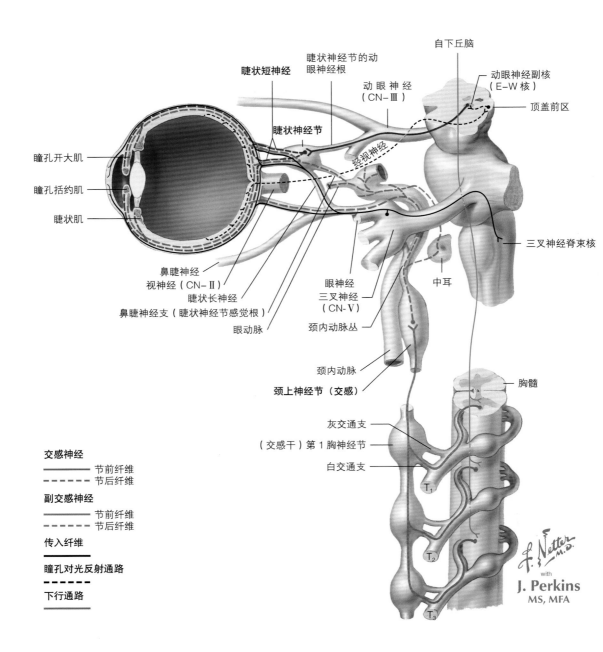

瞳孔开大肌

瞳孔括约肌

睫状肌

睫状短神经

睫状神经节的动眼神经根

睫状神经节

动眼神经（CN-Ⅲ）

经视神经

自下丘脑

动眼神经副核（E-W核）

顶盖前区

三叉神经脊束核

中耳

鼻睫神经

视神经（CN-Ⅱ）

睫状长神经

鼻睫神经支（睫状神经节感觉根）

眼动脉

眼神经

三叉神经（CN-V）

颈内动脉丛

颈内动脉

颈上神经节（交感）

胸髓

灰交通支

（交感干）第1胸神经节

白交通支

T₁

T₂

T₃

交感神经
—————— 节前纤维
- - - - - - 节后纤维

副交感神经
—————— 节前纤维
- - - - - - 节后纤维

传入纤维
——————

瞳孔对光反射通路
- - - - - -

下行通路
——————

翼腭神经节和下颌下神经节

结构	解剖要点	功能意义
翼腭神经节（副交感）	节前纤维来自上泌涎核	增加泪腺和鼻黏膜腺体分泌
下颌下神经节（副交感）	节前纤维来自上泌涎核	增加舌下腺和下颌下腺分泌
颈上神经节（交感）	节前纤维来自脊髓 $T_{1、2}$ 节段中间外侧核	减少泪腺、鼻黏膜腺体、舌下腺、下颌下腺分泌，收缩血管

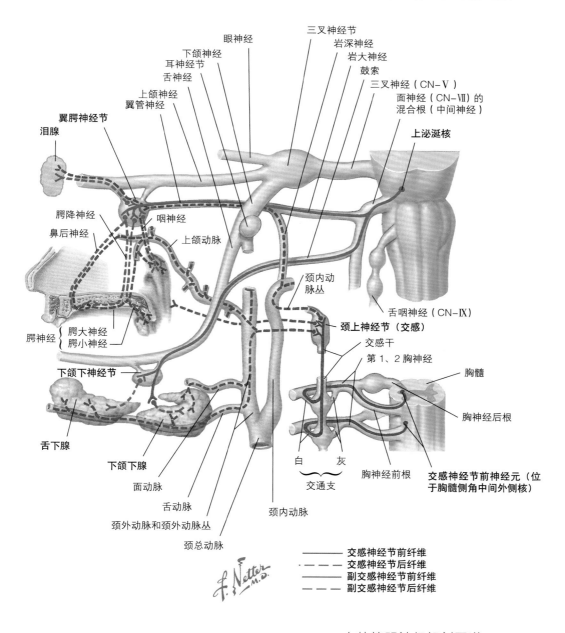

腮腺的自主神经

结构	解剖要点	功能意义
耳神经节（副交感）	节前纤维来自下泌涎核	使腮腺分泌稀薄的唾液
颈上神经节（交感）	节前纤维来自 T_{1-2} 节段脊髓中间外侧核。节后纤维经颈外动脉丛至腮腺及其血管	抑制腮腺分纵，使唾液浓缩

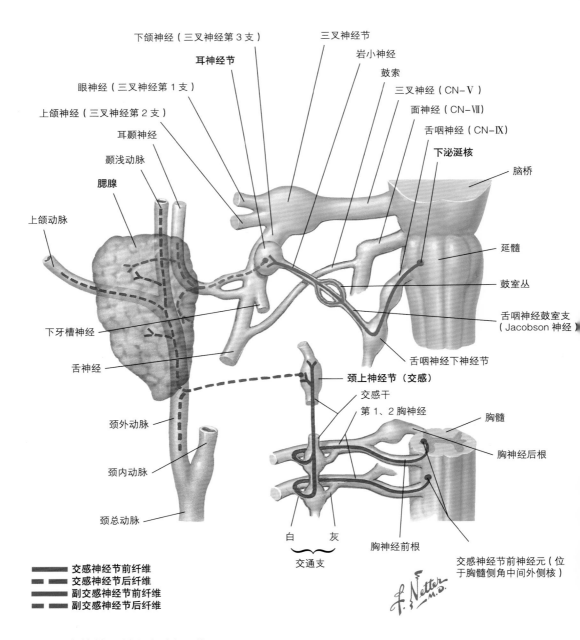

交感神经节前纤维
交感神经节后纤维
副交感神经节前纤维
副交感神经节后纤维

迷走神经和迷走神经背核

结构	解剖要点	功能意义
迷走神经背核（副交感）	发出的节前纤维终止于胸、腹腔脏器壁内或壁旁的神经节	支配胸、腹腔大部分脏器的活动
肺和支气管	节后神经元胞体位于肺丛中的神经节	收缩呼吸道平滑肌
心脏	节后神经元胞体位于心丛和心房壁内的神经节	使心率减慢、心肌收缩力减弱
食管	节后神经元胞体位于食管肌层的神经丛	促进食管平滑肌收缩
胃至横结肠	节后神经元胞体位于胃肠道肌层的神经丛	促进胃肠蠕动

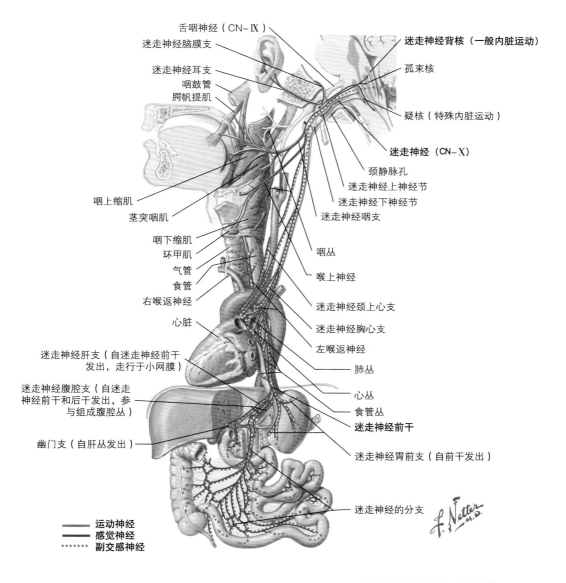

舌咽神经（CN–Ⅸ）
迷走神经脑膜支
迷走神经耳支
咽鼓管
腭帆提肌
咽上缩肌
茎突咽肌
咽下缩肌
环甲肌
气管
食管
右喉返神经
心脏
迷走神经肝支（自迷走神经前干发出，走行于小网膜）
迷走神经腹腔支（自迷走神经前干和后干发出，参与组成腹腔丛）
幽门支（自肝丛发出）

迷走神经背核（一般内脏运动）
孤束核
疑核（特殊内脏运动）
迷走神经（CN–Ⅹ）
颈静脉孔
迷走神经上神经节
迷走神经下神经节
迷走神经咽支
咽丛
喉上神经
迷走神经颈上心支
迷走神经胸心支
左喉返神经
肺丛
心丛
食管丛
迷走神经前干
迷走神经胃前支（自前干发出）
迷走神经的分支

—— 运动神经
—— 感觉神经
······ 副交感神经

骶副交感核

结构	解剖要点	功能意义
脊髓 S_{2-4} 节段的骶副交感核	节前纤维至： • 肠壁内或附近的神经节 • 与腹主动脉和髂内动脉伴行的副交感神经节 • 随髂内动脉分支至盆腔脏器的神经节	节后纤维支配： • 降结肠和直肠（促进肠蠕动） • 性器（使性器勃起） • 膀胱（使括约肌松弛、膀胱壁收缩）

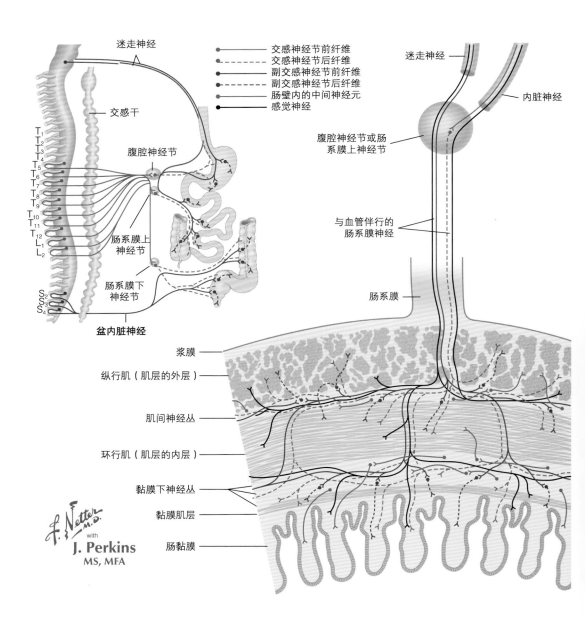

交感神经系统

结构	解剖要点	功能意义
交感干（椎旁神经节）	对称分列于脊柱两侧的外前方，上至颅底，下至尾骨，每侧由交感神经节经节间支纵行连接而成	脊髓中间外侧核是交感神经系统第2级神经元，它发出节前纤维至椎旁神经节或椎前神经节
椎前神经节	不规则的神经节细胞团块，位于主动脉及其分支的根部	椎旁神经节和椎前神经节是交感神经系统的第3级神经元，它发出节后纤维至所支配的器官
白交通支	为有髓鞘的交感神经节前纤维，来自相应节段脊髓中间外侧核，经交感干至椎前神经节和椎旁神经节换元	仅 $T_1 \sim L_2$ 节段的脊神经前支与交感干之间有白交通支相连
灰交通支	为无髓鞘的交感神经节后纤维，来自交感干神经节，至相应节段的脊神经前支。每个交感干神经节都有灰交通支连于相应的脊神经前支	支配皮肤和肌肉的血管、汗腺、竖毛肌

交感神经系统第1级神经元的分布区域上自下丘脑后外侧部，下至脑桥外侧部和延髓，中间包括了红核背外侧的网状结构等核团。这些神经元发出的纤维终止于脊髓 $T_1 \sim L_2$ 节段的中间外侧核（intermediolateral cell column，ILCC），并与其神经元形成突出联系。

交感神经系统（续）

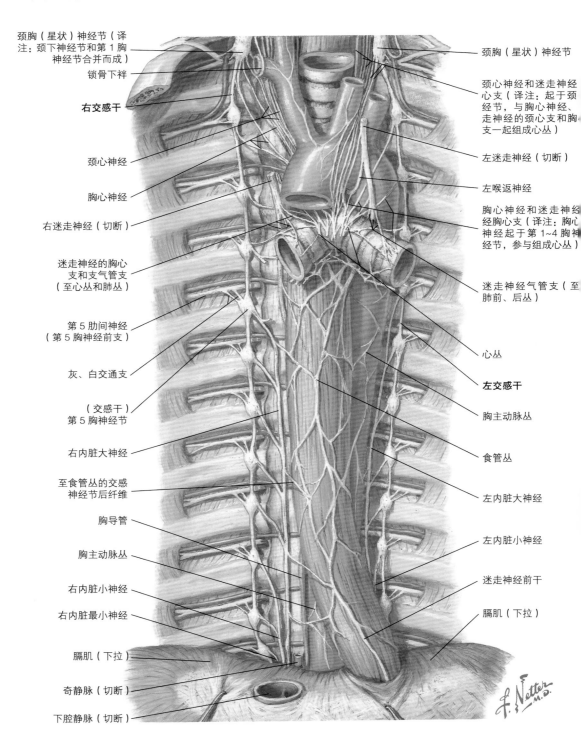

颈胸（星状）神经节（译注：颈下神经节和第1胸神经节合并而成）

锁骨下袢

右交感干

颈心神经

胸心神经

右迷走神经（切断）

迷走神经的胸心支和支气管支（至心丛和肺丛）

第5肋间神经（第5胸神经前支）

灰、白交通支

（交感干）第5胸神经节

右内脏大神经

至食管丛的交感神经节后纤维

胸导管

胸主动脉丛

右内脏小神经

右内脏最小神经

膈肌（下拉）

奇静脉（切断）

下腔静脉（切断）

颈胸（星状）神经节

颈心神经和迷走神经心支（译注：起于颈经节，与胸心神经、走神经的颈心支和胸支一起组成心丛）

左迷走神经（切断）

左喉返神经

胸心神经和迷走神经经心支（译注：胸心神经起于第1~4胸经节，参与组成心丛）

迷走神经气管支（至肺前、后丛）

心丛

左交感干

胸主动脉丛

食管丛

左内脏大神经

左内脏小神经

迷走神经前干

膈肌（下拉）

头颈部和胸、腹、盆腔脏器的交感神经

节前神经元	节后神经元	功能意义
$C_8 \sim T_{2(3)}$ 中间外侧核	颈上神经节（节后纤维经颈内动脉丛、眼神经、睫状神经节至瞳孔开大肌）	使瞳孔开大
T_{1-2} 中间外侧核	颈上、中神经节（节后纤维经颈外动脉丛，沿血管分支至泪腺）	收缩泪腺血管，抑制腺体分泌
$T_{1-3(4)}$ 中间外侧核	颈上、中神经节（节后纤维经颈外动脉丛，沿血管分支至舌下腺和下颌下腺）	收缩舌下腺和下颌下腺的血管，抑制腺体分泌
$T_{1-3(4)}$ 中间外侧核	颈上、中神经节（节后纤维经颈外动脉丛，沿血管分支至腮腺）	收缩腮腺的血管，抑制腺体分泌
T_{1-3} 中间外侧核	颈上、中、下神经节（节后纤维经颈外动脉丛，沿血管分支至头颈部的汗腺；颈上节的节前纤维来自第1胸神经的白交通支）	使头颈部汗腺分泌增加
T_{1-5} 中间外侧核	颈下神经节，第1~5胸神经节（发出肺支；节后纤维依次经肺支和肺前、后丛进入肺）	使肺和支气管平滑肌舒张
$T_{1-5(6、7)}$ 中间外侧核	颈上、中、下神经节，第1~6胸神经节（分别发出颈上、中、下心神经和胸心神经；节后纤维依次经上述神经和心丛进入心房和心室）	使心跳加快、心肌收缩力增强
T_{1-6} 中间外侧核	第1~6胸神经节	抑制食管壁蠕动
T_{5-11} 中间外侧核	腹腔神经节、主动脉肾神经节、肠系膜上神经节（节前纤维组成内脏大、小神经；节后纤维经腹腔丛、肠系膜上神经丛，沿血管分支进入支配的器官）	抑制胃肠蠕动和腺体分泌（胃至横结肠）
$T_{12} \sim L_3$ 中间外侧核	节前纤维经腰、骶内脏神经至肠系膜下丛和腹下丛，在丛内的神经节换元	抑制肠蠕动和腺体分泌（降结肠和直肠）
$T_{10} \sim L_2$ 中间外侧核	腰、骶神经节，肠系膜下神经节	收缩生殖器平滑肌，以配合射精
$T_{12} \sim L_2$ 中间外侧核	节前纤维经腰内脏神经至肠系膜下丛和腹下丛，在丛内的神经节换元	括约肌收缩、膀胱壁松弛
L_{1-2} 中间外侧核	腰、骶神经节（节后纤维经脊神经至下肢的血管和皮肤）	使支配区汗腺分泌增加、收缩下肢小动脉（译注：部分胆碱能纤维使小动脉舒张）

头颈部和胸、腹、盆腔脏器的交感神经（续）

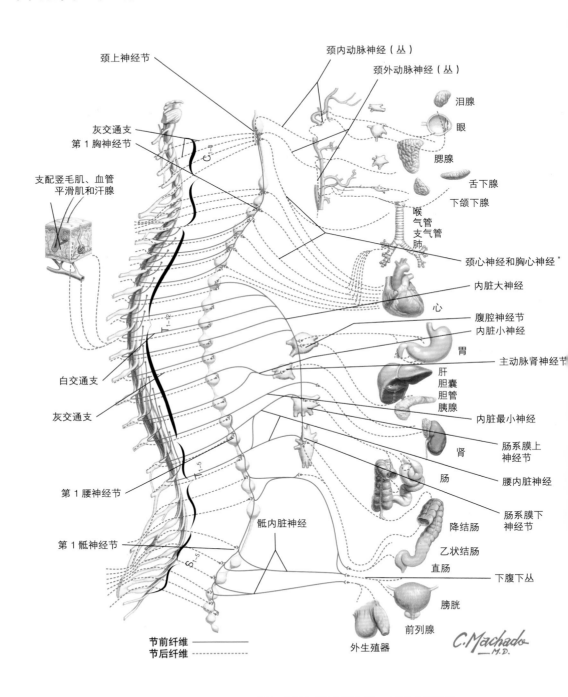

颈上神经节

颈内动脉神经（丛）

颈外动脉神经（丛）

泪腺

眼

腮腺

舌下腺

下颌下腺

灰交通支
第 1 胸神经节

喉
气管
支气管
肺

支配竖毛肌、血管
平滑肌和汗腺

颈心神经和胸心神经*

内脏大神经

心

腹腔神经节

内脏小神经

胃

主动脉肾神经节

肝
胆囊
胆管
胰腺

白交通支

内脏最小神经

肾

肠系膜上
神经节

灰交通支

肠

腰内脏神经

第 1 腰神经节

肠系膜下
神经节

降结肠

乙状结肠

直肠

第 1 骶神经节

骶内脏神经

下腹下丛

膀胱

前列腺

节前纤维 ——
节后纤维 - - - - -

外生殖器

*注：分别自颈神经节和第 1~4 胸神经节发出

腹部的自主神经和神经节

结构	解剖要点	功能意义
内脏大神经	起源于 $T_{5\text{-}9}$ 神经根（相当于白交通支）	节前纤维，终止于腹腔丛中的腹腔神经节
内脏小神经	起源于 $T_{10\text{-}11}$ 神经根（相当于白交通支）	节前纤维，终止于腹腔丛中的主动脉肾神经节
腹腔丛	包绕腹腔干和肠系膜上动脉	最大的内脏神经丛，丛内含腹腔神经节、肠系膜上神经节、主动脉肾神经节等
腹下丛	不成对	分布于盆腔脏器

白交通支：为交感神经节前纤维，起于脊髓 T_1~L_2 节段的中央外侧核，加入相应节段脊神经前根，出椎管后从脊神经分出成为白交通支。之后加入交感干，终止于椎前神经节或椎旁神经节。

腹部的自主神经和神经节（续）

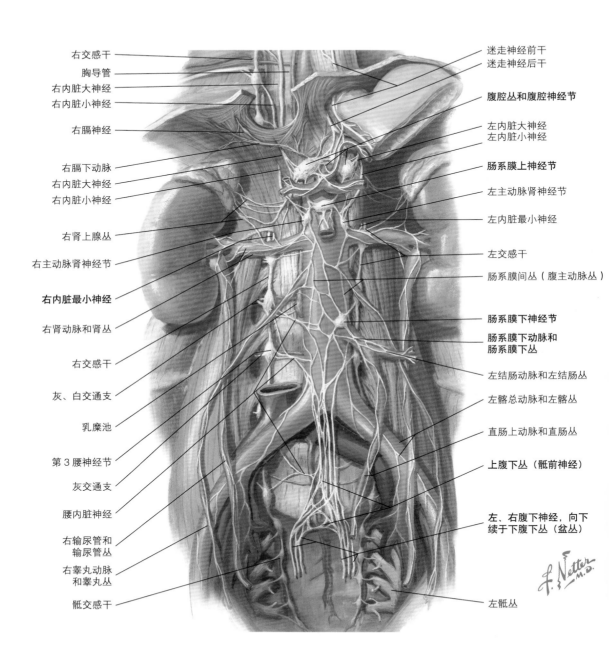

右交感干
胸导管
右内脏大神经
右内脏小神经

右膈神经

右膈下动脉
右内脏大神经
右内脏小神经

右肾上腺丛

右主动脉肾神经节

右内脏最小神经

右肾动脉和肾丛

右交感干

灰、白交通支

乳糜池

第3腰神经节

灰交通支

腰内脏神经

右输尿管和
输尿管丛

右睾丸动脉
和睾丸丛

骶交感干

迷走神经前干
迷走神经后干

腹腔丛和腹腔神经节

左内脏大神经
左内脏小神经

肠系膜上神经节

左主动脉肾神经节

左内脏最小神经

左交感干

肠系膜间丛（腹主动脉丛）

肠系膜下神经节

**肠系膜下动脉和
肠系膜下丛**

左结肠动脉和左结肠丛

左髂总动脉和左髂丛

直肠上动脉和直肠丛

上腹下丛（骶前神经）

**左、右腹下神经，向下
续于下腹下丛（盆丛）**

左骶丛

头颈部的自主神经

结构	解剖要点	功能意义
颈上神经节	是最大的椎旁神经节	发出节后纤维加入后 4 对脑神经（舌咽神经、迷走神经、副神经、舌下神经）和前 4 对颈神经，分布至咽部、颈内和颈外动脉
颈中神经节	位于第 6 颈椎附近	常缺如
颈下神经节	位于第 7 颈椎下缘附近，常与第 1 胸神经节合并成星状神经节	发出灰交通支加入 $C_7 \sim T_1$ 脊神经

灰交通支：为无髓鞘的交感神经节后纤维，经相应节段的脊神经前支，分布至血管、腺体、竖毛肌。每个交感干神经节都有灰交通支连于相应的脊神经前支。

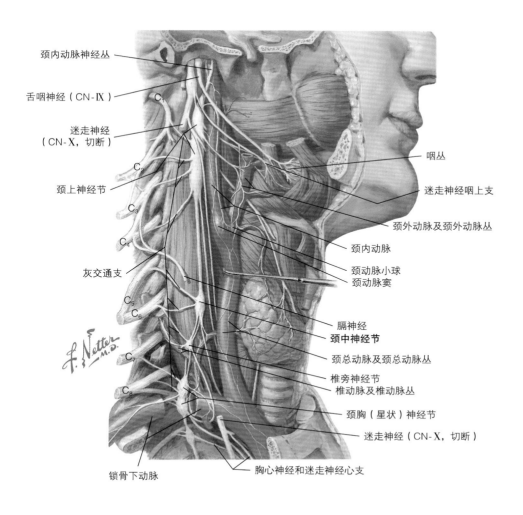

颈内动脉神经丛
舌咽神经（CN-Ⅸ）
迷走神经（CN-Ⅹ，切断）
颈上神经节
灰交通支

C_1
C_2
C_3
C_4
C_5
C_6
C_7
C_8

咽丛
迷走神经咽上支
颈外动脉及颈外动脉丛
颈内动脉
颈动脉小球
颈动脉窦
膈神经
颈中神经节
颈总动脉及颈总动脉丛
椎旁神经节
椎动脉及椎动脉丛
颈胸（星状）神经节
迷走神经（CN-Ⅹ，切断）
胸心神经和迷走神经心支
锁骨下动脉

头颈部的自主神经（模式图）

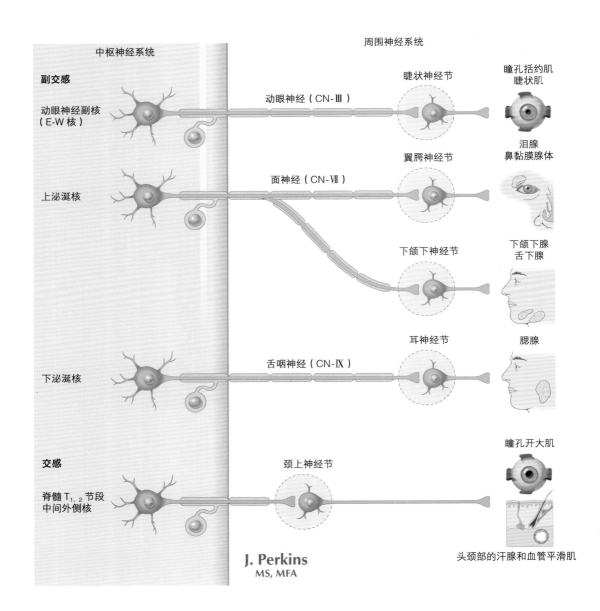

中枢神经系统

周围神经系统

副交感

动眼神经副核
（E-W核）

动眼神经（CN-Ⅲ）

睫状神经节

瞳孔括约肌
睫状肌

上泌涎核

面神经（CN-Ⅶ）

翼腭神经节

泪腺
鼻黏膜腺体

下颌下神经节

下颌下腺
舌下腺

下泌涎核

舌咽神经（CN-Ⅸ）

耳神经节

腮腺

交感

脊髓T₁,₂节段
中间外侧核

颈上神经节

瞳孔开大肌

头颈部的汗腺和血管平滑肌

J. Perkins
MS, MFA

四肢的自主神经

结构	解剖要点	功能意义
T_1~L_2 中间外侧核（交感）	发出交感神经节前纤维，经白交通支至交感干的神经节。节后纤维经灰交通支加入脊神经，随周围神经走行	收缩血管平滑肌、增加汗腺分泌、竖毛

四肢的自主神经均为交感神经。

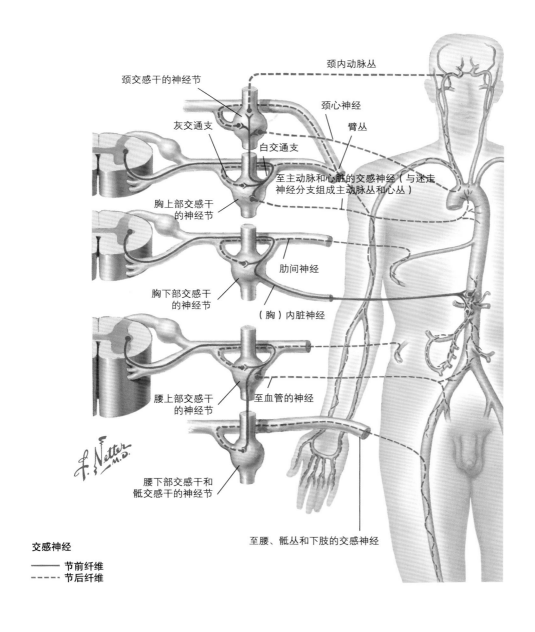

颈内动脉丛

颈交感干的神经节

颈心神经

灰交通支

臂丛

白交通支

至主动脉和心脏的交感神经（与迷走神经分支组成主动脉丛和心丛）

胸上部交感干的神经节

肋间神经

胸下部交感干的神经节

（胸）内脏神经

腰上部交感干的神经节

至血管的神经

腰下部交感干和骶交感干的神经节

至腰、骶丛和下肢的交感神经

交感神经

—— 节前纤维

----- 节后纤维

胃的自主神经

结构	解剖要点	功能意义
腹腔神经节和肠系膜上神经节（交感）	节前纤维经内脏大神经和内脏小神经至椎前神经节（译注：前者主要至腹腔神经节，后者主要至主动脉肾神经节）	抑制胃蠕动和胃腺分泌（如胃泌素和胃酸）
迷走神经分支（副交感）	分布于胃及十二指肠近端	促进胃蠕动和胃腺分泌、松弛括约肌

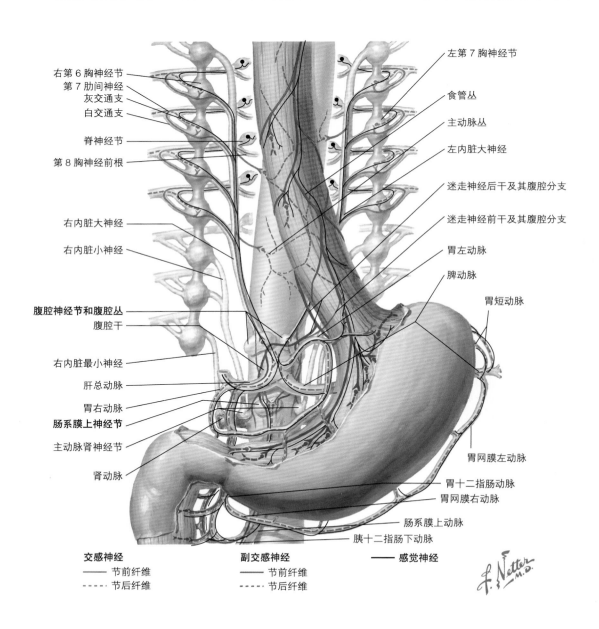

右第 6 胸神经节
第 7 肋间神经
灰交通支
白交通支
脊神经节
第 8 胸神经前根
右内脏大神经
右内脏小神经
腹腔神经节和腹腔丛
腹腔干
右内脏最小神经
肝总动脉
胃右动脉
肠系膜上神经节
主动脉肾神经节
肾动脉

左第 7 胸神经节
食管丛
主动脉丛
左内脏大神经
迷走神经后干及其腹腔分支
迷走神经前干及其腹腔分支
胃左动脉
脾动脉
胃短动脉
胃网膜左动脉
胃十二指肠动脉
胃网膜右动脉
肠系膜上动脉
胰十二指肠下动脉

交感神经
—— 节前纤维
----- 节后纤维

副交感神经
—— 节前纤维
----- 节后纤维

—— 感觉神经

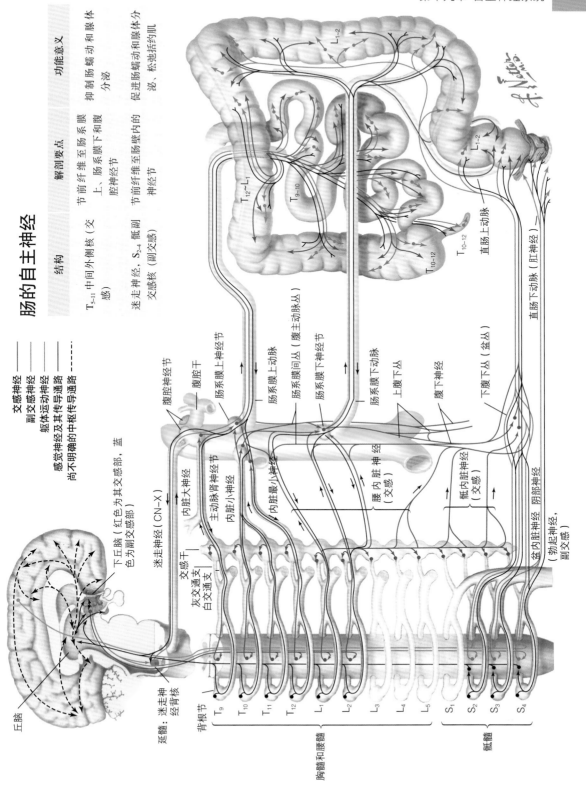

肠的自主神经

交感神经 ——
副交感神经 ——
躯体运动神经 ——
感觉神经及其中枢传导通路 ——
尚不明确的中枢传导通路 ------

结构	解剖要点	功能意义
T₅₋₁₁ 中间外侧核（交感）	节前纤维至肠系膜上，肠系膜下和腹腔神经节	抑制肠蠕动和腺体分泌
迷走神经，S₂₋₄ 骶副交感核（副交感）	节前纤维至肠壁内的神经节	促进肠蠕动和腺体分泌，松弛括约肌

下丘脑（红色为其交感部，蓝色为其副交感部）

膀胱的自主神经

结构	解剖要点	功能意义
L_{1-2} 中间外侧核 (交感)	经骶内脏神经至腹下丛	逼尿肌松弛，膀胱三角肌和尿道括约肌收缩
S_{2-4} 骶副交感核 (副交感)	经盆内脏神经至膀胱壁的神经节	逼尿肌收缩，膀胱三角肌和尿道括约肌松弛，使膀胱排空

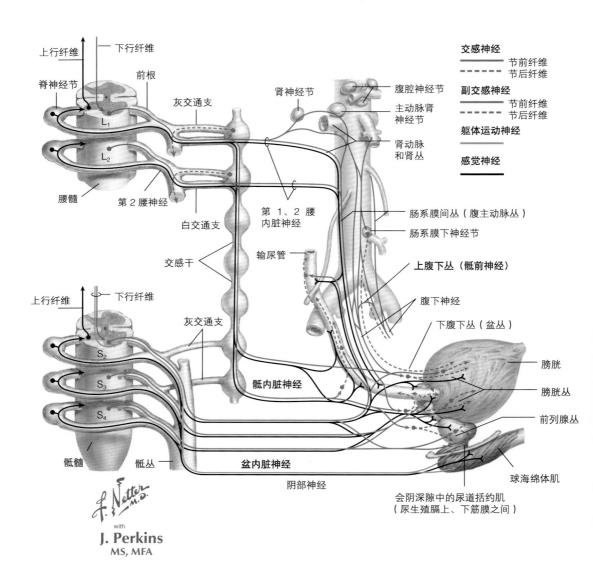

男性生殖器的自主神经

结构	解剖要点	功能意义
T_{10}~L_2 中间外侧核（交感）	经内脏小神经和 $L_{1~2}$ 节段的腰内脏神经至上腹下丛	使输精管和前列腺囊收缩以配合射精，收缩膀胱括约肌防止精液反流
$S_{2~4}$ 骶副交感核（副交感）	经盆内脏神经至下腹下丛	舒张海绵体血管，使阴茎勃起

交感神经
━━━━━━ 节前纤维
┅┅┅┅┅ 节后纤维

副交感神经
━━━━━━ 节前纤维
┅┅┅┅┅ 节后纤维

感觉神经
━━━━━━

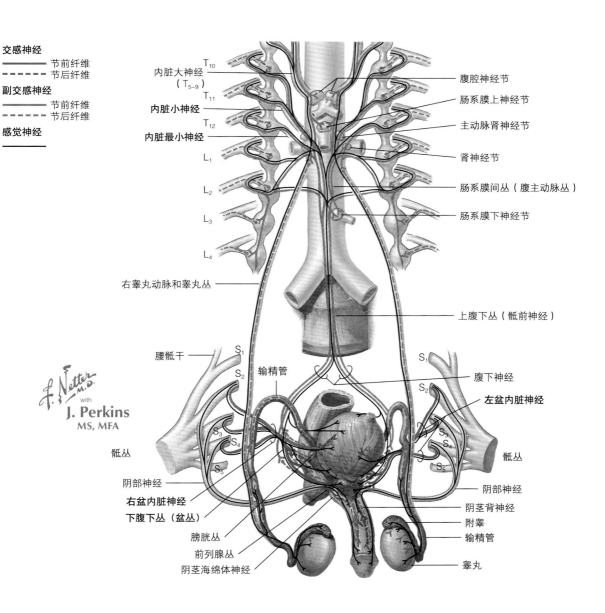

内脏大神经（$T_{5~9}$）
内脏小神经
内脏最小神经

T_{10}
T_{11}
T_{12}
L_1
L_2
L_3
L_4

右睾丸动脉和睾丸丛

腹腔神经节
肠系膜上神经节
主动脉肾神经节
肾神经节
肠系膜间丛（腹主动脉丛）
肠系膜下神经节

上腹下丛（骶前神经）

腰骶干
输精管

S_1
S_2
S_3
S_4
S_5

S_1
S_2
S_3
S_4
S_5

骶丛
阴部神经
右盆内脏神经
下腹下丛（盆丛）
膀胱丛
前列腺丛
阴茎海绵体神经

腹下神经
左盆内脏神经
骶丛
阴部神经
阴茎背神经
附睾
输精管
睾丸

奈特简明神经解剖图谱 **357**

女性生殖器的自主神经

结构	解剖要点	功能意义
$T_{10}\sim L_2$ 中间外侧核（交感）	经内脏小神经和 L_{1-2} 节段的腰内脏神经至上腹下丛	使妊娠子宫收缩；另外也分布至阴道动脉、前庭腺、前庭球和阴蒂
S_{2-4} 骶副交感核（副交感）	经盆内脏神经至下腹下丛	分布于尿道和阴道的黏膜和肌肉，使前庭球和阴蒂勃起，支配前庭腺分泌

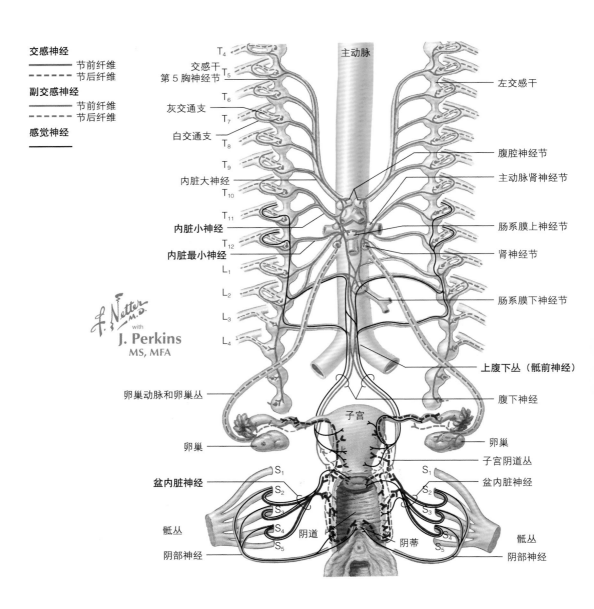

交感神经
——— 节前纤维
- - - 节后纤维

副交感神经
——— 节前纤维
- - - 节后纤维

感觉神经
———

T₄
交感干 T₅
第 5 胸神经节
T₆
灰交通支 T₇
白交通支 T₈
T₉
内脏大神经 T₁₀
T₁₁
内脏小神经 T₁₂
内脏最小神经
L₁
L₂
L₃
L₄

主动脉
左交感干
腹腔神经节
主动脉肾神经节
肠系膜上神经节
肾神经节
肠系膜下神经节
上腹下丛（骶前神经）
腹下神经

卵巢动脉和卵巢丛
子宫
卵巢
卵巢
子宫阴道丛
S₁
盆内脏神经 S₂
S₃
S₄
骶丛 S₅
阴道
阴蒂
阴部神经
S₁
S₂
S₃
盆内脏神经
S₄
S₅
骶丛
阴部神经